U0816509

中国中医科学院中医药信息研究所所史

（1981—2021）

中医古籍出版社
Publishing House of Ancient Chinese Medical Books

图书在版编目（CIP）数据

中国中医科学院中医药信息研究所所史：1981-2021/ 胡艳敏主编 .—北京：中医古籍出版社，2023.2

ISBN 978-7-5152-2570-8

Ⅰ .①中… Ⅱ .①胡… Ⅲ .①中医学—医学研究机构—历史—中国—1981-2021 Ⅳ .① R2-24

中国版本图书馆 CIP 数据核字（2022）第 168029 号

中国中医科学院中医药信息研究所所史（1981—2021）

胡艳敏　主编

责任编辑　张　磊

文字编辑　车佳欣

封面设计　张　黎　宝蕾元

出版发行　中医古籍出版社

社　　址　北京市东城区东直门内南小街 16 号（100700）

电　　话　010-64089446（总编室）　010-64002949（发行部）

网　　址　www. zhongyiguji. com. cn

印　　刷　北京中献拓方科技发展有限公司

开　　本　787mm × 1092mm　1/16

印　　张　25.125

字　　数　450 千字

版　　次　2023 年 2 月第 1 版　2023 年 2 月第 1 次印刷

书　　号　ISBN 978-7-5152-2570-8

定　　价　398.00 元

序言

2021 年是中国共产党成立 100 周年，也是中国中医科学院中医药信息研究所建所 40 周年。中国中医科学院中医药信息研究所独立建制于 1981 年，在党中央、国务院对中医药的政策支持下，在历任领导及全体职工的共同努力下，经过 40 年的不懈探索、积累与发展，中医药信息研究所现有在职职工 104 名，业务科室和中心 12 个；藏书 40 万余册，其中中医古籍 6000 余种 10 万余册，约占存世中医古籍种类的 50%，珍本、善本、孤本书籍 2 万余册；拥有 3 种国家级专业学术期刊、120 种数据库和知识库，成为国内唯一从事中医药信息研究与教学的部属综合性科研院所以及馆所合一的二级独立法人单位。40 年奋斗拼搏，中医药信息研究所在中医古籍保护与数字化研究、中医药科学数据建设与利用、中医药信息标准与知识组织、中医药情报分析与评价以及中医药信息学学科建设等方面取得了丰硕成果，在国内业界产生了一定的影响，发挥了引领作用。

目前正处于历史发展的新时期，中医药信息研究所要实现更高质量、更加平衡、更为包容、更可持续的发展。在未来，我们将秉持志存高远、追求卓越的发展理念，以促进中医药事业高质量发展为契机，与国内外同行通力合作，继承传统，汇通东西，增进了解，互利共赢。我们将立足国家中医药智慧数字图书馆建设目标，凭借资源与技术优势，以及多学科融合的巨大潜力，开展跨学科研究，积极推进新的历史时期中医药信息研究与创新发展。

在此谨向关心支持中医药信息研究所发展的各级领导、专家学者、各界同仁以及莘莘学子表示由衷的感谢！谨向每一位为中医药信息研究所发展付出辛勤汗水、默默奉献的同事致敬！

四十载春秋，风华正茂！四十载耕耘，硕果累累！

让我们向着新的目标，满怀信心，同心协力，再续华章！

2021 年 12 月

编写说明

为庆祝中国中医科学院中医药信息研究所建所 40 周年，所党委决定编撰一部能够反映中医药信息研究所四十年发展历程的所史。项目组在《中国中医科学院中医药信息研究所建所二十五周年纪念文集（1981—2006）》《中国中医科学院中医药信息研究所建所三十周年画册（1981—2011）》两本资料的基础上，编写了《中国中医科学院中医药信息研究所所史（1981—2021）》一书。

本书共分为十二章，分别为中医药信息研究所发展概述、组织机构及人员概况、业务机构、挂靠机构、人物志、馆藏资源、科研成就、学科建设及重点研究室（实验室）、人才培养、交流与合作、光荣榜、大事记。相关情况说明如下：

一、中医药信息研究所发展概述。由于中医药信息研究所的前身为中国中医研究院图书馆和情报资料室，后两者皆是中国中医科学院 1955 年 12 月成立后陆续设立的学术秘书处下设机构，于 1981 年 5 月经卫生部批准独立建制，名称为中医研究院图书情报中心，之后几经变迁，现名为中国中医科学院中医药信息研究所。本书对 1955—1981 年机构的早期发展情况进行了补充与完善。主要内容包括组织机构的发展与变迁、历任所领导、历任内设机构负责人等。

二、组织机构及人员概况。主要内容为现有机构设置，现任所领导及管理部门负责人，业务机构负责人，现任挂靠中心领导，现任党、纪、工、团委员及学术委员会等。

三、业务机构。主要内容为现有 12 个业务科室开展业务情况介绍，分别为文献资源研究室、古籍资源研究室、多媒体资源研究室、特藏资源研发部、科学数据研究室、情报研究室、信息技术研究室、中医药知识组织与标准研究中心、查新检索研究室、中医药大健康智能研发中心、数字中医药应用方法学研究室、杂志出版中心。

四、挂靠机构。主要内容为挂靠在中医药信息研究所的中国中医科学院中医药数据中心情况介绍，以及 4 个挂靠学会——中国中医药信息学会中医药信息数字化专业委员会、中国中西医结合学会信息专业委员会、世界中医药学会联合会信息专业委员会和中华中医药学会中医药信息学分会情况介绍。

五、人物志。主要包括中医药信息研究所学科带头人、资深专家、特聘首席研究员、国家卫生健康突出贡献专家介绍等内容。

六、馆藏资源。主要包括中医古籍资源，中医现代中、外文文献资源，中医电子资源三部分内容。

七、科研成就。主要内容包括中医药信息研究所科研发展历程、省部级及以上科研项目、省部级及以上科研奖励、获得的主要软件著作及专利，并对十余项代表性科研项目、省部级及以上科研奖励进行了重点介绍。

八、学科建设及重点研究室。主要介绍了中医药信息学学科建设、国家中医药管理局重点研究室、国家中医药管理局三级实验室建设情况。

九、人才培养。主要介绍了中医药信息资源管理教研室和中医药信息基础教研室的建设情况，以及硕、博士研究生教育，博士后工作，继续教育培训等内容。

十、交流与合作。主要介绍了世界卫生组织（WHO）传统医学合作中心相关活动、国际标准化组织（ISO）项目、中德联合实验室项目及其他国际合作项目开展情况。

十一、光荣榜。主要收录了本所职工或集体获得的省部级及以上荣誉，包括国务院及各部委（含国家中医药管理局）、党委、团委、工会、妇工委、文体类及其他个人和集体荣誉。

十二、大事记。收录范围为 1955—2021 年，其中 1955—2010 年大事记主要摘自于《中国中医研究院五十五年历程（大事记）》《中国中医科学院院史 1955—2015（辉煌历程）》。

在编写过程中，项目组得到了本所各职能部门、各业务科室、部分离退休领导和专家、部分调离本所同志的大力支持与帮助，值此机会，向为本次编写工作提供素材、参加编写工作的同志致以衷心感谢！我们力求追溯历史、尊重事实、精炼准确，但因年代久远及编写人员水平有限，其中难免有错误和疏漏之处，请各位专家和读者批评指正。

《中国中医科学院中医药信息研究所所史（1981—2021）》编委会

2021 年 12 月

习近平致中国中医科学院成立60周年贺信

中国中医科学院：

值此中国中医科学院成立60周年之际，我代表党中央、国务院表示热烈的祝贺！向长期奋战在中医药战线的同志们致以诚挚的问候！

60年来，中国中医科学院开拓进取、砥砺前行，在科学研究、医疗服务、人才培养、国际交流等方面取得了丰硕成果。以屠呦呦研究员为代表的一代代中医人才，辛勤耕耘，屡建功勋，为发展中医药事业、造福人类健康作出了重要贡献。

中医药学是中国古代科学的瑰宝，也是打开中华文明宝库的钥匙。当前，中医药振兴发展迎来天时、地利、人和的大好时机，希望广大中医药工作者增强民族自信，勇攀医学高峰，深入发掘中医药宝库中的精华，充分发挥中医药的独特优势，推进中医药现代化，推动中医药走向世界，切实把中医药这一祖先留给我们的宝贵财富继承好、发展好、利用好，在建设健康中国、实现中国梦的伟大征程中谱写新的篇章。

习近平

2015年12月18日

1981—2021

中国中医科学院中医药信息研究所

Institute of Information on Traditional Chinese Medicine, CACMS

目录

第三章 业务机构 55

第四章 挂靠机构 91

第一章

中医药信息研究所发展概述

Institute of Information on Traditional Chinese Medicine, CACMS

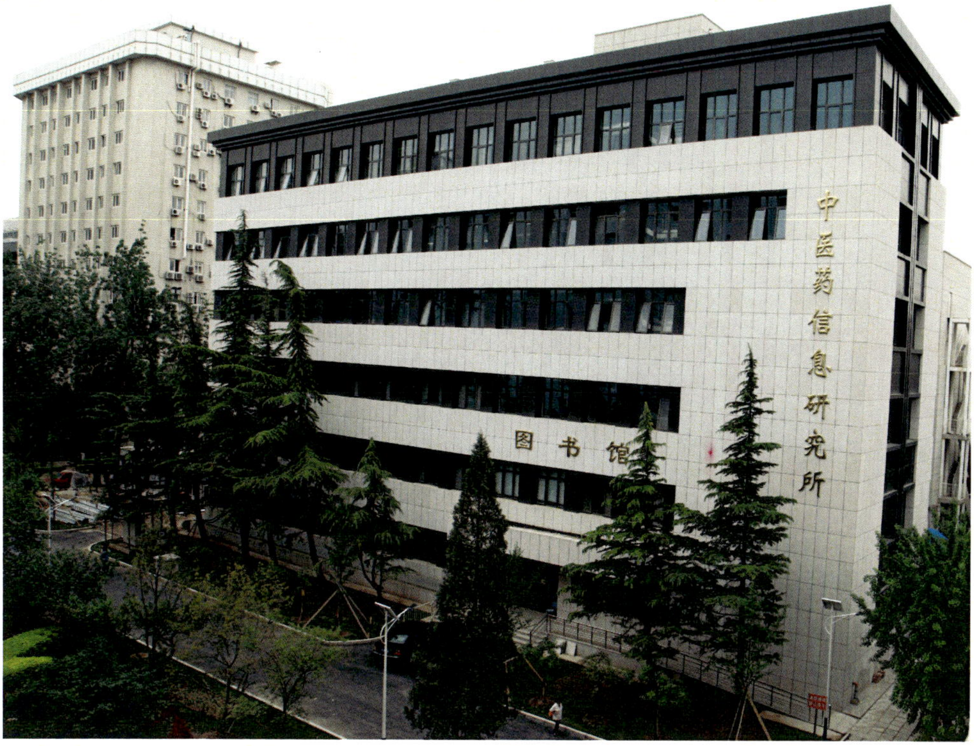

中医药信息研究所前身为中医研究院图书馆和中医研究院情报室。1955年12月，图书馆是中医研究院（今中国中医科学院）成立时设立的学术秘书处下设机构；1959年，学术秘书处设立科学情报资料组；1960年，科学情报资料组更名为中医研究院情报室；1981年5月，卫生部批准当时的中医研究院将图书馆、情报室合并成立“中医研究院图书情报中心”，这是信息所最早的独立建制。经过40年的辛勤耕耘，中国中医科学院中医药信息研究所/中国中医科学院图书馆发展成为国内唯一从事中医药信息研究与教学的部属综合性科研院所及馆所合一的二级独立法人单位。

2008年中医药信息研究所被国务院授予“国家级古籍重点保护单位”称号；2009年、2012年先后被文化部批准为“国家级古籍修复中心”“全国中医行业古籍保护中心”；是世界卫生组织（WHO）传统医学临床与情报合作中心单位之一，国家人口与健康科学数据共享平台中医药学科学数据中心，国家中医药管理局中国中医药文献检索中心；是首批“北京中医药文化旅游示范基地”单位之一，全国中医药图书情报工作委员会主任单位，中国中医药信息学会中医药信息数字化专业委员会挂靠单位、中国中西医结合学会信息专业委员会挂靠单位、世界中医药学会联合会信息专业委员会及中华中医药学会中医药信息学分会挂靠单位；主办 3 本国家级中医药信息类期刊——《中国中医药信息杂志》《国际中医中药杂志》《中国中医药图书情报杂志》（原刊名为《中国医学文摘·中医》）。

中医药信息研究所立足于全国中医药信息研究、数据建设及文献资源保障基地与组织协调中心基本功能，始终坚持以中医药文献资源、中医药信息标准、中医药信息数字化、中医药信息统计、中医药临床应用信息建设及中医药战略情报分析为研究重点；以国家中医药管理局的“中医药信息应用方法学重点研究室”“中医药信息数字化三级实验室”为纽带，重点加强中医药信息学的学科建设，全面推进中医信息学硕士与博士学位授予点、图书馆、情报与档案管理硕士学位授予点以及全国首家中医药信息学博士后工作站——中国中医科学院中医药信息研究所博士后工作站的建设工作。

中医药信息研究所现有职工 104 人，其中 90% 以上为中医药、信息管理、计算机、编辑出版方面的专业人才，硕士研究生及以上科研人员达 70% 以上；内设 12 个业务机构：文献资源研究室、古籍资源研究室、多媒体资源研究室、特藏资源研发部、科学数据研究室、情报研究室、信息技术研究室、中医药知识组织与标准研究中心、查新检索研究室、中医药大健康智能研发中心、数字中医药应用方法学研究室、杂志出版中心；现有藏书 40 万余册，其中中医古籍 6000 余种 10 万余册、历代版本 8000 余种，约占存世中医古籍种类的 50%；购置电子资源 18 种，自建各类数据库 60 余种，成功开发了《中国中医药数据库检索系统》《国医典藏》《民国医粹》《古今医案云平台》《中医临床辅助决策系统》等一批中医药知识库；以第一完成单位获国家级二等奖 3 项，三等奖 2 项；部局级一等奖 1 项，二等奖 6 项，三等奖 7 项；获软件著作权 118 项；发布 ISO 国际标准 8 项。

信息所“十四五”发展目标：突破一批中医药信息研究的关键技术和方法，研制一批支撑信息化建设的中医药信息标准，研发一批契合需求的中医药信息特色资源和平台产品，提供更加完备、更高质量的知识服务，培养并造就一批行业的信息化领军人才，为中医药行业信息化建设提供智力支撑，到 2025 年基本建成国家中医药智慧（数字）图书馆。

第一节 发展历程

1981 年 5 月 3 日，卫生部批准中医研究院将图书馆、情报室合并，成立“中医研究院图书情报中心”；1983 年，中医古籍出版社并入中医研究院图书情报中心；1985 年 10 月“中医研究院图书情报中心”更名为“中国中医研究院图书情报中心”；1986 年 6 月更名为“中国中医研究院图书情报研究所”；1993 年 5 月更名为“中国中医研究院中医药信息研究所”；2006 年 4 月更名为“中国中医科学院中医药信息研究所”。

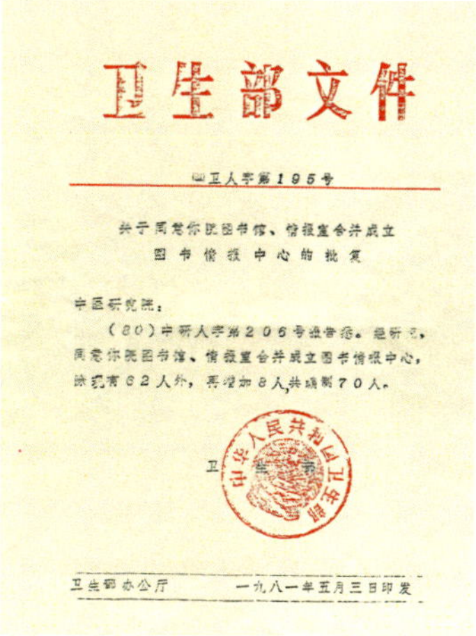
卫生部文件

(81)卫人字第195号

关于同意你院图书馆、情报室合并成立图书情报中心的批复

中医研究院：

(80)中研人字第206号报告悉。经研究，同意你院图书馆、情报室合并成立图书情报中心，除现有62人外，再增加8人，共编制70人。

卫生部

中华人民共和国卫生部

卫生部办公厅 一九八一年五月三日印发

一、图书馆及情报研究的早期发展（1955—1985 年）

（一）图书馆早期发展

1955 年，中医研究院建院之初即成立了图书馆。图书馆的早期工作主要是丰富馆藏，重点为古籍文献的收藏，以满足科技人员需求。在中医研究院筹备期间，卫生部即下令将当时中央卫生研究院（即中国医学科学院前身）图书馆所藏线装古籍图书全部调拨给中医研究院，为图书馆筹建打下藏书基础。

建院以后，在党的中医政策激励下，一些名老中医、专家、学者将自己毕生珍藏的典籍文献无偿捐献给中医研究院图书馆，如著名中医萧龙友捐赠的《医方类聚》二百六十六卷；王易门老中医捐赠了影印殿版《钦定古今图书集

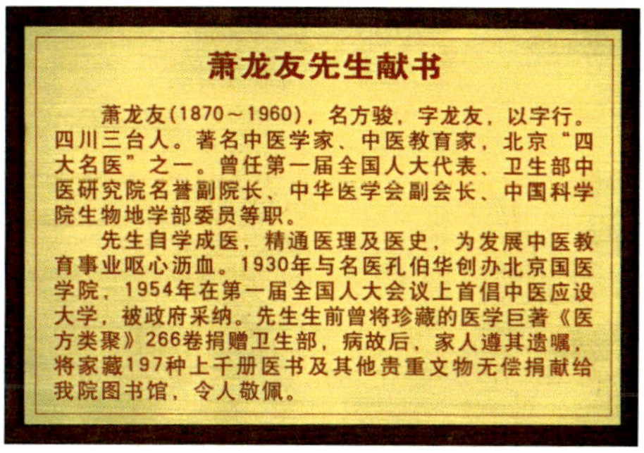
萧龙友先生献书

萧龙友（1870～1960），名方骏，字龙友，以字行。四川三台人。著名中医学家、中医教育家，北京“四大名医”之一。曾任第一届全国人大代表、卫生部中医研究院名誉副院长、中华医学会副会长、中国科学院生物地学部委员等职。

先生自学成医，精通医理及医史，为发展中医教育事业呕心沥血。1930年与名医孔伯华创办北京国医学院，1954年在第一届全国人大会议上首倡中医应设大学，被政府采纳。先生生前曾将珍藏的医学巨著《医方类聚》266卷捐赠卫生部，病故后，家人遵其遗嘱，将家藏197种上千册医书及其他贵重文物无偿捐献给我院图书馆，令人敬佩。

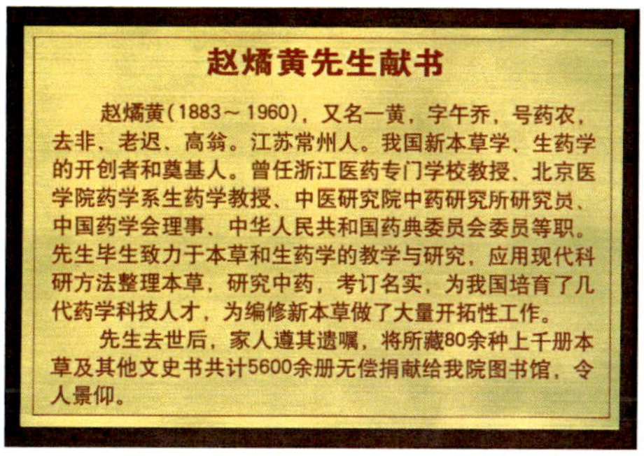
赵燏黄先生献书

赵燏黄（1883～1960），又名一黄，字午乔，号药农，去非、老迟、高翁。江苏常州人。我国新本草学、生药学的开创者和奠基人。曾任浙江医药专门学校教授、北京医学院药学系生药学教授、中医研究院中药研究所研究员、中国药学会理事、中华人民共和国药典委员会委员等职。先生毕生致力于本草和生药学的教学与研究，应用现代科研方法整理本草，研究中药，考订名实，为我国培育了几代药学科技人才，为编修新本草做了大量开拓性工作。

先生去世后，家人遵其遗嘱，将所藏80余种上千册本草及其他文史书共计5600余册无偿捐献给我院图书馆，令人景仰。

部分名老中医向中国中医科学院图书馆捐献古籍牌匾

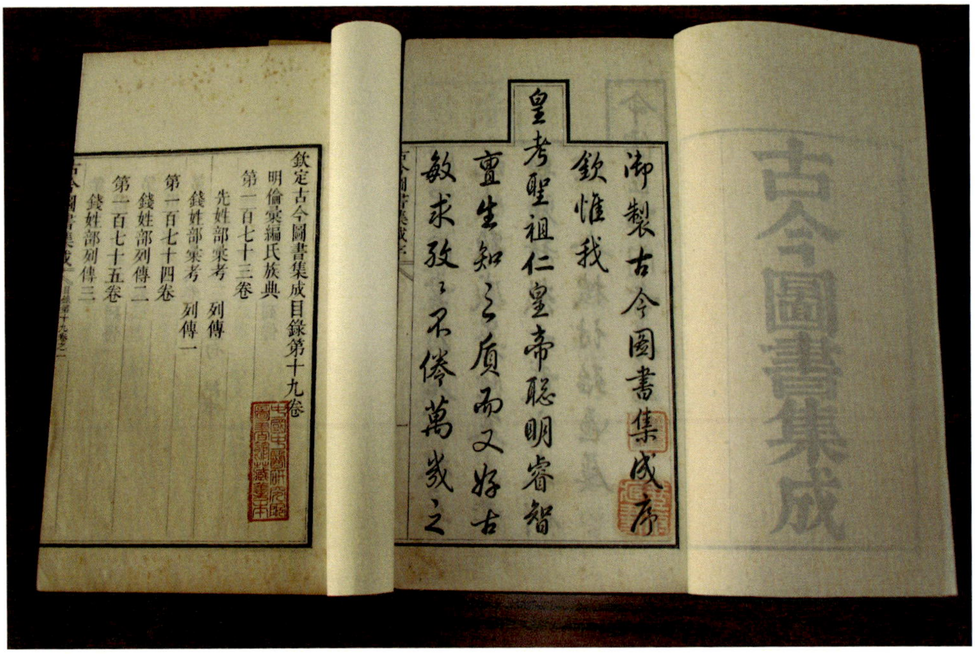

我国铜活字印刷史上规模最大的类书《钦定古今图书集成》

成医部全录》；著名本草学家赵燏黄研究员捐赠了其收藏的本草典籍和文史图书 5600 余册；著名医学史学家范行准先生将其个人收藏的“栖芬室藏书”763 种、7183 册古籍捐献给我院。除献书外，有些老中医还将收藏的古代名医墨宝一并无偿捐献，如傅青主、叶桂、薛雪的书画作品，均十分珍贵。此外，还有一部分中医古籍来源于图书馆人的精心求购。到 1959 年初，图书馆藏书已达 11 万余册，比建馆之初翻了一番还多，中医古籍成为馆藏的一大特色。

1958 年，与北京图书馆联合目录组合作，开始《中医图书联合目录》的编写工作，历时 3 年，完成了第一部《中医图书联合目录》的编写任务。该目录共收集到全国 59 家图书馆、两位私人藏书家的中医藏书 7661 种，开启了当代大型中医专科书目编纂之先河。这部书在中医古籍分类、分类编年的编目体例方面，起到了奠基作用。1978 年，在对散藏各地中医古籍进行普查的基础上，对《中医图书联合目录》进行了修订。

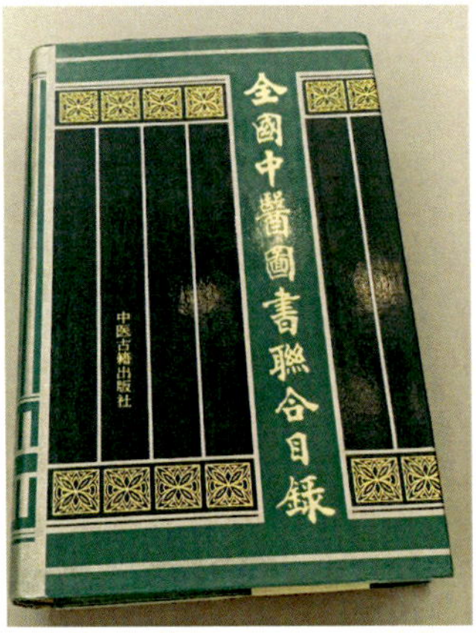

1959 年 5 月，国家科学技术委员会批复同意中医研究院图书馆成为全国第一中心图书馆委员

会会员。

20 世纪 60 年代后期，随着中医研究院与北京中医学院合并，图书馆也由广安门迁至和平里。1978 年，图书馆首次招收研究生。1979 年，中医研究院与北京中医学院拆分后，中医研究院图书馆也随之拆分，仍座落在北京中医学院院内。从 1981 年开始，图书馆陆续从和平里搬迁到东直门大院，并得到了快速发展，为全院的医疗、科研、教学等工作做出了积极贡献。

（二）情报研究早期发展

1959 年，中医研究院在学术秘书处（后改科研处）成立了情报资料室（情报研究室前身，简称情报室），具体负责中医药信息的搜集、整理、交换等工作。在 1959—1966 年工作的基础上，情报室在全国建立了中医药工作情报网，在经费严重短缺的情况下，与国内中医药机构及国外医学期刊建立了长期的期刊资料交换联系。到 1975 年，国内资料交换单位已扩展到 1188 个，换来资料 2327 种；同国外 29 个国家 214 个机构组织进行了期刊交换，换来各种期刊杂志 256 种，极大地丰富了情报室信息资料。

围绕国家重点科研项目，情报室对国内外情报资料进行收集整理，编写了许多内部资料和专题报告。1960 年，公开出版《中医文摘》（后改名《中国医学文摘・中医》）。1973 年，创办了《中医药研究参考》，主要用于内部交流。1976 年，开始编印《中医药研究资料》，主要用于国内外期刊交换，宣传中医研究院的科研成果，介绍中医药行业科学研究的新技术、新方法、新进展；同年还开始不定期地编印《中医药动态》，主要提供给卫生部、院所领导及有关科室参考。1978 年，创办《国外医学参考资料》（后改为《国外医学・中医中药分册》），这是国内唯一报道国外中医药信息的正式刊物。还编写了《中医研究院科研成果选编（1955—1982 年）》、《全国医药卫生科技成果汇编》（1980 年开始，每年一辑）、《国外针麻动态》、《国外针灸组织概况》等专题资料。

1981 年，为促进医学文献检索工作的现代化，派遣科研人员参加中国医学科学院医学情报研究所举办的医学文献主题标引学习班。1982 年，在卫生部的大力支持下，组建了中医药电子计算机应用研究组，着手编写《中医药学主题词表》，探讨中医药文献检索现代化建设。

截至 1983 年，情报室已建有情报和中医药电子计算机应用两个研究组，《国外医学・中医中药分册》和《中国医学文摘・中医》两个编辑部，以及中文和外文两个资料组，具有一支 50 余人的中医药情报工作队伍，承担中医药情报调研和情报服务等工作。

1981 年，中医研究院机构调整，经卫生部批准，将中医研究院图书馆与中医研究院情报研究室合并成立了中医研究院图书情报中心，1983 年中医古籍出版社并入。

1985 年 4 月上旬，中医研究院图书馆新大楼破土动工，建筑面积 5750 平方米，藏书量可达 60 万册。

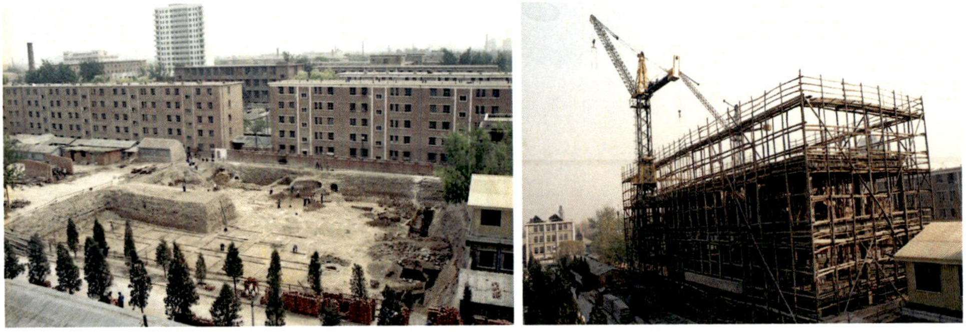

中医研究院图书馆新大楼建设工地

二、七五时期发展（1986—1990 年）

1985 年 10 月“中医研究院图书情报中心”更名为“中国中医研究院图书情报中心”；1986 年 6 月更名为“中国中医研究院图书情报研究所”。1986 年 10 月，图书情报研究所召开表彰大会，向被国家科委授予国家科技情报奖和全国科技系统先进工作者称号的同志颁发了证书、奖章。1988 年 9 月，中国中医研究院图书馆举行开馆典礼。

图书情报研究所是全国中医药专业性的图书情报机构，中医药图书情报工作是科研工作的组成部分，在继承和发扬祖国医学事业中起着重要的作用。“七五”时期是中医事业建设的重要时期，根据院里下达的方针任务，图书情报研究所“七五”发展目标为：力争把图书情报中心建设成为全国中医药学文献中心、信息中心和中医药图书情报人才培训中心，为 20 世纪 90 年代中医事业的全面振兴与发展做好图书情报服务工作。

“七五”期间图书情报研究所职能部门主要包括：党委办公室、所长办公室、业务办公室、总务科。业务科研部门包括：情报第一研究室、情报第二研究室、文献检索研究室（下设电子计算机库）、中医典籍研究室、声像情报研究室、《中国医学文摘·中医》编辑部、《国外医学·中医中药分册》编辑部、中医古籍出版社编辑部、出版发行部、采编室、期刊资料室、流通室。

在图书文献工作方面，图书情报研究所大力收集国内外中医药学书刊和其他出版物，保持古籍藏书的绝对优势。1990 年全年购进中外图书 2942 种，中医图书收全率达 95%；收集中国中医研究院图书馆缺藏古籍（有些是《中医图书联合目录》未收之孤本）100 种；全年订中文期刊 607 种，外文期刊 398 种。图书馆对外服务方面，全年接待全院及来自全国各地读者 2.6 万余人次。为了使图书馆图书文献整理工作更加标准化，图书馆停用已使用了将近 30 年的“中国科学院图书分类法”，改用为国家标准的“中国图书馆图书分类法”。

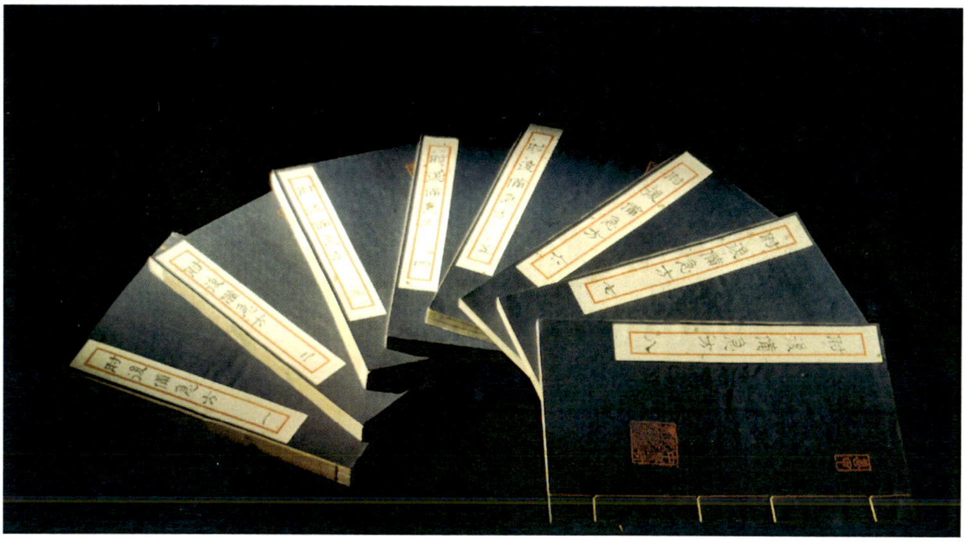

馆藏古籍《肘后备急方》

情报工作方面，不断探索文献检索、情报研究与情报服务的新思路。计算机文献检索系统建设自 1985 年正式开始建库工作，1989 年按照国家中医药管理局的要求，开始“中国中医药文献检索中心”的筹建工作。在建数据库主要包括《中英文版针灸文献分析和检索系统》《报纸新闻库》《中医药科技成果库》。1990 年 11 月，《针灸文献分析和检索系统》正式通过专家鉴定。该数据库收录中、英、美、日等 10 种文字的世界各国生物医学期刊 520 余种，存储文献题录 1.2 万余条。

此外，编辑出版《中医药动态》《艾滋病参考资料》《中医中西医结合妇产科情报资料》《第三届中西医结合妇产科学术论文汇编》等情报资料。声像情报工作方面，开展医学声像资料收集、中医药珍本古籍缩微复制、《浙江中医药在前进》《浙江名老中医》等录像片后期编辑工作。

《中医医学文摘·中医》《国外医学·中医中药分册》《中医药图书情报》《国外期刊中医学题录》等情报刊物稳步发展。1989 年试办《中医药快报》，以较快的速度将国内外中医药动态信息提供给领导部门，为领导部门决策服务，为科研服务。1990 年，《中医药图书情报》由季刊改为双月刊。

国家“七五”攻关课题“中英文版针灸文献分析和检索系统”、部级课题“中医药学文献分析检索系统”分别通过科研成果鉴定；完成了“七五”攻关课题国内情报分题及国外中医药情报预测分题相关工作；《全国中医联合目录》编制工作取得了阶段性成果。

1990 年，由图书情报研究所牵头组织的全国中医药图书情报网工作取得了较大进展，先后召开了“第一次全国少数民族医药情报工作研讨会”“第二届全国中医药图书文献分类法研讨会”，并组织开展《中国科技期刊中医药文献索引（1949—1986 年）》的编写工作，完成了中药文献检索课统编教材第二版的修订工作。

“七五”时期，情报所在机构建设、图书情报工作、情报研究与服务、编辑出版等方面稳步发展，初步构建了全国中医药图书情报网，为 20 世纪 90 年代中医事业的全面振兴与发展打下了良好基础。

三、八五时期发展（1991—1995 年）

在所“八五”计划的指导下，继续深化管理体制的改革，完善任务承包责任制；贯彻执行国家科委关于科技情报为生产服务、为科研服务、为领导决策服务的方针，立足本院，面向全国，在加强自身建设的基础上，拓宽服务领域，提高服务水平；贯彻国家科委关于情报产品商品化的精神，开拓情报市场，组织情报产品的生产和推广，以社会效益为主，获得了较好的经济效益；贯彻执行国家中医药管理局“八五”计划，抓好落实国家级情报检索重点实验室的建设；以科研为先导，加强中医药图书、情报、编辑的学术研究和学科建设，提高人员素质，加速人才培养。

根据国家科委召开的全国科技情报工作会议精神，经国家中医药管理局批准，图书情报研究所于 1993 年 5 月 8 日更名为“中国中医研究院中医药信息研究所”。

为适应社会主义市场经济的新形势，从单纯服务型向服务经营型转化，1993 年相继成立了“北京市科信中医药技术开发公司”“北京市华群科技开发公司”“北京祥龙信息图书公司”，在探索信息为市场服务的道路上，取得了较好社会效益和经济效益。至“八五”末主要职能处室有：所长办公室、党委办公室、人事保卫处、科研处、行政财务处、工会等；主要业务科室有：采编室、流通室、期刊室、典籍室、标引室、检索室、情报室、声像室、计算机一室（原计算机室）、计算机二室（1995 年成立）、《中国医学文摘·中医》编辑部、《国外医学·中医中药分册》编辑部、中国中医药信息杂志社（1994 年成立）、全国中医药图书情报工作委员会办公室等。

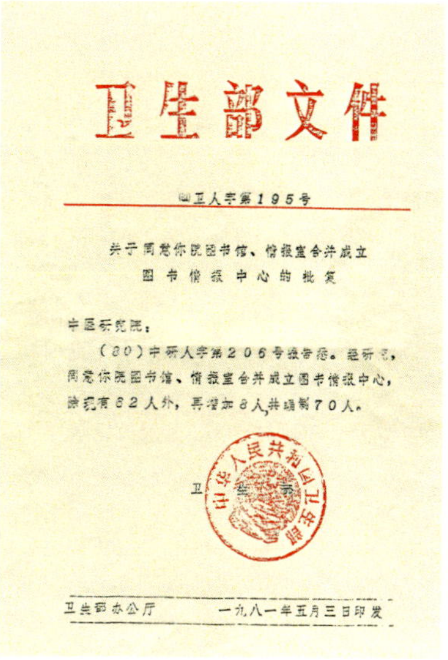

卫生部文件

(81)卫人字第195号

关于同意你院图书馆、情报室合并成立
图书情报中心的批复

中医研究院：

（80）中研人字第206号报告悉。经研究，同意你院图书馆、情报室合并成立图书情报中心，除现有62人外，再增加8人，共编制70人。

卫生部

卫生部办公厅　　一九八一年五月三日印发

“八五”末在职人数由 1991 年的 149 人减至 1995 年的 130 人，其中正高职称 11 人、副高职称 21 人、中级职称 45 人、初级职称 45 人，行政人员 2 人，工勤人员 6 人。

在馆藏建设方面，力争收全现代中医药书刊资料，大力收集采购各类型国内外中医药书刊、会议资料及音像资料等，开展古籍缩微复制工作，提出了《实现我院图书馆自动化管理的实施方案》。1994 年 1 月 20 日在图书馆隆重召开了马继兴教授的献书仪式，共收到捐献的中医古籍珍本图书 14 部 36 册，缩微胶卷 4 盘，均为当时图书馆未藏的书种和版本，内容涉及临床医疗、医学史、针灸、本草、方剂、药物等。

1992 年 4 月 23 日，国家中医药管理局第一个重点研究室——中国中医药文献检索中心正式批准成立。经过两三年的快速发展，检索中心在数据库建设、网络建设、软件开发研制、工具书编制、人才培养及机构建设、设备购置安装调试、机房装备以及对外检索、查新服务等方面均有了较大发展，超额完成了国家中医药管理局下达合同书规定的各项任务，于 1994 年 11 月 20 日顺利通过验收。该项建设填补了我国中医药行业信息工作的一项空白。1994 年连通了美国的 Internet 网，1995 年连通了美国国立医学图书馆 MEDLARS 联机检索系统，为用户提供更广泛的检索服务。

为加强对全国中医药文献检索、科技查新工作的管理，提高业务水平，1995 年国家中医药管理局科技教育司通过调查、考核、培训、评审等程序在

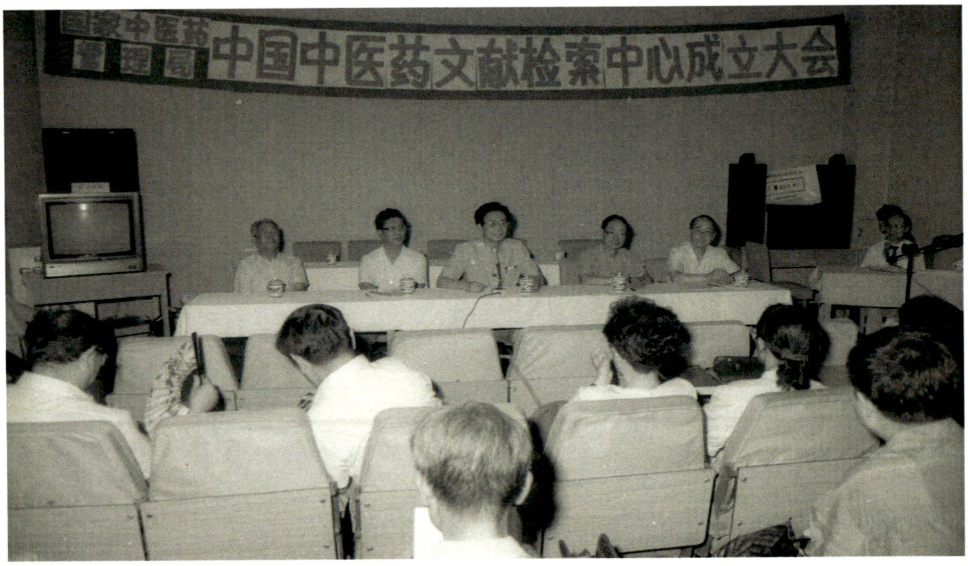

国家中医药管理局中国中医药文献检索中心成立大会

全国部分地区选建了第一批中国中医药检索中心分中心，分别为辽宁分中心、黑龙江分中心、南京分中心、浙江分中心、湖北分中心、湖南分中心、河南分中心、广东分中心、福建分中心（1996 年增补）。

情报工作方面，情报研究工作面向市场，主动适应行业发展和市场经济需求，广泛收集国内外中医药科技信息和市场信息，开展专题情报和战略情报研究，编辑出版了《中医药参考资料》《中医药动态》《艾滋病参考资料》《中医药"八五"攻关动态》《中药出口创汇简报》《中药信息专供》等内部中医药情报刊物，为国内外用户提供专题情报服务，为医药企业提供有偿信息咨询服务，取得了较好的社会效益和经济效益。

"八五"期间，国家级"七五"攻关课题"中医药情报分析与预测"通过院级鉴定，圆满完成"八五攻关课题情报研究"。与国家科委和中国科学技术信息研究所的合作课题"加速中医药出口创汇战略与政策研究"，于 1995 年 10 月 27 日通过了国家科委组织的课题鉴定，并获得中国科学技术信息研究所 1995 年科技成果一等奖。

在数据库建设方面，"中国中成药商品信息库"结题并投入使用。《中医药主题词表》修订工作完成并建立了机读本。开发研制了我国第一个中英文两种文字联机标引系统投入使用，实现了联机标引。1995 年相继建立了中国中医研究院科技信息网和全国中医药信息网，网上远程终端用户近 30 个，实现联机检索和电子邮件传输，为实现全院办公自动化打下了基础。

期刊出版方面，《中国医学文摘·中医》《国外医学·中医中药分册》两种双月刊，前者曾三次获得全国检索刊物评比一等奖和国家科委颁发的情报二等奖，1992 年获全国检索刊物评比三等奖。1995 年《国外医学·中医中药分册》《中国中医药信息杂志》分别被评为全国优秀中医药期刊二等奖和三等奖。

全国中医药图书情报工作委员会相关工作方面，挂靠中医药信息研究所的全国中医药图书情报工作委员会办公室每年组织学术研讨会。自 1985 年成立以来，已形成了全国、省市、地区三级图书情报网络，组织成员单位编写出版了检索工具书《中国科技期刊中医药文献索引（1949—1986）》（9 个分册）；于 1995 年年底建成《中医药文献数据库》（1949—1986）》；编辑出版的内部刊物《中医药图书情报》于 1993 年停刊，在此基础上创办了《中国中医药信息杂志》，1993 年 1 月被国家科委正式批准为公开刊物；组织整理的大型线装古籍系列丛书《中医古籍孤本大全》于 1995 年 3 月出版了第一批 10 种书。为了加强领导，强化信息职能，1993 年 11 月“全国中医药图书情报工作委员会”更名为“中国中医药信息图书工作委员会”。

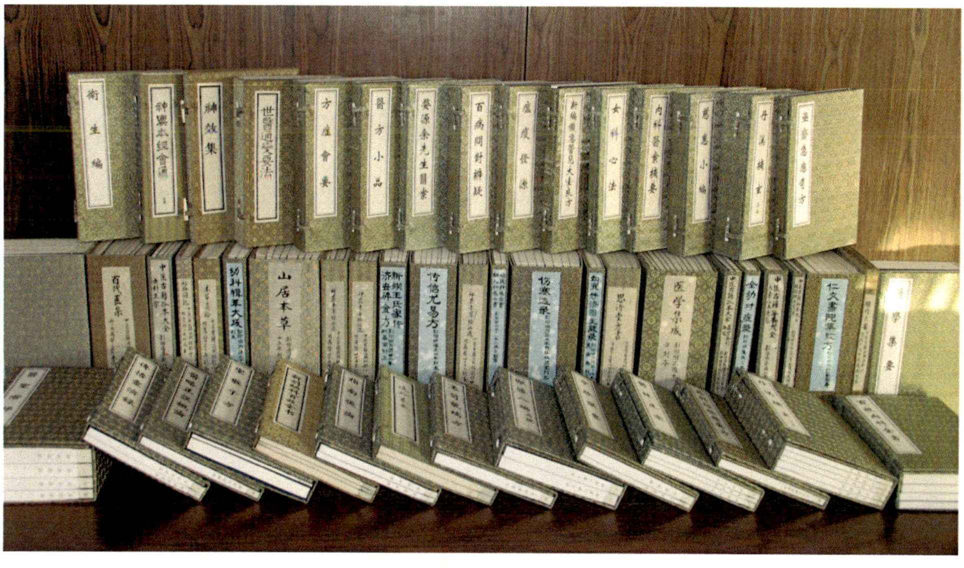

大型线装古籍系列丛书“中医古籍孤本大全”

“八五”期间，国家中医药管理局重点研究室——中国中医药文献检索中心建立并稳步发展；资源建设和情报服务能力得到加强；公开刊物质量继续保持国内领先地位；在挂靠中医药信息研究所的全国中医药图书情报工作委员会办公室的推动下，形成了全国、省市、地区三级图书情报网络，为新的历史时期中医药图书情报工作发展打下了良好的基础。

四、九五时期发展（1996—2000 年）

1996 年到 2000 年是中医药信息研究所继续深化改革、转变观念，主动适应从计划经济体制向社会主义市场经济体制转变，突破在计划经济体制下建立起来的传统结构模式，充分发挥全所中医药信息服务的优势，增强自我发展能力的五年。1999 年，中医药信息研究所获得科技部基础性工作项目——中药基本数据库立项，经费 100 万。

党政领导班子的思想集中统一到“紧紧围绕以发展中医药信息事业为中心，充分发挥党委的政治核心作用和党支部的战斗堡垒作用以及党员的先锋模范作用，突出‘科技以人为本’的指导思想，始终坚持把提高党员、干部、职工的政治思想素质和科学文化水平作为加强社会主义精神文明建设的主要内容来抓，最大限度地调动全所党员干部职工的积极性，激发全所职工的工作干劲和热情，以深化改革为动力，努力实现思想观念和事业发展模式两个根本性转变，向提供中医药文献信息咨询服务要效益，不断提高和增强中医药信息研究所的自我发展能力”这一总体思路。为了增强全所职工的凝聚力、向心力和服务意识，改进服务态度，提高服务质量，中医药信息研究所在加强政治理论学习、提高政治思想素质的同时，努力加强职工的专业知识教育，提高职工的业务素质。结合中医药信息研究所的工作性质、工作任务和特点，先后举办了一系列全国性的学习班和培训班，还分批分期将职工送到美国进修学习文献标引、文献检索、图书编目、数据库建库技术和网络管理等，为中医药信息研究所和全国中医药情报单位培养了一大批业务技术骨干。在上级领导和主管部门的支持下，通过全所上下的共同努力，增收节支，逐年增加了大批先进设备，同时加强了职工的技能培训，基本改变了服务手段和服务方式落后的现状，并在计算机技术、通讯技术、数据库技术、网络技术、多媒体技术等方面有了较大的发展，达到国内和同行业的领先水平，有些方面还达到了国际领先水平。

根据“稳住一头、放开一片”的科技改革方针，中医药信息研究所放开搞活，引入竞争机制，全所 14 个业务科室均实行了经济任务目标管理责任制。经北京市批准，中医药信息研究所先后又成立了远程诊疗咨询中心（1996 年 4

月—1998 年 6 月）、北京康普医药信息咨询有限公司（1998 年 6 月—2005 年 8 月）、北京中研信中医药信息网络有限公司（2000 年 5 月—2007 年 2 月）。公司以中医药信息研究所和中国中医药科学院的科技力量和文献信息资源优势为依托，面向社会、面向市场、面向中医药行业，开展了多方面的信息咨询和中介服务，为中医药信息研究所的改革和发展作出了贡献。

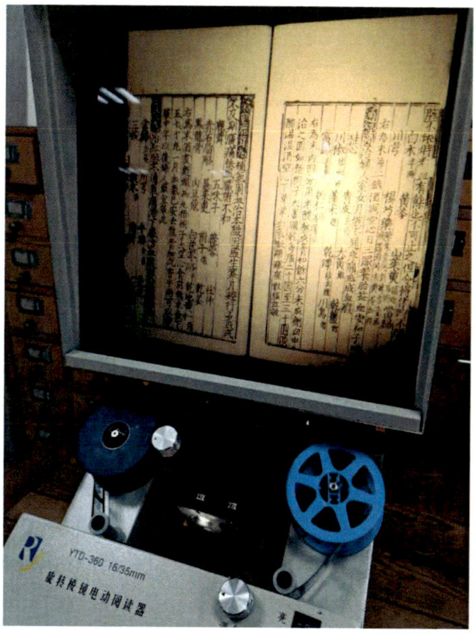

中医药古籍善本缩微胶片

中医药文献资源建设方面，中医药信息研究所确保了文献信息资料的收全率和采购质量，实现了图书馆的管理自动化，巩固了中国中医研究院图书馆的中心馆地位。在中医古籍的保护、整理、研究与开发利用方面，编撰了《中国中医研究院图书馆馆藏中医线装书目》《中国中医研究院图书馆馆藏善本丛书》《中医古籍孤本大全》。在原声像室的基础上新组建了中医药媒体中心，共收集各种中医药电子信息音像资料 1500 余种，建立了馆藏中医药声像资料库，摄制了《中医药科技成果集锦》、《针灸手法百种》、名老中医临床经验等系列片 40 余部，制作了中医药古籍善本缩微胶片 200 余种，开发研制了“中医药古籍大型系列光盘库”等，不仅提高了对中医药古籍的开发和利用，同时也使一大批中医古籍珍品得到了很好的保护，并从研制开发和对外服务合作中获得了较好的经济效益。

情报研究方面，研究人员主要针对中医药行业和学术发展的热点、难点以及国家重点科技攻关项目等，认真做好国内外中医药情报的收集、加工、分析与研究工作，编辑出版了《中医药国际参考》《中医药动态》《艾滋病通讯》等内部中医药情报刊物，为领导决策、对外交流、课题招标、成果鉴定、临床医疗、科学研究、人才培养、生产流通、经营管理等中医药各领域提供服务。中医药信息研究所先后承担了国家中医药管理局“七五”“八五”攻关课题的情报跟踪研究工作，编印了《中医药攻关课题情报预测与分析》《中医药“七五”、“八五”攻关动态》资料，为课题进展和管理部门提供了重要参考。1994 年，国家“七五”攻关重点课题“情报分析与预测研究”荣获国家中医药管理局科技进步三等奖。中医药信息研究所与国家科委中国科学技术信息研究所共同进行的“加速中医药出口创汇战略与政策研究”成果，为国家政府决策和扩大我国中医药企业产品出口创汇提供了重要战略情报，此项成果获得中国科学技术信息研究所科技成果一等奖，并获 1996 年国家科委、国家自然科学基金会、国防科工委、中国科学院和中国科协联合颁发的“全国科技信息系统优秀成果一等奖”。

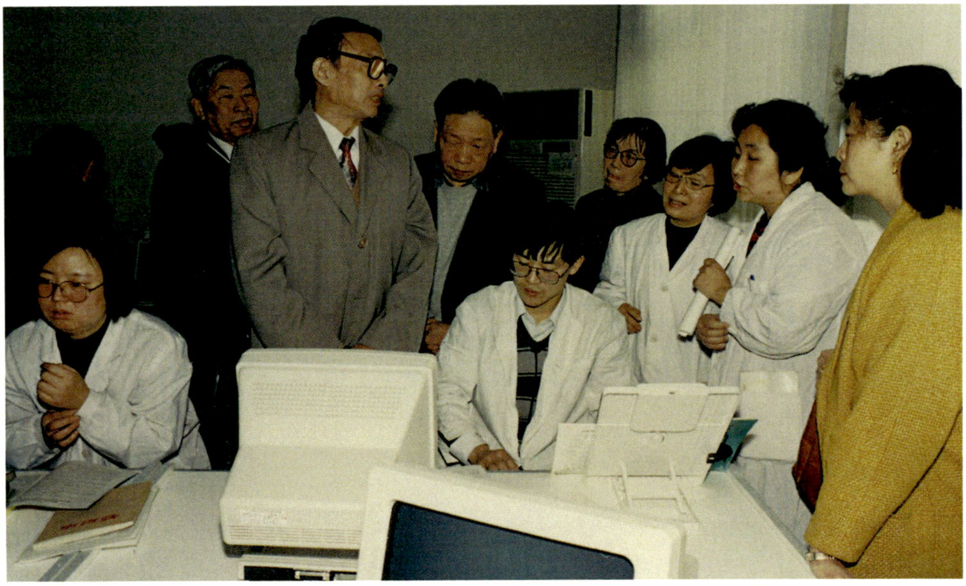

文献检索中心专家向院领导介绍 WAX4500 小型机建库

“八五”期间国家中医药管理局在中医药信息研究所建立的局级重点研究室——中国中医药文献检索中心，经过几年的努力和艰苦创业，于 1996 年 10 月一次性通过国家中医药管理局组织的专家验收。以检索中心科技力量为主建立的“中国中医药文献分析与检索系统”获 1996 年国家科委、国家自然科学基金会、国防科工委、中国科学院和中国科协联合颁布的全国科技信息系统优秀成果二等奖。重点研究室建成和投入使用以来，建立健全了各项科技查新制度、专家审核制度和用户反馈制度，在为国家中医药行业提供科技查新和文献检索服务方面发挥了重要作用，被国家中医药管理局命名为全国中医行业的查新单位。

数据库和平台建设方面，1996 年中医药信息研究所建立了以 WAX4500 小型机为核心的数据库建设与服务平台，通过 128M 微波通道与中国医学科学院医学信息研究所连接，连通国际互联网，同时在国内建设了最早的中医药信息网站，为全球提供中医药信息服务。1998 年初，中医药信息研究所通过微波与中国科学院网络中心联通，成为具有 256 个 IP 地址的 C 级节点。2000 年进行了平台的技术升级，购入了 SUN3500 和 SUN250 两台小型机，扩展了数据建设与服务平台的功能。此后，《中医药文献数据库》《针灸针麻文献数据库》《中医药科技成果数据库》《中医药报刊数据库》《中国中成药商品数据库》《艾滋病信息数据库》等数据库持续更新，内容不断完善。这些数据库在对外开展中医药文献检索、课题查新、成果鉴定、专利申报、管理决策和信息咨询服务等方面均发挥了重要作用，并为日益发展的国内外计算机网络提供重要的网上资源。

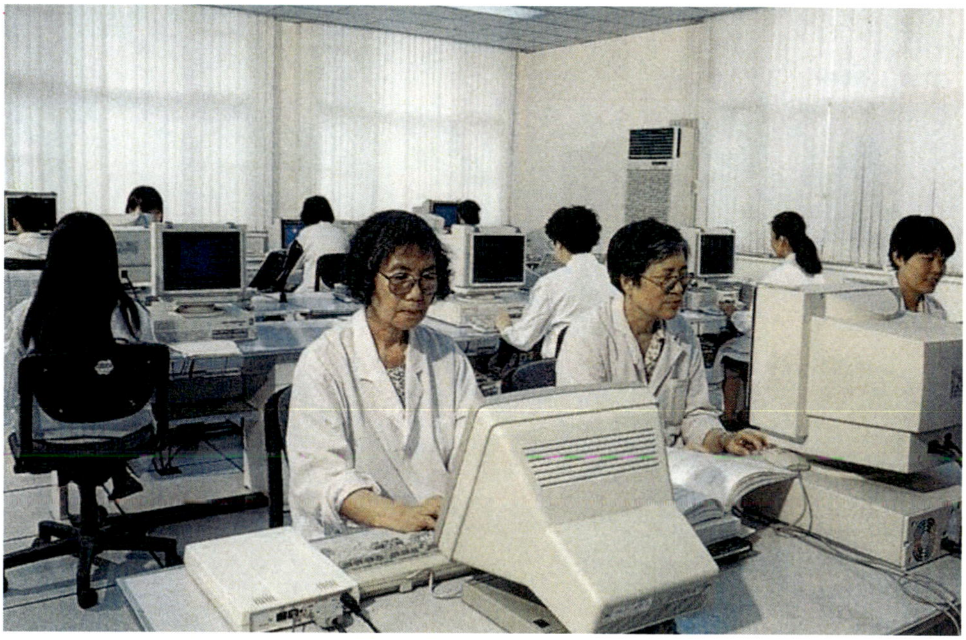

计算机室专家在建设中医药数据库

“九五”期间中医药信息研究所在开展中医药信息交流、网络建设、资源调查、队伍建设、人才培训、古籍图书保护与文献整理研究、编辑出版信息刊物及通讯，以及开展中医药文献信息检索语言研究和编制检索工具书方面，均较好地发挥了对全国中医药文献信息工作的规划、管理、指导和协调作用。

五、十五时期发展（2001—2005 年）

1995 年 5 月，中共中央作出实施“科教兴国”战略的重大决策。2000 年

5 月，国务院办公厅转发了科技部等部门《关于深化科研机构管理体制改革实施意见》。从此，科技体制改革在全国范围内正式拉开序幕。2001—2005 年，中医药信息研究所落实“十五”事业发展规划，逐步探索并积极推进科技体制改革。至 2005 年底，中医药信息研究所初步完成了科技体制改革工作，取得了阶段性的成果，在国家中医药研究体系中形成了自己的特色和优势，成为中医药信息学科建设的牵头单位，发挥了中医药行业信息研究组织中心和国际交流中心的作用。在中国中医科学院全员聘用制文件精神的指导下，形成了以全员聘用制为主的新型用人制度，按照中国中医科学院制订的有关分配制度，探讨并初步建立了与岗位聘任、工作绩效挂钩的奖金分配制度。同时，建立了资源共享的新机制，形成了中医药信息研究所数据资源的院内无偿共享，以及中医药科学数据向国内外多种形式开放的新型服务模式。

2005 年，中医药信息研究所进行科技体制改革后，建立创新体系和支撑体系，并调整了机构设置。创新体系包括行政处室和业务科室，行政处室有：所长办公室、党委办公室、人事处和科教处；业务科室有：中医药文献资源研究中心（下设文献资源研究室、电子资源研究室、古籍资源研究室）、科学数据管理与利用研究中心（下设科学数据研究室和网络研究室）、中医药情报研究中心（下设国内情报研究室和国外情报研究室）；支撑体系包括：《中国医学文摘·中医》编辑部、《国际中医中药杂志》编辑部、《中国中医药信息杂志》编辑部、后勤服务中心。截至 2005 年底，全所在职职工 76 人，其中研究员 10 人、副研究员 18 人，硕士学位 19 人，博士学位 2 人，管理人员 12 人。

在“十五”期间，中医药信息研究所根据自身特点和优势，紧紧围绕中医药信息学学科建设，积极开展中医药信息的基础应用研究和基础性工作，先后承担国家级、部局级及院级课题，涉及中医药古籍资源调查整理与保护、中医药情报学研究、数据库建设等诸多领域。

在中医药古籍资源整理和数字化研究方面，中医药信息研究所结合图书馆馆藏特色，积极进行古籍文献的保护挖掘和整理。2001 年起，通过科技部基础性研究项目“1100 种中医药珍籍秘典的整理抢救”的开展，建成“1100 种中医药珍籍秘典档案管理系统”和“中医药珍善本古籍多媒体数据库”。由中医药信息研究所主持的“1100 种中医药珍籍秘典的整理抢救”项目荣获中国中医研究院中医药科学技术进步二等奖。2004 年开始，相继启动了“中医药珍贵典籍的保护技术及相关问题研究”“中医药古籍保护技术体系研究与利用”等科技部公益性研究项目，进一步加强对中医药古籍的有效利用与保护，成为我国中医古籍保护和利用研究的中心。

在中医药情报学研究方面，根据行业发展的需要，中医药信息研究所发挥信息资源丰富的特点，积极扩大情报研究领域，开展中医药战略、政策、管理、法规等方面研究，参与了多项中医药发展战略研究，如“中医标准化战略研究”“中医药国际发展战略研究”等项目。5 年期间先后承担或参与的研究项目主要有科技部国家中长期科学与技术发展规划（2006—2020 年）研究工作，世界卫生组织的《中医中药在中国医疗保健中的作用与应用情况》，国家中医药管理局的《全国民族医药调查》《农村中医药资源与服务调查数据分析研究》《中国中医药国（境）外传播系列资料编译》《国外中医药立法与管理研究》等。组织开展国家中医药管理局重大项目“十省市中医医疗需求与服务调查研究”，获得了大量的一手资料，为中医药行政主管部门决策提供了科学的意见。2003 年“非典”时期，参与科技部“中西医结合治疗 SARS 临床研究”项目，承担信息组工作，收集、整理、编译国内外有关信息共计 76 万字，建成了 SARS 相关数据库、SARS 专题网站，向有关部门提供多项中西医防治 SARS 专题材料；参与国家中医药管理局《中医药防治非典型肺炎研究》紧急科研任务，完成非典型肺炎的国内外信息研究约 20 万字。此外，还完成《艾滋病防治——信息动态》《禽流感专辑》《中医药国际参考》等内部资料的编撰工作。

数据库建设方面，中医药信息研究所在国家科技部基础性工作项目及基础条件平台建设项目的支持下，2001 年开始筹备组建中医药科学数据中心。2002 年起，陆续组织了全国 35 家中医药大专院校和研究院所 300 多名专业人员，通过国际互联网，使用同一建库标准，共同建设中医药科学数据库。中医药科学数据中心的组建，使中医药行业数据库建设避免了低水平重复，培养并提高了中医药行业数据库建设队伍，在全国范围内更新了中医药数据建设设备。经过几年的努力，中心已逐步建立了相应的质量、人员、权限、进度等方面的管理体制和运行机制，建立了数据质量的三级审核制度及数据库建设的三级权限管理制度，同时还建立了相应的培训制度和激励机制。

中医药信息研究所每年承担“中医药科技信息数据库”“中医药科技信息数据库的建设与共享”“医药卫生科学数据管理与共享服务系统”“中医药学科学数据管理与共享服务中心”等项目的研究任务；积极探索异地数据库共建共享平台建设，采用异地、远程、同步、多点建库的新模式，初步建立了异地远程同步数据加工平台与虚拟管理平台，利用异地远程同步数据共建平台，完成中药基础数据库与中药数据仓库的数据共建，实现图片上传、数据结构化处理、标准数据表查询与数据筛选等多重复杂数据处理与加工编辑工作。这种跨越地域与时空的加工方式，有效地保障了数据加工速度与数据加工质量，为数据三级审校制度的落实提供了良好的配套措施。在虚拟管理平台上，组织全国数十家省级中医药院校和研究院所的数百位中医药专业人员共同建设数据库，首次共同研制中药科技数据库的技术规范、操作规程及远程管理模式，实现在线人员监控、数据安全管理、用户权限控制；在虚拟管理控制下，建立数据加工、初级审校与终审等不同职责管理制度，实现无障碍远程办公。这种远程电子管理模式，超过了地域的界线，成为直观的人员管理与数据控制台。此外，研制了中医药异质、异构共享平台，有 50 余个异质异构异地数据库在平台上实现共享，极大地提高了工作效率，提高了服务的质量和水平。

在信息标准研究方面，《中医药学主题词表》是数据库建设的基础性工作，自 1981 年成立中心以来，历届领导都十分重视《中医药学主题词表》的修订工作。2004 年，在国家中医药管理局标准化项目和中国中医研究院院长基金的支持下，对《中国中医药学主题词表》进行再次修订，2005 年 11 月出版了第三版词表样书。《中国中医药学主题词表》获 2004 年度中华中医药学会科学技术进步（学术著作）一等奖。中医药学语言系统的研究开始于 2001 年，建立了中医药学语言系统一级分类体系，设计了中医药语义类型与语义关联关系，建立了大型中医药词库与语义网络。截至 2005 年，收录词汇 32.44 万个，加工概念词 16.76 万个、同义词 15.68 万个，建立语义关联 127.52 万个。2005 年，开展大型工具书《中国中医药学术语集成》的编辑工作，研制了《中医药元数据标准》《中医药科学数据分类标准》，完成了《中医药数据资源调研报告》，编写了《国内外医药卫生信息标准化资料汇编——中医药部分》。

在信息平台建设方面，中医药信息研究所 2001 年建立了一条 2M 的数字电路通路，以确保信息传输的通畅，在所内建成了局域网，网上设备均可直接与 Internet 联通，获得了方便、快捷、安全的上网途径。由于有双重宽带通讯线路的保障，因而可以保证 24 小时不间断的提供网络服务。2002—2004 年，信息平台建设不断得到完善，增加了 10 台不同层次的 DELL PC 服务器，网络通路也由 2M 数字电路升级为 4M 光纤通路。2005 年，在中国中医研究院的大力支持下，信息平台再次升级，到 2005 年底，网络通路升级至 20M，主交换机采用两台 CISCO4500，形成双机热备以确保线路的通畅；在硬件防火墙后设置了软件防火墙，DNS、邮件服务器均使用两台服务器承担，并配备了硬件病毒网关和硬件垃圾邮件网关；数据库服务器采用四台 HP4 CPU 服务器；中间件由四台双 CPU 服务器承担；WEB 服务器由两台双 CPU 服务器承担，大大增加了网络及数据的安全性。在中医药信息研究所运行的网站包括国家中医药管理局政府网站、中国中医研究院网站、《中国中医药报》网站、中国中医药信息网网站、中医药在线网站、中医药数据库共享平台、中医药虚拟研究院等中医药科研数据平台。

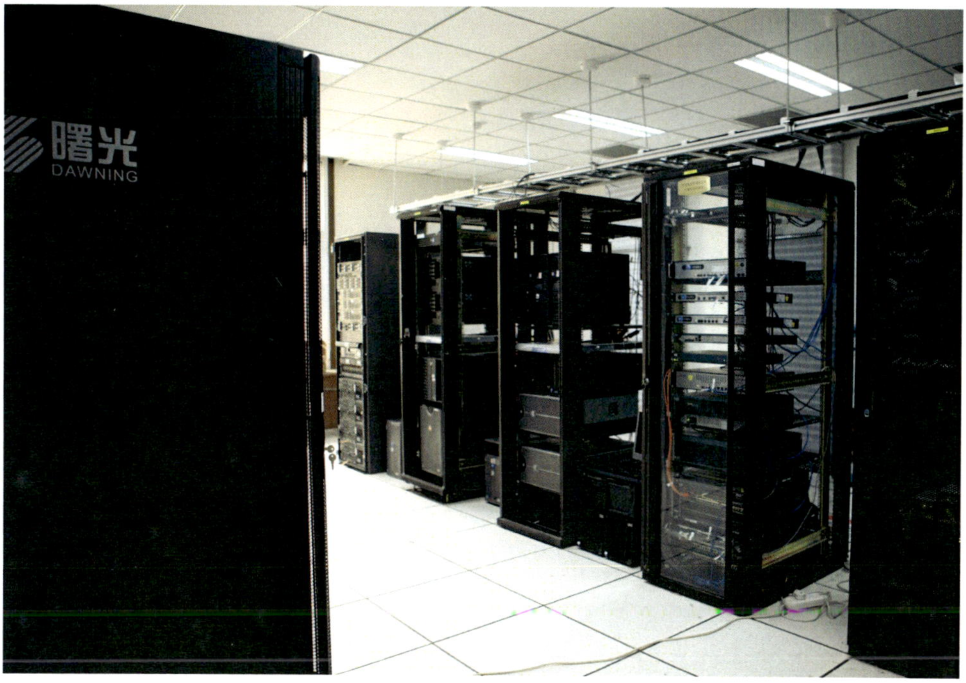

中医药信息研究所中心机房

六、十一五时期发展（2006—2010 年）

“十一五”期间，中医药信息研究所在开展中医古籍资源研究、中医药信息标准化建设、中医药科学数据利用、中医药情报学研究和编辑出版信息刊物及通讯等各项工作方面均有了进一步发展。

2007 年，中医药信息研究所新增成立了“中医药信息合作中心”，将“中医药科学数据管理与利用研究中心”更名为“中医药科学数据中心”。同年，“中医药情报研究中心”撤消国内中医药情报研究室和国外传统医药信息研究室。2009 年，进一步调整为 6 个研究室和 1 个中心，优化调整后的业务科室设置如下：文献资源研究室、古籍资源研究室、多媒体资源研究室、科学数据研究室、信息技术研究室、情报研究室、编辑出版中心（由《中国中医药信息杂志》编辑部、《中国医学文摘—中医》编辑部、《国际中医中药杂志》编辑部组成）。

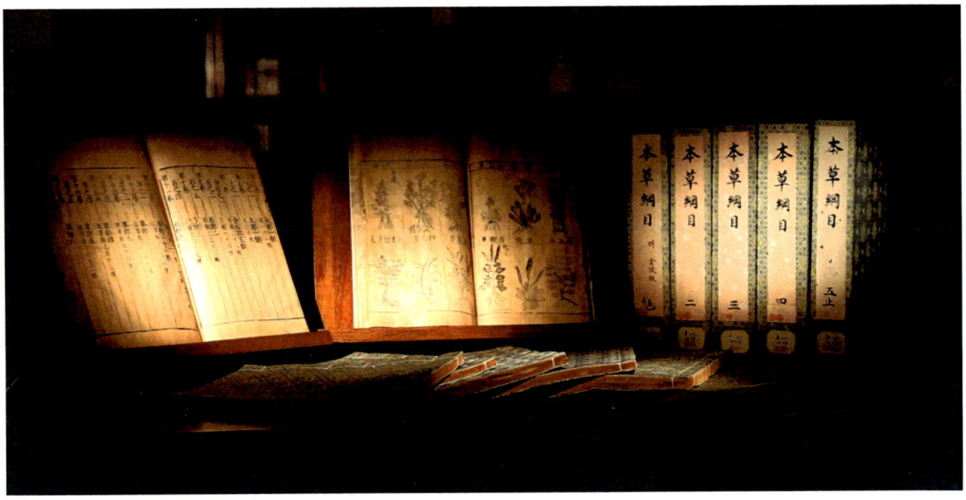

中医药古籍《本草纲目》

2006—2010年，中医药信息研究所在研课题达123项，科研经费4841.41万元，获科技成果奖14项，公开发表论文360篇，基础条件建设投入仅修购项目就达1720万元，先后被国务院、文化部批准为“国家古籍重点保护单位”“国家级古籍修复中心”“全国中医行业古籍保护中心”“国家级古籍修复中心”等行业组织中心及“国家中医药管理局国际交流合作基地”，并成为国家中医药管理局中医药科研三级实验室、国家中医药管理局重点研究室和国家中医药管理局重点学科建设单位。2006年组织了中医药信息研究所建所25周年庆典活动，编辑出版了《中医药信息研究所建所25周年纪念文集》。2010年由国家中医药管理局领导，中国中医科学院中医药信息研究所牵头开展的中国传统医药档案文献申报《世界记忆名录》项目，取得阶段性进展，参评的两部中医药古籍《黄帝内经》《本草纲目》在2010年3月8—9日召开的世界记忆工程亚太地区委员会第四次会议上，顺利入选《世界记忆亚太地区名录》，这为2011年继续申报《世界记忆名录》打下了良好基础。

在学科建设方面，2006年成立了中医药信息学教研室，2009年发展为中医药信息基础、中医药信息资源管理两个教研室，承担中国中医科学院研究生院统招及在职研究生授课。2009年，中医药信息学被列为国家中医药管理局二级重点培育学科。2010 年，由国务院学位委员会审核增列中国中医科学院为图书馆、情报与档案管理一级学科硕士学位授予单位。2010 年申请成立第一个中医药信息学博士后工作站。

在中医古籍资源研究方面，借助文化部“中华古籍特藏计划”，积极主动地与政府部门联系，使中医药古籍保护工作跃上了新的台阶。完成了第三次国内中医古籍资源普查，建设了“全国中医古籍联合书目数据库”，并于 2007 年出版了《中国中医古籍总目》，该书收录 150 家图书馆的 13345 种古籍，提前完成了计划指标，同时开发了电子版《中国中医古籍总目》，实现古籍书目数据计算机检索。“十一五”期间，共出版 76 种中医古籍孤本，使《中医孤本大全》出版品种达到 106 种，有效地保护了中医孤本，提高了孤本的利用率。此外，通过各种渠道收集购买了散在民间的中医古籍 124 种 470 册，扩大了馆藏古籍的收藏种类和数量，保持和扩大馆藏古籍藏书的优势。这一时期，还利用中央财政修购专项基金加强图书馆基础条件建设，先后完成“古籍书库恒温恒湿空调工程”“图书馆文献资源数字化研究设备升级项目”“中医古籍及重要档案文献数模整合”等项目。

在情报学研究方面，注重把握政府需求，在应对禽流感、甲型 H1N1 流感等方面做出了积极快速地反应，逐步扩大了中医药信息研究所的影响；构建了中医药期刊评价方法研究、中医药文献评价方法研究、中医药数据评价方法研究等，完成了中医药信息研究所知识地图的构建，建立了中医药竞争情报系统，完成了中医药国际化发展战略与创新发展战略研究，对韩国传统医学研究及其对我国影响方面开展了较为深入的研究；完成了北京市近代名医学术思想及其传承脉络研究、中医药特色优势的文献研究、防治流感中药信息分析研究、中医药科技查新规范研究，开展了中医药防治甲型 H1N1 流感、手足口病、流行性乙型脑炎诊疗规律与机制的信息情报学研究。

在中医药科学数据和平台建设方面，借助科技部加强条件平台建设的机遇，使中医药信息研究所数据平台建设更上一层楼，完成了基于文献数据先导的化学组分配伍新药辅助开发研究和基于文献数据的病、证、症、方、药关联关系的数据分析研究；完成了“民国期间中医文献资源平台”的建设，通过对国内 86 家图书馆的馆藏资源调研，构建了民国中医药期刊文献数据库加工平台和检索系统，建立民国时期中医药学期刊文献数据库，收录文献总数 8484 篇，实现了多途径查询检索，并可全文浏览；同时开展了国外中医图书文献数据库建设，收录图书 1.3 万余种。此外，建立了中国中医科学院研究生学位论文汇交平台和学位论文数据库。2010 年 6 月，国家人口与健康科学数据共享平台理事会宣告成立，中医药信息研究所成为该平台下属 6 个分中心之一——“中医药科学数据中心”，队伍不断发展壮大，中医药数据不断丰富，服务更加完善，并且建立中医药虚拟研究院。该组织凝聚了行业 37 家院校的研究团队，在虚拟研究院的发展中，注重协调各院校力量，发挥各自优势，形成合力，共同推进虚拟研究院发展，培养出一支中医药信息研究与建设的专业化队伍，在平台共建共享中发挥着重要作用。完成了中国中医科学院东直门大院的网络建设，实现全院统一网络出口及中医药信息研究所全部电子资源的免费共享；引进了 VPN 虚拟专用网络，为院局域网外用户远程访问中医药信息研究所 / 图书馆电子资源提供技术保障；完成了“中医药科普网络平台”“各国传统医学动态”网站、“高原病研究文献数据库”网站、“亚健康中医药文献数据库检索系统”“中医药标准化网络工作平台”等 7 个局、院级课题支持的网站或平台的建设。

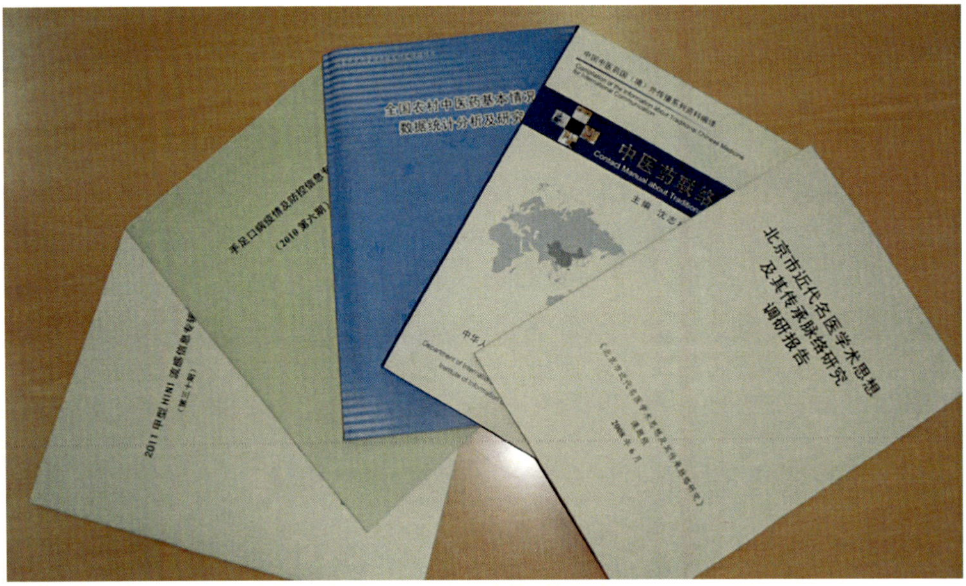

部分中医药情报学研究报告

在中医药数据标准与语言系统研究方面，完成了第三版《中国中医药学主题词表》的编撰、出版工作。在第三版中词表共分为 15 个类目、68 个子类目，收录主题词 1.4 万余条，其中正式主题词 8307 条、入口词 5598 条；完成中医药学语言系统的研制，重点开展语义类型与语义关系的研究，扩大收词量至 12 万；深入开展“中医药临床术语系统”的研制工作，扩大收词量达 38

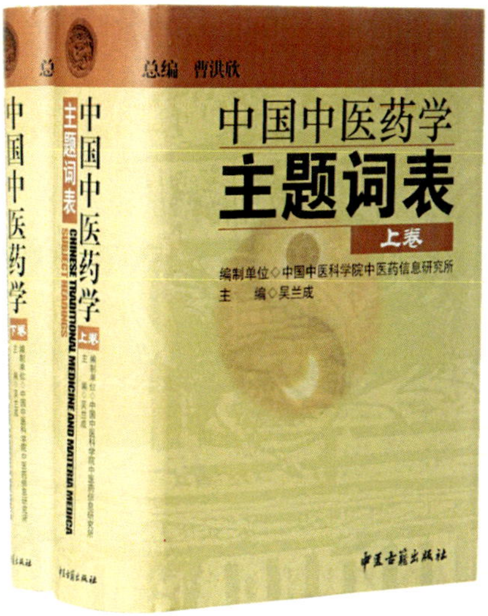

万，并进行中医药临床术语系统分类标准研究。该术语系统与其他国际标准接轨，同时开展相关临床常用专业词汇相连接映射研究，促进该临床术语系统在临床研究中的利用，形成了“中医临床术语分类与代码”。2006 年 2 月，在中医药信息研究所召开了中日韩三国传统医学临床术语系统研讨会，共有 7 名中国代表、5 名韩国代表和 2 名日本代表参加了会议。会议就中日韩三国传统医学临床术语系统的研究进行了讨论，并初步确定了传统医学临床术语系统的框架。2006 年参加由世界卫生组织西太平洋地区办事处与庆熙大学东西方医学研究所共同发起的“第三届东亚传统医学国际分类”非正式咨询研讨会，会议决定合作国共同努力将传统医学分类作为 ICD-11 独立章节，纳入国际标准，促进了传统医学临床术语进入国际疾病分类代码。2010 年参加了 ICD-11 的框架制定工作；参加 2006、2007、2008 年度世界卫生组织西太平洋地区“研制西太平洋地区医学索引的非正式咨询会”，将我国十余种传统医学杂志推荐进入了“世界卫生组织西太区医学索引”。中医药信息研究所自 2008 年开始参与 ISO 中医药标准化工作，开创性地推进了国际标准化组织健康信息技术委员会中医药联合工作组（ISO/TC215 JWG1）和国际标准化组织中医药技术委员会信息学联合工作组（ISO/TC249 JWG1）的建立，使中医药信息国际标准的研制有了国际平台；参加国际标准化组织健康信息标准化技术委员会（ISO/TC215）“2008 年 ISO/TC215 工作组联席会议”，根据国家标准化管理委员会和国家中医药管理局等部门的意见，在会议上提出“成立 TCM 工作组的提案”“中医药主题词表的编制规则”等 5 个中医药信息标准项目建议。2010 年参与了 ISO/TC249 中医药标准的推荐工作，已有一项标准列入计划。

在行业组织中心建设方面，中医药信息研究所先后组建了中国中医科学院创新体系合作委员会中医药信息研究中心，组建了国家科学技术部中医药科学数据中心，进一步充分发挥行业组织中心作用；与国家知识产权局知识产权出版社共同成立了传统知识信息中心；与浙江大学共同成立了“中医药信息数字化联合实验室”。经国家中医药管理局批准，中医药信息研究所为首批“国家中医药管理局国际交流合作基地”，接受了授牌，并签署了为期 3 年的基地建设目标责任书，建设周期为 2008 年 5 月至 2011 年 5 月。“十一五”期间，中医药信息研究所主持创建中国中西医结合学会信息专业委员会、中国中医药信息研究会中医药信息数字化专业委员会、世界中医药学会联合会信息专业委员会，中医药信息研究所为主任委员单位和挂靠单位。

在对外交流与合作方面，中医药信息研究所积极鼓励专业人员参加高水平的国际学术交流，共有 29 人次出国交流访问；邀请国外专家 8 人次来所进行交流或举办讲座；共接待 610 余人次来所参观、访问、考察与洽谈合作。与美国洛杉矶加州大学（UCLA）东西医学研究中心共同开展了东西医学信息研究工作，2006 年美国洛杉矶加州大学（UCLA）东西医学研究中心与中国中医科学院中医药信息研究所商谈，提出建立结合医学信息中心合作项目的设想，2008 年项目启动，至 2010 年中医药信息研究所先后派遣 3 人赴美国洛杉矶加州大学协助工作或接受培训，信息中心基本组建并提供信息服务。与德国慕尼黑大学就委托调研、购买海外中医药图书一事进行了协商。

七、十二五时期发展（2011—2015 年）

“十二五”期间，中国中医科学院中医药信息研究所 / 中国中医科学院图书馆坚持以中医药文献资源、中医药信息标准、中医药信息数字化、中医药信息统计、中医药临床应用信息建设及中医药战略情报分析为研究重点，以国家中医药管理局的“中医药信息应用方法学重点研究室”“中医药信息数字化三级实验室”为纽带，重点加强中医药信息学的学科建设，全面推进中医信息学硕士学位授权点、情报学硕士学位授权点、中医信息学博士学位授权点以及全国首家中医药信息学博士后工作站——中国中医科学院中医药信息研究所博士后工作站的建设工作。截至“十二五”末，中国中医科学院图书馆藏书 40 万余册，其中中医古籍 8000 余种 10 万余册，约占存世中医古籍种类的 50%；馆藏电子资源 18 种，自建各类数据库 60 余种，总数据量达 150G。建立了中医药数据远程共建共享平台，发布中医药信息国际标准 4 项。

“十二五”期间中医药信息研究所设 8 个研究室、两个中心，分别为：文献资源研究室、古籍资源研究室、科学数据研究室、信息技术研究室、情报研究室、多媒体资源研究室、中医药信息原理与标准研究室、临床应用信息研究室、中国中医科学院中医药统计中心和杂志出版中心；其中中医药信息原理与标准研究室、临床应用信息研究室及中国中医科学院中医药统计中心是“十二五”期间为适应中医药信息事业发展需要而新增设的业务科室。

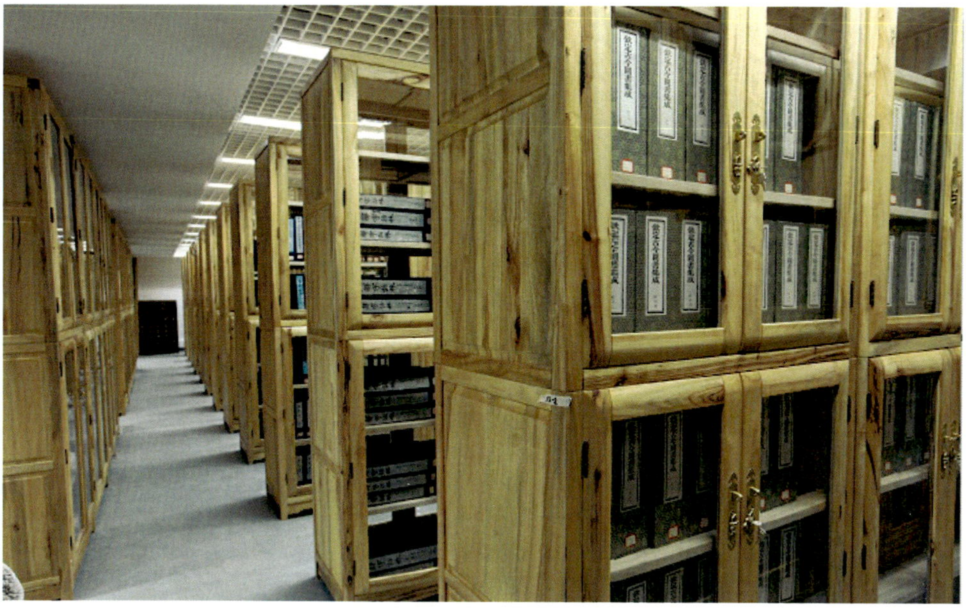

中国中医科学院图书馆古籍书库

截至 2015 年，中医药信息研究所在职职工 87 人，其中拥有硕士学位者 37 人、博士学位者 22 人，硕士、博士学位拥有者共占职工总数的 67.82%；专业技术人员 83 人，其中正高职称者 13 人、副高职称者 27 人、中级职称者 31 人、初级职称者 9 人、未定职称者 3 人，管理岗位人员 3 人，高级工 1 人。

“十二五”期间中医药信息研究所新立项科研项目的层次、数量都有稳步提升，国家级和省部级重点项目共立项 63 项，其中国家级项目 18 项，省部级项目 45 项，批准科研经费超过 1700 万元。参与商务部服务贸易司“中医药服务国际市场拓展计划”项目，参与国家中医药管理局“‘十三五’中医药信息化建设与发展规划”“国家政务信息化工程建设规划中医药项目建议书”“中医药发展战略规划纲要（2016—2030 年）”“中医药“一带一路”发展战略研究”“中医药科技“十三五”规划”等项目研究与编制工作。

在学科建设方面，2011 年，中国中医科学院在中医学一级学科下设置中医信息学二级学科，增设中医信息学博士、硕士学位授权点。

在古籍保护与文献资源方面，全国中医古籍普查、中医古籍保护与利用取得积极进展，中医药古籍数字化、文本化快速推进。在成功入选《世界记忆亚太地区名录》基础上，2011 年 5 月，联合国教科文组织世界记忆工程国际咨询委员会（IAC）第十次会议上，馆藏《本草纲目》和《黄帝内经》成功入选《世界记忆名录》。同年 5 月，与国家古籍保护中心共同成立《中华医藏》编纂筹备组，启动《中华医藏》项目。中医药中外文图书和期刊、中外文电子资源的陆续购置和多媒体资源建设丰富了图书馆馆藏，为建设基于知识服务的创新平台奠定了基础。在传统图书馆服务模式的基础上，积极运用信息化技术，实现电子资源、多库融合平台全天候、一站式 24 小时服务，移动图书馆、微信等新型服务方式更加方便快捷；开展了中医古籍文献分类标准的推广，提供了实用的中医古籍分类方法，方便读者查阅中医古籍。

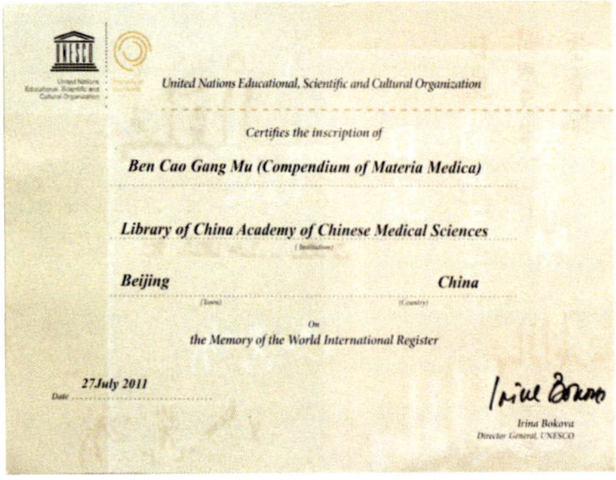
United Nations Educational, Scientific and Cultural Organization
Certifies the inscription of
Ben Cao Gang Mu (Compendium of Materia Medica)
Library of China Academy of Chinese Medical Sciences
Beijing China
On
the Memory of the World International Register
Date 27 July 2011
Irina Bokova
Director General, UNESCO

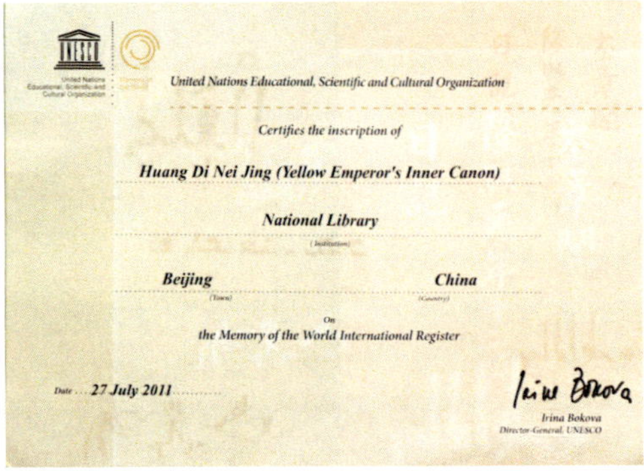
United Nations Educational, Scientific and Cultural Organization
Certifies the inscription of
Huang Di Nei Jing (Yellow Emperor's Inner Canon)
National Library
Beijing China
On
the Memory of the World International Register
Date 27 July 2011
Irina Bokova
Director-General, UNESCO

中国中医科学院图书馆馆藏《本草纲目》和
国家图书馆馆藏《黄帝内经》成功入选《世界记忆名录》

在情报研究方面，科技查新工作在课题申报、学术研究、成果评价等方面的基础性作用日益突出，快速情报服务、科技论文评价正在形成品牌优势，对外合作及服务能力正在大幅度提升。重点开展了中医药优秀论文遴选与评价工作。完成了“中医药优秀论文遴选发布平台”的搭建；起草了《优秀论文专家团队组建方案》，并进一步完善了论文检索方案；完成了 2008—2012 年全国中医药优秀论文的定量筛选工作；完成了中国中医科学院近十年（2005—2014 年）最具影响力优秀学术论文评选及其颁奖相关工作，评选出 2005—2014 年年中国中医科学院最具影响优秀学术论文 51 篇。加强了国内外中医药、传统医学、补充替代医学发展动态的监测、追踪，按时完成了各项对上服务。从 2015 年开始由中医药信息研究所承担全国中医药统计摘编工作，中国中医科学院党委非常重视中医药统计工作，经常委会研究同意在中医药信息研究所成立中国中医科学院中医药统计中心，正式承担全国中医药统计信息工作。

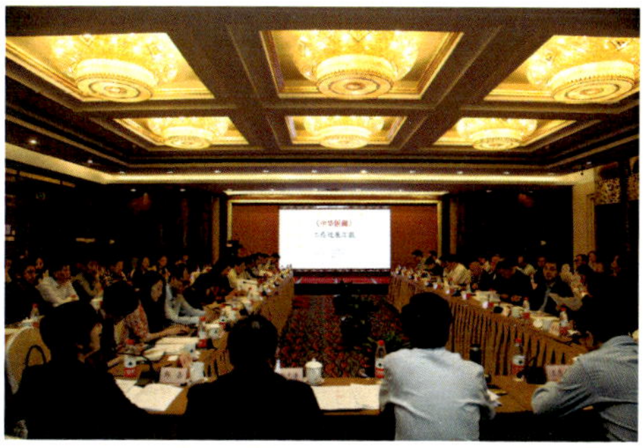
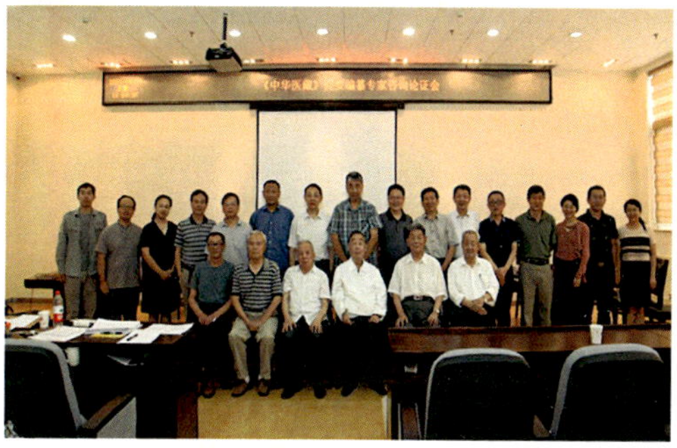

《中华医藏》工作进展汇报和专家咨询论证会

在数据库建设方面，由全国 20 多家中医药机构参加的中医药信息数字化虚拟研究中心，继续基于信息网络技术的中医药异质、异构分布式、联邦型多库融合共享平台的建设数据资源，推进中医药科技信息的共享。通过图书馆改扩建和修购置项目的实施，极大地提高了中医药信息研究所信息化建设的硬件条件、技术服务水平和计算服务能力；通过科学研究，中医药信息研究所大数据分析、数据挖掘、数据结构化水平、智能检索、自动建库能力大幅度地提升，巩固了中医药信息研究所在中医药行业信息化建设中的领先水平。

在信息标准研究方面，中医药信息标准研制取得突破性进展——ISO 发布四项中医药信息国际标准。中医药信息标准作为中医药信息化的基础支撑，在中医药国际化发展中也起到重要的作用。在国家中医药管理局、国家标准化管理委员会和中国中医科学院的大力支持下，由我国主导研制完成的四项中医药信息国际标准已由 ISO 发布，这四项标准的牵头单位均为中国中医科学院中医药信息研究所。四项标准分别为：ISO/TS 19738：2014 中医药语言系统语义网络框架、ISO/TS 17948：2014 中医药文献元数据、ISO/TS 18790-1：2015 健康信息学——传统医学信息标准开发的描述框架和分类方法——第 1 部分、ISO/TS 16843-2：2015 针刺操作的语义分类框架标准。

在平台建设方面，由“中国中医药信息网”“中医药在线”“中医药科学数据共享平台”三个大平台和“亚健康中医药文献系统”“中国方剂信息专题服务平台”等多个子网站组成了中医药门户网站，新增“亚健康中医药文献系统”“中国方剂信息专题服务平台”“中药新药发现，新药设计和信息平台”等中医药科研成果的展示与应用系统。中医药门户网站采用统一的一站式登录方式，方便用户登录访问数据资源。“十二五”期间中医药信息研究所网站及平台累计共有 200 余家单位用户、1390 名个人用户，用户主要来源于国内外中医药及传统医学研究机构，其中港澳台单位用户 20 余家。

在基础条件建设方面，2011 年中国中医科学院图书馆楼加层工程取得了国家中医药管理局同意建设的批复，图书馆加层工程正式开展。“十二五”期间，图书馆在原有建筑面积 5971m^2 的基础上增加了 2801m^2，建成后总面积达到 8772m^2。2015 年中国中医科学院图书馆楼加层工程竣工，完成回迁工作。完成机房的改扩建，由原有的一个机房 80m^2 扩增至 2 个机房 160m^2。

“十二五”期间，中医药信息研究所通过实施绩效考核和分类管理，充分调动全所职工的积极性，致力于科学研究、资源建设及对外服务工作。面向临床、科研、产业发展等需求，建立了科研合作机制，初步实现在合作中提高科研水平和促进科研成果转化。通过修购项目的实施，极大地提高了中医药信息研究所信息化处理能力。紧紧围绕中医药信息学科建设，加强中医药信息标准的研发，巩固了中医药信息研究所在行业中的领先地位。

八、十三五时期发展（2016—2020 年）

2016—2020 年，为与功能定位相适应，进一步发挥中国中医药信息研究所在中医药行业内信息化建设的引领作用，对组织机构进行了相应调整。2016 年，中国中医科学院中医药信息研究所成立纪检监察办公室。2017 年，原纪检监察室增设审计职能，更名为纪监审办公室（与党委办公室合署办公）。原中医药信息原理与标准研究室更名为中医药知识组织与标准研究室。原临床应用信息研究室更名为临床应用与健康管理研究室。同年，成立特藏资源研发部。2018 年，成立中医养生保健技术研究室。同年，临床应用与健康管理研究室更名为中医药大健康智能研发中心。2019 年，成立成果推广部。2020 年，成立纪检监察办公室，负责原纪监审办公室的纪检、监察职责，在所长办公室内成立审计办公室，负责原纪监审办公室的审计和内审工作。中医药知识组织与标准研究室更名为中医药知识组织与标准研究中心。同年，成立数字中医药应用方法学研究室。

“十三五”期间，中医药信息研究所在古籍文献数字化、文献数据库和知识库建设、《中华医藏》编纂项目实施、中国工程院中国科技知识中心中医分中心建设、国家重大科研项目研究、中医药信息标准研发、中医药知识库构建、学术评价、对外服务、国家中医药重大政策文件的起草等方面取得显著成绩；在人才培养、干部队伍建设、成果转化、对外合作等方面大胆改革，探索出一系列充分调动广大干部职工积极性且行之有效的政策和机制，有力地促进了中医药信息研究所的发展，在行业内发挥了示范带头作用。期间取得的主要成绩包括五个方面：

在古籍资源建设方面，作为“全国中医行业古籍保护中心”“国家级古籍修复中心”，持续开展中医古籍版本调研工作，新购进103种存世中医古籍并获取古籍高清电子资源165种，抢救修复破损古籍7.68万余叶，组织完成全国中医药行业系统的古籍保护和整理培训5期300余人次。同时，充分利用古籍资源优势，大力推广《国医典藏》《民国医粹》数据库的对外共享服务，积极推进《中医古籍养生知识库》上线运行。《中药经典名方古今文献数据库》完成已公布100首经典名方数据库的后期开发工作，新增100种古籍全文数据。在文化部、国家中医药管理局和中国中医科学院的领导下，牵头组织“中华医藏”编纂项目2018年（财政拨付1000万元）和2019年（财政拨付833万元）第一编和第四编课题的遴选和实施，取得阶段性进展，并在行业发挥了示范龙头作用。

在情报研究方面，作为国家中医药管理局中医药文献检索中心，中医药信息研究所平均每年完成300多项课题立项、博士生论文开题和申报科技奖励查新工作。为加强对20家中医药文献检索分中心的管理，2018年修订了《中医药科技查新管理条例》《中医药科技查新技术规范》。自2016年以来每年组织一次中医药科技查新培训班。为贯彻《中医药发展战略规划纲要（2016—2030年）》提出的“完善中医药科研评价体系”的精神，中医药信息研究所在完成遴选中国中医科学院60年最有影响力59篇论文的基础上，2017年与中华中医药学会合作，开展中医药学术影响力评价，制定了《中医药学术影响力评价方案》，完成了对糖尿病、高血压病、儿科疾病和中药炮制的学科评价。自2018年以来连续两年与中国中医科学院研究生院合作开展全国优秀博士论文评选工作，为优秀博士论文的评选提供基于查新的定性评价和基于引证的定量评价相结合的遴选方案。2019年与西苑医院、中华中医药学会合作开展了“基于中医药优势特色和科技影响力的公立地市级及以上三级中医医院排名”工作，并于2020年发布。

承担并完成了国家中医药管理局规划财务司委托的2016、2017、2018、2019年《全国中医药统计摘编》和《中医药季度统计资料》编制任务，同时完成国家中医药管理局各司办临时交给的统计任务。中医药信息研究所专家积极参与了《中医药发展战略规划纲要（2016—2030年）》《中国的中医药（白皮书）》《中医药法（释义）》等重大文件的起草。2017 年承担国家中医药管理局委托的“中医药发展战略规划纲要（2016—2030）实施监测”任务，完成 2017 年、2018 年中医药发展战略规划纲要实施监测报告。2019 年 6 月 21 日组织完成了全国“监测数据上报培训会”。2018 年承担国家中医药管理局和国家商务部委托的全国中医药服务贸易统计工作和中医药服务出口基地的遴选。全国中医药服务贸易统计平台上线，并完成了两期全国培训班和第一批中医药服务出口基地遴选工作。此外，依托中医药图书馆资源优势，成功研发了中医药战略决策知识库平台，不断满足中医药行业战略研究对数据的服务需求。

在数据库和平台建设方面。随着 CNKI、万方、超星等中医药期刊、图书原文数据库在中医药行业的广泛普及，中国中医科学院中医药信息研究所研发的《中国中医药数据库检索系统》的优势已不明显，检索用户在下降，同时中医药行业对知识服务的需求在不断加强，为适应中医药行业发展对临床知识的需要，2014 年 4 月中医药信息研究所成立中医药临床应用研究室，2017 年 9 月成立特藏资源研发部，旨在加强中医药知识创新，牵头推动中医药信息研究所的知识服务转型升级。经所长办公会研究决定，每年适时调整所级自主选题项目重点资助研究方向，重点支持研发临床需求的知识库。自 2016 年以来，中医药信息研究所陆续推出了《古今医案云平台》《中医临床辅助决策系统》《中医药知识服务系统》《国医典藏》《民国医粹》《方剂识别助手》《找对药（非处方中药智能推荐系统）》《中药抗病毒性肝炎药理作用及机理问答知识库》《TCM Miner 中医药数据挖掘系统》《中医药国际交流合作信息平台》等一批知识服务平台，且初步形成“中医古籍知识服务体系”并构建“中医古籍知识组织方法体系”。2017 年以来中医药信息研究所牵头或参与了 3 项国家重点研发计划项目的研究工作。此外，中医药信息研究所在加强国家人口与健康科学数据共享平台——中医药学科学数据中心建设的基础上，2019 年又成为中国工程院中国科技创新知识中心中医分中心，体现出了中医药信息研究所在利用信息化技术推动中医药知识创新方面的优势。

在信息标准研究方面，信息标准是构建中医药大数据的关键，是推动中医药继承与创新的基础性工作。为加强中医药信息标准研究与推广，2015 年末中医药信息研究所建立并发布了《中国中医药学主题词表》网络版。同时，中医药信息研究所通过 2016 年修购项目建立了《中医药临床术语系统》和《中医药学语言系统》网络版，并分别于 2017 年和 2019 年对外发布。另外，中医药信息研究所是 ISO/TC249 和 ISO/TC215 信息学联合工作组的国内技术依托单位，陆续发布了 8 项中医药 ISO 国际标准、2 项国家标准及 1 项团体标准，进一步奠定了中医药信息研究所作为中医药信息研究标准研究与推广应用的龙头地位。

中医药信息研究所坚持以中医药信息学建设为主线，面向社会和行业发展需求，以国家中医药管理局“中医药信息应用方法学重点研究室”“中医药信息数字化三级实验室”为纽带，充分运用大数据、云计算、物联网、人工智能等信息技术和手段，加强中医药大数据、信息标准、统计分析、临床应用、养生保健、健康管理、古籍保护与利用、战略情报等研究，加大中医药信息服务产品的推广与应用，全面推动中医药的传承与创新，为提高中医药防病治病水平贡献力量。

第二节 组织机构的发展与变迁（1981—2021年）

一、1981—2005年

- 1981年5月，卫生部批准，将中医研究院图书馆与中医研究院情报研究室合并成立了中医研究院图书情报中心。
- 1983年，中医古籍出版社并入，其中情报室建有情报和中医药电子计算机应用两个研究组。
- 1984年，图书情报中心主要机构有：办公室（统管行政、财务、党委等相关工作）；业务科室包括：流通室、采编室、期刊资料室、情报研究室、计算机应用研究室、中医古籍编辑部、《中国医学文摘·中医》编辑部、《国外医学·中医中药分册》编辑部、中医古籍出版社。
- 1986年6月至1993年5月，图书情报研究所的机构设置情况：

职能处室：所长办公室、党委办公室、人保处、业务办公室（1991年6月更名为科研处）、行政处、财务处（后合并进入行政处）。

业务科室：情报研究一室（1993年2月撤销）、情报研究二室（1993年2月撤销）、情报室（1993年2月由情报一室和情报二室合并成立情报室）、声像资料室、中医文献检索研究室、《中国医学文摘·中医》编辑部、《国外医学·中医中药分册》编辑部、中医典籍研究室、图书采编室、图书流通室、期刊阅览室、中医古籍编辑部、中医古籍出版部、中医古籍发行部、中医药技术开发部（1988年11月成立，1992年9月14日撤销）、网络室（1988年11月成立）。

- 1993年10月到2005年9月，中医药信息研究所机构设置：

职能处室：所长办公室、党委办公室、人事处、科研处、行保处（2005年改革后撤消，相关职能并入所长办公室）。

业务科室：采编室、流通室、期刊室、检索室（1998年3月并入情报研究室）、情报室（后分别并入信息研究室和政策和管理研究中心）、信息研究室（1998年成立）、政策和管理研究中心（1999年7月成立）、计算机室（后并入中研信公司）、标引室（后并入中研信公司）、典籍研究室（1997年2月撤销）、声像资料室（1998年3月并入媒体中心）、计算机二室（1995年3月成立、1998年3月并入媒体中心）、媒体中心（室）（1998年3月由声像室和计算机二室合并而成)、《中国医学文摘·中医》编辑部、《国外医学·中医中药分册》编辑部、《中国中医药信息杂志》编辑部(1994年2月至今)。

其他机构：远程诊疗咨询中心(1996年4月—1998年6月)、北京康普医药信息咨询有限公司(1998年6月—2005年8月)、北京市华群科技开发公司(1993年5月—2005年8月)、北京市科信中医药科技开发公司(1993年2月—2005年8月)、北京祥龙中医药科技开发公司(北京祥龙信息图书公司)(1998年3月—2005年8月)、北京中研信中医药信息网络有限公司(2000年5月—2007年2月)。

二、2005年科技体制改革之后

• 2005年科技体制改革后，管理机构包括：党委办公室、所长办公室(含财务、后勤)、人事处、科教处；业务部门包括：中医药文献资源中心(文献室、古籍室、电子资源室)、中医药科学数据管理与利用研究中心(数据室、信息技术室)、中医药编辑出版中心(中国中医药信息杂志编辑部、国外医学·中医中药分册编辑部、中国医学文摘·中医编辑部)、中医药情报研究中心(国内情报室、国外情报室)。

• 2007年成立中医药信息合作中心。中医药情报研究中心撤消国内中医药情报研究室和国外传统医药信息研究室。中医药科学数据管理与利用研究中心更名中医药科学数据中心。

• 2009年，将原有的5个中心、5个研究室进行调整，调整为6个研究室和1个中心，调整后的业务科室设置如下：文献资源研究室、古籍资源研究室、多媒体资源研究室、科学数据研究室、信息技术研究室、情报研究室、编辑出版中心(《中国中医药信息杂志》编辑部、《中国医学文摘·中医》编辑部、《国际中医中药杂志》编辑部)组成。

• 2011年，成立中医药信息原理与标准研究室。

• 2014年，成立信息统计研究室和临床应用信息研究室。

• 2015年，成立中国中医科学院中医药统计中心，撤销信息统计研究室。

• 2016年，成立纪检监察办公室。

• 2017年，原纪检监察室增设审计职能，并更名为纪监审办公室(与党委办公室合署办公)。原“中医药信息原理与标准研究室”更名为“中医药知识组织与标准研究室”。原“临床应用信息研究室”更名为“临床应用与健康管理研究室”。同年，成立特藏资源研发部。

- 2018年，成立中医养生保健技术研究室。同年，“临床应用与健康管理研究室”更名为“中医药大健康智能研发中心”。
- 2019年，成立成果推广部。
- 2020年，成立纪检监察办公室，负责原“纪监审办公室”纪检、监察职责，在所长办公室内成立审计办公室，负责原“纪监审办公室”审计和内审工作。2020年10月，“纪检监察办公室”更名为“纪检监察审计室”。“中医药知识组织与标准研究室”更名为“中医药知识组织与标准研究中心”（简称“标准中心”）。成立“数字中医药应用方法学研究室”（简称“应用方法学研究室”）。
- 2021年，成立查新检索研究室，撤销中医养生保健技术研究室。

第三节 历任所领导、历任内设机构负责人

一、历任所领导

1955—1960年	瞿宪文任中医研究院图书馆主任，耿鉴庭为副主任。日常工作主要由耿鉴庭负责。
1960—1963年	汪丝益任图书馆主任。
1963年	汪丝益调任广安门医院副院长后，耿鉴庭继续主持图书馆的日常工作。
1964—1980年	图书馆主任/馆长由研究院副院长兼任。
1981年	耿鉴庭任全国中医中心图书馆副馆长（兼任古籍出版社副社长及总编辑）。

1. 图书情报中心（1983年5月—1986年6月）

主 任	薛清录（1983年5月—1986年6月）
党支部书记	周 杰（1983年5月—1985年6月）
党总支书记	周 杰（1985年7月—1986年6月）
馆 长	薛清录（兼）（1985年8月—1986年6月）
副主任	林平青（1983年5月—1984年7月） 李振东（1983年5月—1984年7月） 傅景华（1984年7月—1986年6月） 黄宝福（1984年7月—1986年） 吴伯平（1985年8月—1986年6月）

2. 图书情报研究所（1986年7月—1993年5月）

所 长	薛清录（1986年7月—1991年3月） 吴伯平（1991年3月—1993年4月） 胡国臣（1993年4月—1993年5月）
党总支书记	周 杰（1986年7月—1992年9月） 李聪盛（1992年9月—1992年10月）

党总副支书记	肖淑春（1991 年 3 月—1993 年 4 月）
党委书记	李聪盛（1992 年 10 月—1993 年 4 月）
馆 长	薛清录（兼）（1986 年 7 月—1991 年 3 月）
副所长	傅景华（1986 年 7 月—1992 年 4 月） 吴伯平（1986 年 7 月—1991 年 3 月） 沈 熔（1986 年 10 月—1993 年 4 月） 肖淑春（兼）（1991 年 3 月—1993 年 4 月） 张宝强（1993 年 1 月—1993 年 4 月） 陈贵廷（1993 年 4 月—1993 年 5 月）

3. 中医药信息研究所（1993 年 5 月—2005 年 8 月）

所 长	胡国臣（1993 年 5 月—1994 年 9 月） 陈贵廷（1994 年 11 月—1999 年 5 月） 陈珞珈（1999 年 4 月—2003 年 12 月） 朱冬生（代）（2004 年 6 月—2005 年 8 月）
党委书记	李聪盛（1993 年 5 月—1995 年 7 月） 陈贵廷（1995 年 7 月—1999 年 4 月） 陈珞珈（1999 年 4 月—2001 年 10 月） 朱冬生（2001 年 11 月—2005 年 8 月）
馆 长	张小青（兼）（1999 年 4 月—2002 年 4 月）
副所长	沈 熔（1993 年 5 月—1995 年 4 月） 张宝强（1993 年 5 月—1997 年 9 月） 陈贵廷（1993 年 5 月—1994 年 11 月） 张小青（1995 年 5 月—2002 年 4 月） 崔 蒙（1997 年 11 月—2005 年 8 月） 刘国正（1997 年 11 月—2005 年 8 月）

4. 科技体制改革后中医药信息研究所领导成员（2005 年 8 月至今）

所 长	崔 蒙（2005 年 8 月—2013 年 6 月） 李宗友（2014 年 11 月—2020 年 9 月） 李海燕（2021 年 3 月至今）

党委书记	朱冬生（2005 年 8 月—2009 年 10 月） 彭春龙（2009 年 9 月—2013 年 5 月） 李宗友（2013 年 1 月—2014 年 11 月） 王映辉（2014 年 12 月至今）
党委副书记	李宗友（2019 年 9 月—2020 年 10 月） 李海燕（2021 年 4 月至今）
纪委书记	刘　睦（2021 年 7 月至今）
副所长	朱冬生（兼）（2005 年 8 月—2009 年 10 月） 刘国正（2005 年 9 月—2006 年 6 月） 李宗友（2005 年 9 月—2006 年 5 月） 张华敏（2007 年 5 月—2019 年 12 月） 李海燕（2007 年 7 月—2021 年 3 月） 李宗友（2013 年 1 月—2014 年 10 月） 王映辉（2014 年 7 月—2014 年 12 月） 储戟农（2021 年 4 月至今） 张兴平（2021 年 4 月至今）

二、历任内设机构负责人

1981—2005 年：**科技体制改革前**

（一）管理机构

党委办公室：马德山　关文凯

工　会：马德山（兼）　关文凯（兼）

纪检办公室：常昌华

所办公室：宋　格　孔雁楠

人保处：盛忠琪　李力群　叶东兰

科研教育处：张蔚枬　张早华　毛嘉维　邹建华　温　丽

财务处：吴玉升　张宝强　孟果芳

行保处：董凤山　吴玉升　侯　阳

（二）业务部门

图书流通室：唐英侠　严康维　裘　俭

图书采编室：朱占瑞　王树芬　康小梅

期刊阅览室：李群芳　邱桂荣　马芳莉

中医典籍研究室：王庆福　王树芬

声像资料室：沈元歧　符永驰

标引室：方　玲　尹爱宁

情报室：王荣和　侯召棠　朱占瑞　杜如竹　李　霞　周志宽　毕俊英

检索室：崔　蒙　周继贤　范为宇

计算机室：林平青　周继贤

《中国医学文摘·中医》编辑部：肖淑春　田亚贤　庞玉萍　魏　民

《国外医学·中医中药分册》编辑部：黄小愚　张志军　李春梅　樊红雨

《中国中医药信息杂志》编辑部：刘国正　毕俊英　蔡德英

政策和管理研究中心（1999 年 7 月成立）：朱佳卿　李宗友

远程诊疗咨询中心（1996 年 4 月—1998 年 6 月）：张兆云　赵英凯

北京康普医药信息咨询有限公司（1998 年 6 月—2005 年 8 月）：赵英凯

北京市华群科技开发公司（1993 年 5 月—2005 年 8 月）：李世勤

北京市科信中医药科技开发公司（1993 年 2 月—2005 年 8 月）：张早华

北京祥龙中医药科技开发公司（北京祥龙信息图书公司）（1993 年 8 月—2005 年 8 月）：金　立

北京中研信中医药信息网络有限公司（2000 年 5 月—2007 年 2 月）：崔　蒙

2006—2009 年：**科技体制改革后（中心化管理模式）**

（一）管理机构

党委办公室：储戟农

工　会：储戟农（兼）

所长办公室：毛嘉维

人事处：叶东兰

科研教育处：温　丽　谢　琪

（二）业务部门

文献资源中心：孟凡红　范为宇

数据中心：尹爱宁

情报中心：范为宇　赵英凯

合作中心：张早华

杂志出版中心：蔡德英

2010—2021：**科技体制改革后（业务科室管理模式）**

（一）管理机构

党委办公室：储戟农　高宏杰

工 会：储戟农（兼）李海燕（兼）

所办公室：毛嘉维　潘艳丽　王　琳

人事处：叶东兰　储戟农　张　晶

科研教育处：谢　琪　刘　静　杨　硕

纪检监察审计室：高宏杰　张一鸣

财务处：孙　宏

行保处：侯　阳

成果推广处：潘艳丽

（二）业务部门

文献资源研究室：范为宇　苏大明　段　青

古籍资源研究室：裘　俭　李鸿涛

多媒体研究室：符永驰　李　兵　张伟娜　王　蕊

特藏资源研发部：李　兵　张伟娜

科学数据研究室：李园白

情报研究室：赵英凯　童元元

信息技术研究室：张早华　雷　蕾　亢　力

标准中心：杨　硕　刘　静

统计中心：胡艳敏

中医药大健康智能研发中心：李敬华

养生室：孙晓峰

成果推广部：潘艳丽

查新检索研究室：胡艳敏

应用方法学研究室：雷　蕾

杂志出版中心：蔡德英　华　强

第四节 历届专家（咨询）/ 科学技术委员会

所专家咨询委员会（1995 年 1 月）

主任委员：薛清录

副主任委员：吴兰成

委　员（按姓氏笔画排序）：

方　玲　王荣和　刘兴华　李振东　李群芳　吴兰成　杜如竹　严康维
林平青　陈明霞　侯召棠　黄桂育　龚淑仙　薛清录

所专家委员会（1995 年 1 月）

主任委员：陈贵廷

副主任委员：张早华

委　员（按姓氏笔画排序）：

孔雁楠　仇伟欣　邓青青　尹爱宁　王树芬　朱占瑞　李敏民　张早华
张兆云　张志军　吴玉升　吴伯平　邹建华　陈贵廷　邱桂荣　肖淑春
周志宽　周继贤　崔　蒙　魏菊仙

科学技术委员会（2006 年 6 月）

主任委员：崔　蒙

副主任委员：朱冬生

委　员（按姓氏笔画排序）：

尹爱宁　张早华　张志军　范为宇　赵英凯　符永驰　裘　俭

秘书长：温　丽

秘书处：设在所科教处

学术委员会（2009 年 3 月）

主任委员：崔　蒙

副主任委员：朱冬生

委　员（按姓氏笔画排序）：

尹爱宁　牛亚华　王汝宽　刘国正　刘　静　吴兰成　张华敏　张早华

李凤玲　李包罗　李宗友　李海燕　范为宇　郑金生　金水高　赵东升
赵英凯　符永弛　谢　琪　裘　俭　薛清录
秘书处：设在所科教处

科学技术委员会（2009 年 10 月）
主任委员：崔　蒙
副主任委员：彭春龙
委　员（按姓氏拼音排序）：
蔡德英　范为宇　符永驰　李凤玲　李海燕　刘　静　牛亚华　张华敏
张早华　赵英凯
秘　书：谢　琪
秘书处：设在所科教处

科学技术委员会（2013 年 2 月）
主任委员：崔　蒙
副主任委员：李宗友
委　员（按姓氏拼音排序）：
蔡德英　储戟农　符永驰　李海燕　刘　静　孟凡红　牛亚华　张华敏
赵英凯
秘　书：尹仁芳
秘书处：设在所科教处

科学技术委员会　（2016 年 10 月）
主任委员：李宗友
副主任委员：王映辉
委　员（按姓氏拼音排序）：
蔡德英　储戟农　李海燕　刘　静　孟凡红　牛亚华　杨　硕　张华敏
赵英凯
秘　书：尹仁芳
秘书处：设在所科教处

科学技术委员会（2020 年 12 月）

主任委员：李宗友

副主任委员：王映辉　李海燕

委　员（按姓氏拼音排序）：

蔡德英　储戟农　樊红雨　李海燕　李园白　李宗友　刘　静　孟凡红

潘艳丽　王映辉　杨　硕

秘　书：尹仁芳

秘书处：设在所科教处

第二章 组织机构及人员概况

Institute of Information on Traditional Chinese Medicine, CACMS

第一节 现有机构设置

- 中国中医科学院中医药信息研究所
  - 行政部门
    - 党委办公室
    - 所办公室
    - 人事处
    - 纪检监察审计室
    - 科研教育处
    - 财务处
    - 行保处
    - 成果推广处
  - 业务部门
    - 文献资源研究室
    - 古籍资源研究室
    - 多媒体资源研究室
    - 特藏资源研发部
    - 科学数据研究室
    - 情报分析与评价研究室
    - 中医药知识组织与标准研究中心
    - 中医药大健康智能研发中心
    - 中医药信息技术研究室
    - 数字中医药应用方法学研究室
    - 查新检索研究室
    - 杂志出版中心
  - 挂靠单位
    - 中医药数据中心
  - 学会及国际组织
    - 学会
      - 中国中医药信息学会中医药信息数字化专业委员会
      - 中国中西医结合学会信息专业委员会
      - 世界中医药学会联合会信息专业委员会
      - 中华中医药学会中医药信息学分会
    - 国际组织
      - 世界卫生组织传统医学临床与情报合作中心
      - ISO/TC249与ISO/TC215信息学联合工作组（JWGI）国内技术依托单位

第二节 现任所领导及管理机构、业务机构负责人

现任所领导：

- 王映辉（党委书记，兼副所长）
- 李海燕（所长，兼党委副书记）
- 储戟农（副所长，兼工会主席）
- 张兴平（副所长，兼中国中医科学院中医药数据中心主任）
- 刘　睦（纪委书记）

管理机构负责人：

机构名称	职　务	姓　名
党委办公室	主　任	高宏杰
所办公室	副主任	王　琳
人事处	副处长	张　晶
纪检监察审计室	副主任	张一鸣
科研教育处	处　长	杨　硕
	副处长	尹仁芳
财务处	处　长	孙　宏
行保处	处　长	侯　阳
成果推广处	处长	潘艳丽
	副处长（兼任）	王　琳

业务机构负责人：

机构名称	职 务	姓 名
文献资源研究室	主 任	段 青
	副主任	侯西娟
古籍资源研究室	主 任	李鸿涛
	副主任	佟 琳
多媒体资源研究室	副主任	王 蕊
特藏资源研发部	主 任	张伟娜
科学数据研究室	主 任	李园白
	副主任	杨 阳
情报研究室	主 任	童元元
信息技术研究室	主 任	亢 力
	副主任	张 黎
中医药知识组织与标准研究中心	主 任	刘 静
	副主任	贾李蓉 朱 彦
查新检索研究室	主 任	胡艳敏
	副主任	杨坤杰
中医药大健康智能研发中心	主 任	李敬华
	副主任	于 琦 于 彤
数字中医药应用方法学研究室	主 任	雷 蕾
杂志出版中心	主 任	华 强
•《中国中医药信息杂志》	编辑部主任	华 强
•《国际中医中药杂志》	编辑部主任	樊红雨
•《中国中医药图书情报杂志》	编辑部主任	魏 民

第三节 现任挂靠中心领导

挂靠中心：中国中医科学院中医药数据中心

主任：张兴平

副主任：王 斌 赵玉凤

第四节 现任党、纪、工、团委员

党委委员（中共中医药信息研究所第三届党委会）：

王映辉 李海燕 储戟农 张兴平 刘 睦

纪委委员（中共中医药信息研究所第二届纪委会）：

刘 睦 张一鸣 亢 力 李鸿涛 李敬华

工会委员：李海燕 储戟农 张 晶 孙 宏 亢 力

工会经审委员：蔡德英

妇工委委员：李海燕 张 晶 潘艳丽

团支部委员：卢 鹤 李 萌 邱润苓

第五节 科学技术委员会

2021 年 12 月至今

主任委员：李海燕

副主任委员：王映辉　储戟农　张兴平

委员（按姓氏拼音排序）：

储戟农　樊红雨　胡艳敏　李海燕　李园白　刘　静　孟凡红　潘艳丽

王映辉　杨　硕　张兴平

秘书：尹仁芳　陈泽慧

秘书处：设在所科教处

第三章

业务机构

Institute of Information on Traditional Chinese Medicine, CACMS

第一节 文献资源研究室

一、科室概况

文献资源研究室紧密围绕国家中医药发展规划开展中医信息资源建设和信息服务工作，坚持以馆藏资源特色化建设、打造国家中医药数字图书馆作为科室的核心业务内容，现已形成以中医药学、中西医结合中外文医学文献为主体，突出中医民国文献为特色的文献信息资源馆藏体系，并始终保障重要文献和特色资源的完整性、连续性更新与收藏。馆藏现有纸质中文图书 25 万余册，外文图书 1 万余册，国内外期刊 2000 余种，中外文数据库 34 种，拥有中国知网、万方、维普、SCI、EBSCO、Ovid、Springer 等优质中外文期刊文献数据库，以及超星、方正、ProQuest 等中外文电子图书数据库，形成了纸质文献与电子文献相结合的具有本馆特色的中医药文献资源服务体系。

文献资源研究室下设采编部、流通部、期刊部、电子资源部。作为中国中医科学院的文献信息中心，拥有开放的网络资源，为读者提供传统的图书、期刊流通借阅，及电子阅览服务和研究生学位论文检索查询等项服务，为教学、科研与医疗提供了坚实的文献信息保障。近年来该室还开展了深入的学科化服务、文献传递、科技文献资源采集与特色数据库开发等。“十三五”至今，科室加强了馆藏资源的数字化加工及中医文献数据库和知识库的研发工作，自主研发了以民国中医药文献数字资源服务平台（民国医粹）为核心的 系列数据库和知识库，已在中医行业广泛推广应用，为中医药的传承创新提供了重要的文献信息资源保障，得到了中医药行业广大用户的认可和肯定。随着馆藏中医药文献数字化建设项目持续推进，截至 2021 年 4 月，完成馆藏特色资源民国图书、现代中文、外文图书等数字化扫描加工近 9000 种，为中国中医科学院中医药信息研究所国家中医药智慧数字图书馆资源建设的开展打下了坚实的基础。

二、团队介绍

科室现有成员 8 人，其中高级职称 2 人，中级职称 4 人；博士学位 3 人（其中博士后 1 人），硕士学位 2 人。团队专业结构涵盖中医药学、医史文献学、中医信息学、图书情报学、计算机等，具有丰富的中医临床、中医药信息、图书情报、中医文献专业知识和研究开发经验。

三、主要项目及成果

1. 民国中医药文献数字资源服务平台（民国医粹）

“民国医粹”数据库是在中国中医科学院图书馆馆藏民国中医药文献高精度数字化的基础上，收集国内各馆以及民间收藏的民国中医药文献精品，开发而成的民国中医药文献数字资源服务平台，它有效地解决了民国文献利用率低下的现状，可以满足中医药及其相关领域对民国中医药文献的需求。

“民国医粹”数据库现收录民国时期中医药图书 2601 种 4463 册，中医药期刊 205 种 2299 期共 9.3 万篇，内容涉及医经、基础理论、伤寒金匮、针灸、本草、方书、临证各科、医案医话等文献，可以实现民国中医药文献图书的题录信息、章节目录信息、内容提要信息的检索，已入期刊的题录信息、篇名信息的检索。所有文献都能实现原文图片的浏览，部分文献能实现全文检索。

2. 国家科技图书文献中心中医药服务站

2020 年 12 月，国家科技图书文献中心（National Science and Technology Library，NSTL）正式批准中医药信息研究所建立国家科技图书文献中心中医药服务站。2021 年 4 月 12 日，在领导的大力推动和职工积极配合下国家科技图书文献中心中医药服务站成立，中医药行业文献服务首次纳入国家科技文献资源保障服务体系，标志着中国中医科学院图书馆正式进入国家科技文献资源保障的核心区域，将实现国家科技文献资源和中医药创新发展之间的有效对接，进一步提升中医药文献服务保障能力和科技支撑水平。

3. 中医药学科化服务

开展以读者为中心的学科化服务模式，开展科研定题、参考咨询等服务项目，有针对性地收集整理科研信息，为医教研工作人员提供全方位、高水平、深层次的中医药信息服务，以及面向学科、课题、实验室或个人提供学科知识与文献支撑专项服务。

4. 中医药文献检索工具编撰

参与编撰当代中医药图书检索工具《新中国六十年中医图书总目》，2010 年由人民卫生出版社出版。该书收录 1949—2008 年出版的中医药图书，是一种按一定次序编排而成的揭示与报导中医药文献的工具书，共计收录了新中国成立 60 年来全国 600 余家出版社出版的中医图书书目数据 3.7 万余种，内容涉及中医药学的各个领域，为科研人员检索当代中医药图书提供了全新的检索工具。

参与编辑《中国近现代中医药期刊续编》，2020 年由北京科技出版社出版。该书在 2012 年《中国近代中医药期刊汇编》基础上，分三辑完成了尚未收载的近 50 种近代中医药期刊的搜集、整理和编辑出版。2020 年已完成第一辑 10 册 13 种民国期刊的出版。

第二节 古籍资源研究室

一、科室概况

古籍资源研究室以古籍典藏与保护、古籍资源调研与整理、古籍修复、古籍利用与服务为主要工作和研究方向，承担了国务院批准的“全国古籍重点保护单位”“国家级古籍修复中心”“全国中医行业古籍保护中心”的具体工作。科室现管理馆藏中医古籍6000余种10万余册，历代版本8000余种，约占存世中医古籍种类的50%。在全国范围内持续深入开展中医古籍资源调研，不断更新与修订调研数据，正在编纂第四版《中国中医古籍总目》。自2012年起，不断推进《中华医藏》编纂工程。2020年，国家中医药管理局在中医药信息研究所设立《中华医藏》项目管理办公室。

二、团队介绍

古籍资源研究室现有正式职工9人，其中高级职称2人，中级职称5人；博士学位3人（其中博士后1人），硕士学位5人，第六批全国老中医药专家学术经验继承工作继承人1人。团队专业结构涵盖中医学、中医药信息学、中医医史文献学、文物与博物馆学等学科，成员知识架构合理，分工明确，具有丰富的中医药临床、中医药信息、中医文献、中医古籍保护修复等领域的专业知识和研究经验。现承担或参与部局级以上课题10余项，相关研究曾获中华中医药学会、中国中医科学院多项奖励，发表相关学术论文100余篇。

三、主要项目及成果

1. 中医古籍原生性与再生性保护

古籍原生性保护：2007年以来古籍书库配备了先进的恒温恒湿空调，防虫、防霉樟木书柜，防火、防盗等安全防护系统，极大改善古籍收藏条件，维护了古籍的完整安全，最大限度地延长古籍寿命。此外，对善本、线装书库进行全面普查，将书库古籍中虫蛀、霉烂、纸张老化、脱线及函套损坏等情况分别予以统计、归类分析，制订具体的修复方案。现古籍修复室长年有4位修复人员，拥有纸浆补书机等古籍现代化修复设备，采用传统手工和现代化设备相结合的修复方式，自 1985 年成立古籍修复室以来共修复古籍 7.6 万余叶。古籍再生性保护：利用数字技术和缩微技术结合的数模整合技术，对馆藏中医古籍进行数字化和缩微胶片的双向保存与利用。同时，通过普查调研，选择书品完好、濒临失传和具备推广应用价值的孤稀本医书进行影印与点校出版。1995 年《中医古籍孤本大全》第一批影印出版 10 种中医孤本，至今已分 12 批出版 300 余种，该丛书的持续出版，使珍稀中医孤本古医籍得以再生与传播。

2. 中医古籍资源的调查与研究

在跨时 60 年之久的 3 次国内中医古籍资源全面普查与《中国中医古籍总目》编纂的基础上，自 2015 年以来开展第四次全国中医古籍资源普查，规范中医古籍书目著录，全面摸清海内外中医古籍家底。对图书馆馆藏古籍书目数据进行审核和修订，出版了《中国中医科学院图书馆馆藏古籍目录》，成为全国中医行业最早完成“全国普查登记工作”的古籍收藏单位。第四次全国中医古籍资源普查工作已取得阶段性成果：新增调研 205 家收藏馆，研制“中医古籍分类法”“中医古籍著录规则”等团体标准，考订修正书目数据 2.6 万条，建成网络版“全国中医古籍书目检索系统”。深入开展全国 181 家馆藏近代中医图书和期刊资源调研，编纂出版《中国近代中医书刊联合目录》，填补了民国时期中医专科目录空白。开展中医古籍版本目录学研究，推进中医信息学学科建设。编纂首部中医专科目录方法学著作《中医古典目录学概论》，成为中医信息学基础教材，并出版专科目录工具书《孤本医籍叙录集》《孤本中医古籍书目》。

3. 中医古籍利用与服务

构建中医古籍资源数据库，已收录 2326 种中医古籍的提要及元数据信息、1220 种中医古籍的原文图像、500 种中医古籍的全文文本，并实现图文关联、在线图文阅览，具有简单查询、组合查询、全文搜索及后控词检索等多种功能，解决古籍“藏”与“用”的矛盾，可以广泛地服务于社会大众。先后对温病、本草、养生、方剂、医案等古籍进行了示范性的挖掘整理，创立基于本体和语义的中医古籍知识体系，实现了古籍知识的关联、交互、深度检索，为中医古籍知识分类、概念关联、语义解析和高效应用奠定坚实基础，促进了中医古籍知识的深度发掘和利用，为知识发现和理论创新做出有效示范。目前在研国家、省部级项目 10 余项，2014 年中国中医科学院中医药信息研究所 / 中国中医科学院图书馆被文化部评为“全国古籍保护工作先进单位”，先后获中国出版政府奖图书奖提名奖 1 项，中华中医药学会科学技术一等奖 1 项、二等奖 1 项，中国中医科学院一等奖 1 项。

4. 古籍宣传推广

组织申报《国家珍贵古籍名录》。2009—2012 年，先后 4 次组织包括本馆在内的 30 余家中医专业图书馆进行《国家珍贵古籍名录》以及“全国古籍重点保护单位”申报工作。目前全国中医行业已有百余种古籍入选《国家珍贵古籍名录》，其中本馆入选 44 种。《本草纲目》《补遗雷公炮制便览》两部古籍，在已经被专家评定为古籍二级后，经过坚持与努力，古籍界认同了中医界的评定，最终被评定为一级。与国家古籍保护中心在国家图书馆共同举办两次大型珍贵医药典籍展，从不同角度展示了中医药的悠久历史、精深意蕴、科学内涵和灿烂文化，推动中医药传统文献原创知识和价值的推广宣传。成功推荐中医传统文献《黄帝内经》《本草纲目》入选《中国档案文献遗产名录》《世界记忆亚太地区名录》《世界记忆名录》，提升了中医古籍在中国古籍界的地位，促进了政府部门对中医古籍保护工作的重视，扩大了中国中医科学院图书馆在业内外的影响。

2007—2012 年，与国家古籍保护中心共同举办了 5 期全国中医行业古籍保护与利用培训班，并连续三年争取到国家古籍保护培训专项经费 75 万元，聘请了全国著名版本学、中医文献学、目录学、古籍保护学专家，系统讲授古籍版本、目录学知识，保护和应用新技术，国内外古籍工作新进展等课程。培训学员来自全国 30 余家中医古籍收藏单位，达 300 余人次。培训班在中医行业图书馆中产生了极大的影响，推动了全行业古籍保护工作的开展。

5.《中华医藏》编纂工程

2012 年 8 月，文化部和国家中医药管理局在北京召开《中华医藏》编纂启动会。项目由国家古籍保护中心、全国中医行业古籍保护中心牵头组织，在选目调研、策划方案专家论证、申报立项等方面通力合作，做了大量积极有效工作。《中华医藏》编纂出版项目集保护、传承、整理、利用中医药古籍的功能为一体，作为新中国成立以来首次对国内外中医药典籍的全面调查与原书影印项目，是全面揭示中医药发展源流、系统复兴中华传统文化的重大基础性学术建设工程，将对中医药古籍的进一步普查、原书再生性保护、医药古籍版本厘清、中医文献研究与临床知识发掘产生不可替代的作用。

第三节 多媒体资源研究室

一、科室概况

多媒体资源研究室主要利用多媒体技术开展中医药信息研究工作，以中医药数字资源建设及多媒体服务与古籍知识库研发及利用为主要研究方向，并负责管理与运营中国中医科学院图书馆演播室。

中国中医科学院图书馆演播室于2016年10月建成，2017年9月正式投入使用。演播室拥有一个65m^{2}的演播厅，分为演播区和蓝箱区；一个20m^{2}的导播间；配备有3台高清摄像机、30台聚光灯，整套的视频录制、合成与存储系统，以及提词器、演讲台、桌椅等辅助设备与道具。演播室实景切换导播系统，可以对3路摄像机拍摄的演播画面进行实时监控，选取不同角度对画面进行自由切换；视频虚拟制作系统，可以将摄像机拍摄的画面与计算机设定的虚拟场景进行实时合成，根据自身需求可以任意更改场景，自由DIY搭建，完成访谈、微课等视频的录制。演播室可进行整套的视频录制、合成与存储，适用于专家访谈、课程讲座、节目录制、直播以及专业图片拍摄等多种类型多媒体资源建设活动的举办。

二、团队介绍

多媒体资源研究室现有在职职工4人，其中中级职称2人，硕士学位3人，学士学位1人。团队人员专业结构涵盖中医学、中医医史文献、中医方剂学、中医诊断学等。团队主要利用多媒体技术开展中医药信息研究工作，以中医药数字资源建设、中医药多媒体资源整合与利用、多媒体服务为主要研究方向。

三、主要项目及成果

1. 中医药多媒体资源服务平台

多媒体资源研究室构建了中医药多媒体资源服务平台——中医药多媒体资源管理与检索系统。该系统收录整理了自中国中医科学院图书馆建馆以来在全国各地拍摄的名医名家、中医事件等特色中医药视频、图片等资源目录，具有目录检索（包括一站式检索、二次检索、组合检索、分类检索等）、查询统计、管理存储、数据加工、统计报表、系统管理等多种功能，不仅能够及时准确地对资源目录进行更新和维护，而且能够让用户方便快捷地找到所需要的多媒体资源，有利于促进中医药多媒体资源的广泛利用和传播推广。

2. 医案古籍知识库

医案古籍知识库集数据加工管理与检索服务于一体，将古代医案各类知识内容，通过词表匹配、知识关联、相似度比对等方式进行了全面、准确、系统地表达与显示，满足了不同用户对医案类古籍知识不同层面的需求，实现了医案类古籍的知识化检索与服务。

医案古籍知识库包括医案古籍知识加工管理系统和医案古籍知识库检索系统两部分内容。医案古籍知识加工管理系统是由中国中医科学院中医药信息研究所自主研发的中医古籍知识加工管理系统，该系统包括医案采集、原文导入、医案加工、系统管理等功能模块，主要用于医案古籍知识的加工管理，包括在线的医案加工以及离线加工导入，实现了医案加工的电子化自动化，提高了医案加工的标准化程度以及加工的效率。

医案古籍知识库检索系统是由中国中医科学院中医药信息研究所自主研发的中医古籍全文数据库，该数据库一期收录先秦至民国经典的医案古籍 10 种，书目无重复，版本重优选，为医案古籍使用者所必备。该系统为医案古籍检索利用的多功能数据库，主要包括一站式检索、高级检索、二次检索、同义词匹配检索、分类检索，相似医案比对、医案图文对照等功能模块，可以满足中医文献工作者、中医科研工作者、中医临床工作者以及一般中医爱好者等不同层次用户对医案古籍文献中所蕴含的各类信息资源不同层次的检索和利用需求。

第四节 特藏资源研发部

一、科室概况

特藏资源研发部成立于 2017 年，以中医药特色资源的开发与利用为主要研究方向，面向中医药行业提供专业化的中医古籍特藏资源研发服务。部门依托中国中医科学院图书馆馆藏中医药古籍资源优势，整合具有十余年经验的专业化古籍资源建设与数据库研发团队，在中医古籍资源的深度开发利用、数据库与知识库开发、知识挖掘与知识服务、术语词表建设等方面引领行业发展。

二、团队介绍

特藏资源研发部现有正式职工 5 人，其中高级职称 3 人，博士学位 1 人，硕士学位 3 人，第六批全国老中医药专家学术经验继承工作继承人 1 人。现承担或参与部局级以上科研课题 10 余项，相关研究曾获中华中医药学会、中国中医科学院科技进步奖多项奖励，获软件著作权 15 项，发表相关学术论文 80 余篇。部门现有中医古籍数字资源 2000 余种、术语词表近 10 万条，并研发了国医典藏、中医古籍数据挖掘与服务系统、中国历代医家传记知识库以及本草、温病、养生、肺病等特色专题知识库，面向中医药临床、教育、科研、文化等行业及用户提供服务。

三、主要项目及成果

1. 中医古籍数字资源研究与服务

基于中国中医科学院图书馆馆藏中医古籍资源优势，经过多年的中医古籍数字化方法探索和资源积累，已形成专业化的中医古籍资源研发团队，在中医古籍资源利用、知识加工、知识挖掘、知识服务等方面引领行业发展。

研发中医古籍数字化加工、标注、校对平台，构建的大型中医古籍全文数据库《国医典藏》（V2.1）收录先秦至清末民国的历代典籍 1500 余种，并部分实现图文关联，总数据量约 52 万条，分为馆藏精品库（1100 种）和子部医家库（400 种）2 个专题，实现中医古籍的原貌展现和便捷阅览，基于后控词表实现古籍内容的多途径深度检索、知识内容的精准定位等功能，为研究人员提供专业化的中医古籍阅读、检索与利用服务。馆藏精品库书目按《中国中医古籍总目》分类法分类，涉及全部12大类中医古籍，收录内容精良，不乏世所罕见的珍善本及孤本医籍。子部医家库收录全部《四库全书总目》中子部医家类古籍。目前,《国医典藏》数据库已在海内外20余家单位进行应用，并与国内多家中医药古籍藏书单位进行合作，实现中医古籍数字资源的行业共建共享。

2. 中医古籍数据库与知识库开发

基于结构化中医古籍文本和专业词表开发了系列中医古籍专题知识库，具有中医古籍的知识检索、知识本体和图谱构建、知识挖掘等功能，实现病、证、方、药知识的一体化检索导航和辅助诊疗服务，服务于中医药科研、临床和产业发展。

所构建的中医古籍文献库共收录800余种结构化中医古籍文本，并通过专业化术语词表和语义标注支撑，实现基于古籍的病、证、方、药等知识的检索、导航、分析与挖掘。构建了本草、温病、养生、肺病、肾病、妇科、医案、医家等专题知识库，通过专题古籍文献挖掘中医古籍内的宝贵知识，为中医古代文献的知识发现提供平台，促进中医药古代文献知识的转化、开发和利用。研发中国古代经典名方数据库，收集来源医籍百余部，整理经典名方历代古籍记载和近现代研究文献，为经典名方的历史沿革（处方来源、功能主治、药物剂量、药物炮制）、方义演变、临床主治、制法、用法等研究提供服务。

3. 中医古籍知识本体构建与知识挖掘分析

利用语义关联、本体、数据挖掘等现代信息技术挖掘和发现中医古籍中蕴含的宝贵知识。针对中医古籍资源进行数字化加工处理并进行知识关联，构建了中医古籍知识加工与语义标注工具，通过该工具不仅可对中医古籍文本进行快速结构化编排，还能实现中医古籍分词与新词发现，将术语词表和古籍段落建立关联关系，并生成语义描述文件；开发构建了中医古籍知识挖掘与服务系统，面向海量中医古籍，结合自然语言处理与分布式计算技术，基于中医古籍术语语料库进行中医古籍的结构化加工、规范化分词、多种算法的知识挖掘、大数据分析与可视化展示，为中医古籍知识发掘、传承与创新提供服务。

第五节 科学数据研究室

一、科室概况

中医药科学数据研究室伴随着信息时代的到来而诞生，在国家科技基础条件平台——中医药学科学数据中心（后更名为国家人口健康科学数据中心）等国家级项目支持下发展壮大，在大数据浪潮中发挥越来越重要的作用。2005年中医药科学数据研究室正式成立，成立之初隶属于中医药科学数据管理与利用研究中心，后成为独立研究室，科室创始人为尹爱宁研究员，科室前身为以往承接中医药科技信息数据库建设工作的标引室、检索室等研究室。

科学数据研究室是中国中医科学院中医药信息研究所的一个重要窗口部门，是国家人口健康科学数据中心（中医药）、中国中医科学院中医药信息研究所浙江大学联合实验室的依托单位，是福建省2011中医健康管理协同创新中心的合作单位，主要负责中医药领域各类科学数据的共建、共享、挖掘、分析工作，包括：建立与整合中医药多类型的数据库；研究与开发中医药数据库，建立中医药科研主体数据库群；建立数据库建设与检索及数据库共享工程的基础支撑体系。

二、团队介绍

中医药科学数据研究室现有成员8人，其中高级职称2人，中级职称4人；博士学位4人，硕士学位3人。团队专业结构涵盖中医药学、生物免疫、中医信息学、管理学等。研究室主要负责中医药领域各类科学数据的共建共享挖掘分析工作，具备丰富的中医药相关数据库研发、数据检索、采集加工、数据标准规范化、数据处理、数据挖掘分析、知识表现及数据定制化服务的经验，为政府卫生决策、医疗、保健科学研究提供数据共享服务，为用户提供可靠的中医学信息检索服务。该室先后承担或参与部局级以上课题30余项，获软件著作权19项、专利1项。

三、主要项目及成果

1. 中医药虚拟研究院

中医药虚拟研究院（http://dbcenter.cintcm.com）是由科学数据研究室创办的提供中医药学信息服务的专业化信息网站。自 2002 年起，联合全国 30 余家中医药大学及科研机构，以中医药虚拟研究院的形式组建了专业的数据共建共享队伍，科研人员分布在全国各地，以国家人口健康科学数据中心（中医药）为核心，在线参与中医药数据资源建设。

2. 国家人口健康科学数据中心（中医药）

科学数据研究室是依托中医药信息研究所“国家人口健康科学数据中心（中医药）”最重要的任务承担部门。2004 年，建立了中医药学科学数据管理和共享服务中心；2011 年命名为人口与健康科学数据共享服务平台——中医药学科学数据中心；2019 年更名为国家人口健康科学数据中心（中医药）。主要负责中医药数据的共建、共享服务以及科学数据汇交审核工作。在国家人口健康科学数据中心仓储网提供 59 个元数据资源供国内外用户检索或下载。

3. 定制化数据库开发服务

该平台可根据用户需求，进行中医药专业数据库的开发，包括设计、功能开发、系统维护、数据采集加工等内容。自 2011 年开始，已接受 15 家医院和科研院所委托，研发了 20 余个专题数据库，包括冠心病、肝病、多囊卵巢综合征、中风、高血压、神志病、中药标准饮片、佤族医药等。

4. 中医药科学数据共建共享平台

将持续加工的数据库整合到一个共建系统里，主要包括中国中医药期刊文献、中医经典古方、中医疾病临床研究、验案、中药药理化学 5 个数据库，具备任务分配、数据加工、数据审核、终审、入库等全部流程，利用自动分词、抽取等技术，最大程度上实现智能辅助。5 个数据库可共通检索，有数据统计和挖掘功能，可对每个数据库的检索结果进行每项因素的关联分析、聚类分析以及相关关系分析。

5. 医案大数据分析系统

“医案大数据分析平台”是大型医案信息分析系统，可将 Word、Excel、PDF、图片（非手写）等各种格式的文本化医案自动结构化、分析，对医案原始文档中的疾病、症状、证候、治法、药物、剂量、疗效、化验指标等核心信息进行自动抽取、自动规范、自动处理后，自动进行挖掘分析，用数据挖掘、分析出中医药相关的各项规律和相互关系，方便临床医生总结和探知名家用药规律，并可进行定制化、个性化分析服务。

6. 找对药

“找对药”是一款由数据室自主研发的专业非处方中成药智能推荐手机App。主要功能包括：①推荐用药。根据用户填写或勾选的症状，推荐相关系数高的药品；②检索用药。可对输入的内容按药名、厂家、主治、成分等分类检索和综合检索。③结果筛选。可针对检索结果进行筛选，筛选医保、禁忌、厂家、病名，选择合适药品。④用药禁忌。点击查看药品说明书时，会弹出提示，提醒患者用药禁忌。药品收录完整度高，用户可从多种角度检索到满足需求的中成药。

7. 方剂识别助手

方剂识别助手可以识别图片、语音、文本中的中药名称，并且计算此中药组合相似的经典方剂和包含的经典方剂，展示相关方剂中中药饮片和方剂组成以及相似中药等详细信息，为科研、临床、学习、应用、写作等提供多方位的支持。

8. 抗菌中药检索助手

“抗菌中药检索助手”是一款提供精准便捷抗菌中药检索服务的软件，通过输入方剂（中成药）名称、中药名称、成分名称、菌属名称、机制名称或实验方法名称等多个方式进行数据检索和结果分类统计。数据共涉及三百余种中成药、单味药及其有效成分，六十余种临床常见的致病菌群。

9. 中医健康管家

中医健康管家是一款中医健康知识查询工具，集实用性、移动性和专业性于一体，系从权威书籍中采集整理数据，包括药膳、茶饮、运动、音乐、体质、验案等各类型数据，并按不同功效对其进行分类；根据相关文献，整理出适应不同体质人群的运动养生数据，可按体质、症状等进行查询，为中医养生知识服务提供数据基础。

第六节 情报研究室

一、科室概况

情报研究室是进行中医药（传统医药）情报分析、评价与服务的部门。一直以来，该室紧密围绕行业学术发展与科技创新，聚焦中医药科技评价、中医药知识产权保护与利用、国内外中医学 / 传统医学 / 补充替代医学发展态势等领域，为管理部门及相关科研、医疗、教学机构提供决策支持与信息支撑服务。

二、团队介绍

科室现有成员 6 人，其中高级职称 3 人，博士学位 1 人，硕士学位 3 人，人员专业涉及图书情报学、信息管理学、中医学、外国语专业等多学科领域，语种涵盖英、日、韩等多国语言。

三、主要项目及成果

1. 科技评价

论文评价：建立了“中医药领域科技论文学术影响力评价体系”，在此基础上，完成中国中医科学院院庆 60 年、65 年最有影响力论文评选；2018 年以来连续与中国中医科学院研究生院合作开展全国中医药优秀博士论文评选工作，为优秀博士论文的评选提供基于代表性成果的定量评价结果，作为专家评审依据。此外，面向“代表作制度”，在对文献影响力进行定量评价的基础上，建立了论文新颖性判断模型，并设计开发了相应的支撑平台。

学科评价：2016 年中医药信息研究所与中华中医药学会合作，开展中医药学术影响力评价，研究制定了《中医药学术影响力评价方案》，完成了对中医儿科、中医肿瘤等 21 个学科的学科评价，同时，该项工作也为“基于中医药特色优势和科技影响力的公立地市级及以上三级中医医院 TOP 100（2020 年）”科技影响力维度评价提供了方法学和数据支撑。

2. 中医药知识产权分析

在前期对国际专利数据的中药创新情报研究基础之上，先后开展了国内外中药失效专利分析和面向企业的中药专利竞争情报研究，随着研究的不断深入，开展了中医药国际合作过程中的知识产权相关问题研究和藏医药知识产权服务平台建设，将研究内容扩展至中医药和民族医药知识产权领域，完成了对中医药国际科技合作的论文立项、知识产权制度和案例分析；起草了科研机构中医药国际科技合作知识产权管理规范（草案）；建立了中国中医药专利智库；作为主要部门，申请并获批 2021 年国家知识产权信息公共服务网点。

3. 中医药情报研究

持续开展中医药 / 传统医药国际发展信息监测与情报分析，利用科学计量学和文本挖掘方法，启动了国内外中医药 / 传统医药热点及前沿特征分析、学科发展态势分析；也为上级部门及时掌握国际中医药发展相关情报提供了信息支撑。

4. 情报服务

专题服务：在 2020 年抗击新型冠状病毒肺炎疫情中，应中医药科研攻关项目以及上级管理部门需求，基于信息采集与整理，提供“抗击新冠肺炎疫情”专题服务。截至 2021 年底，共上报《“新型冠状病毒”涉外舆情》640 期、《新型冠状病毒临床与基础研究进展报告》69 期、《新型冠状病毒舆情信息》6 期。

《中医药国际参考》：是 1996 年创办的内部发行月刊。该刊在动态情报监测、采集的基础上，提供全面反映中医药国际发展动态、中医药对外交流与合作国际背景环境的信息。

5. 中国中医药专利智库

中国中医药专利智库收录了近 80 万条国内外中医药相关专利数据，覆盖 104 个国家，并持续更新中。专利智库提供智能检索、高级检索，检索结果可筛选，并支持多种形式的专利查看，支持专利的原文下载；提供多种维度、多种图形的专利分析；提供检索历史查询、专利收藏、专利预警、专利分享等工具。该智库从用途、治疗疾病、技术、来源和生产加工运输 5 个领域对专利进行了分类，并完成了运用常用中药和中医证候对专利数据的标引，实现了对中药和证候的技术功效分析。

6. 中医药科技创新服务平台

中医药科技创新服务平台实现了科技评价全流程管理，包括基础数据存储、基础数据分类、基础数据机构关联、评价指标配置、评价公式配置、评价结果计算、评价结果展示等。平台目前管理中医药科技评价基础数据 45 万余条；管理中文期刊的影响因子，北大核心及科技核心期刊收录情况，SCI 期刊影响因子，并实现匹配基础数据中的论文的期刊影响因子；平台前台可视化展示参与评价的机构成果数据，以及中医药领域院士、国医大师、岐黄学者的科技成果数据。

第七节 信息技术研究室

一、科室概况

信息技术研究室成立于2009年3月，在各级领导帮助支持下，积极工作，勇于创新，面向全院、全所中医药科研现状，发挥在信息技术领域的综合优势，努力承担各级科研项目及相关基础设施建设。科室努力以优秀的工作成绩为国家中医药事业服务，为中医药信息化技术进步服务，为学科建设和人才培养服务。

信息技术研究室目前主要承担的工作包括全所的网络基础设施管理、数据基础设施管理、软件开发及运维、网络安全检测、网站设计建设和管理，以及部分应用系统管理等，为全所的科研、办公和教学提供多方位立体化的优质信息服务。

二、团队介绍

信息技术研究室现有职工7人，其中高级职称3人，硕士学位3人，本科学历4人；曾参加国家863计划“中国中医药数据网格服务应用”、国家重大科技专项子课题“中药新药发现新药设计信息平台”“基层中医馆健康信息平台的研发与实施”等科研项目，在核心期刊发表论文50余篇，参与编写著作2部，获得软件著作权18项，获得院级科技进步二等奖、三等奖各1项。

三、主要项目及成果

信息技术研究室目前承担院级科研项目2项；参与国家重点研发计划项目1项、中国工程院·中国工程科技知识中心项目1项；参与制定国际标准1项。

信息技术研究室负责管理中国中医科学院中心机房，机房共计200m^2（包含地下室机房），拥有中国科技网和电信通2个互联网出口，带宽共计700M，内网骨干网络全部是光纤万兆网络。机房拥有4台80KVA后备电源，可供机房在断电情况下正常运行2小时；内有服务器约150台，以及4套VMWARE服务器虚拟化软件的集群系统，承载了大部分业务系统，数据存储设备容量超过 1PB。此外还有一套大数据服务平台系统、一套 OA 办公与科研服务系统等。对外提供的信息服务主要有数据库检索、网站运维、FTP 及邮件管理、DNS 解析、服务器托管等。

信息技术研究室将贯彻全院全所的工作部署，依靠全体成员的共同努力，全心全意为全院全所服务，为中医药事业做信息化支撑，在未来的发展过程中，以实际需求为导向，以追求卓越为目标，做好全方位工作。

第八节 中医药知识组织与标准研究中心

一、中心概况

中医药知识组织与标准研究中心成立于2011年，原科室名称为“中医药信息原理与标准研究室”，2017年4月根据学科发展与科室业务方向的需求变更为“中医药知识组织与标准研究室”。2020年4月，“中医药知识组织与标准研究室”更名为“中医药知识组织与标准研究中心”，标志着中心进入了一个高速发展的阶段。

二、团队介绍

中医药知识组织与标准研究中心编制12人，现有职工8人，其中博士学位3人（博士后1人），硕士学位4人。主要研究方向为中医药术语系统、中医药标准研究、中医药本体研究。目前已发布了三套术语系统（中国中医药学主题词表、中医临床术语系统、中医药学语言系统），参与研制的ISO标准发布了8项，国家标准2项，团体标准2项。获国家自然科学基金面上项目1项、青年基金3项；科技部基础资源调查专项课题1项；国家重点研发项目子课题2项；完成及在研所自主基金10余项。

三、主要项目及成果

1. 中医药信息标准研制

组织开展中医药信息标准草案的撰写和制定工作，包括ISO/TC215和ISO/249国际标准申报工作、中医药信息领域国家标准的研制工作、中医药信息领域学会团体标准的研制工作等。中医药信息研究所是ISO/TC249 JWG1（中医药信息联合工作组）的国内技术依托单位，主要职责是ISO/TC249中医药领域中信息相关标准的制定、协助完成联合工作组的专家注册工作等；同时作为ISO/TC215和ISO/249联合工作组秘书处单位，承担联合工作组的协调工作。

在中医药信息领域，这些标准可以使中医药信息和数据达到兼容和一致，减少信息和数据的重复和冗余，促进各个独立信息系统间的“互操作”，以及与其他健康信息系统之间的兼容与协调。

2. 中医药信息术语资源建设研究

中国中医药学主题词表系统建设与研制工作：本词表网络版已于 2015 年正式发布，目前承担中国中医药学主题词表网络版日常运行与维护工作。已于 2020 年启动中国中医药学主题词表加工系统的更新升级工作，并开展中医药学主题词与副主题词组配规则研究，中医药主题词表与中医药学语言系统相融与语义关系比较研究。

中医临床术语系统建设与研制工作：本系统 v2.0 网络版已于 2017 年正式发布，目前主要承担日常运行与维护工作。今后将围绕临床术语的 18 个大类，在已建立的疾病、证候、方剂、中成药、饮片等 36 种关系的基础上，继续研究其他术语概念的逻辑定义原则、语义关系的抽取与加工，进一步完善整体系统。

中医药学语言系统建设与研制工作：本系统网络版已于 2019 年正式发布，目前承担日常运行与维护工作。今后将加强中医药语言系统顶层设计研究，对概念采集范围、概念与术语颗粒度、语义关系适用性等方面进行研究。

3. 中医药本体研究

2019 年与德国莱比锡大学医学信息统计与流行病学研究所合作成立了中德中医药本体联合实验室，今后将继续推进联合实验室的工作。加强与美国密歇根大学等本体研究团队的合作交流，依托本体中国（Onto China）社区平台，开展顶层本体和领域本体的理论和应用研究。

4. 对外合作应用研究

基于以上研究工作基础，利用微信公众号及学术交流会议等途径，扩大对外宣传与合作。以中医临床术语系统为示范，研发灵活实用易用型程序，推进系统在各应用场景的落地项目，努力开拓市场。

中医药知识组织与标准研究中心现有研究员 1 名、副研究员 4 名，中心科研人员的学术专业背景分别为中医、中药、计算机应用、医学信息等领域，是一个多学科交叉、科研与应用相结合的团队。中心将努力成为中医药信息标准领域的专家团队，持续进行中医药信息术语资源建设与研究，保持好国家队的领先地位。中医药本体研究持续投入人力和物力，开展顶层本体和领域本体的理论和应用研究，争取在数年后有所突破。同时努力开拓市场，研以为用，促进科研成果转化，提高成果的经济效益与社会效益，为做大做强中医药信息研究所贡献力量。

第九节 查新检索研究室

一、科室概况

1992年9月，国家中医药管理局批准中医药信息研究所成立国家中医药管理局中国中医药文献检索中心，主要依托情报研究室开展检索查新相关工作。为了进一步扩大查新检索业务发展，2021年5月，中医药信息研究所成立查新检索研究室，相关业务从情报研究室独立出来。

自1992年以来，国家中医药管理局中国中医药文献检索中心在全国陆续建立起20个中医药文献检索分中心。作为国家级检索中心，国家中医药管理局中国中医药文献检索中心平均每年完成300多项课题立项、博士生论文开题和申报科技奖励查新工作，并承担着对分中心的人员培训和技术管理工作，近年来开展了《中医药科技查新管理条例》和《中医药科技查新技术规范》制修订工作。

二、团队介绍

查新检索研究室现有工作人员4人，其中高级职称3人，中级职称1人，博士学位1人，硕士学位3人，具备中医药学、基础医学、图书馆学及中医药信息学专业背景。

三、开展的主要业务工作

1. 中医药科技查新服务，出具查新报告。

2. 中医药科技查新报告的审核与档案管理，确保科技查新项目的有关资料以纸版与电子档案两种形式存档。

3. 检索服务。据客户需求，利用各种国内外文献数据库，为个人或机构提供各种类型的中医药文献信息检索服务。

4. 查收查引检索服务。为用户提供论文被国内外检索数据库收录及引用情况的检索服务，出具检索证明。

5. 开展中医药科技查新与检索规范的研究。

6. 开展中医药科技查新检索拓展服务，承担国家中医药管理局中医药文献检索中心和各分中心的日常管理工作。

第十节 中医药大健康智能研发中心

一、中心概况

中国中医科学院中医药信息研究所中医药大健康智能研发中心组建于2014年3月，长期致力于中医药大健康信息资源建设与智能技术研发应用工作。多年来，在10余项国家、部委及院所相关科研课题和横向合作项目研究和应用开发基础上，李敬华主任领导中心先后自主设计并开发了古今医案云平台、中医药知识服务平台和中医临床辅助决策系统等主要产品，这些产品已先后在世界卫生组织（WHO）、北京中医药大学、山东中医药大学、广州中医药大学、中国中医科学院广安门医院、中国中医科学院西苑医院、中国中医科学院针灸医院等行政及科研临床机构使用，同时也在国内部分综合性医疗机构、中医医疗机构、中医药科研院所、妇幼保健机构和企事单位使用，在借助信息化手段提供中医药临床知识和大数据利用、助力中医科研和临床研究工作、提高基层医疗服务能力方面起到了积极的推动作用。

中医药大健康智能研发中心分设5个部门，分别是大数据研发部：以中医临床大数据获取与数据挖掘技术为主要研究方向；知识图谱研发部：以中医药知识图谱构建与临床知识服务技术为研究方向；机器学习研发部：以机器学习与临床智能为研究方向；智慧中医实验室：以中医四诊客观化采集与多模态信息融合为研究方向；开发部：系统开发、维护与项目实施。

二、团队介绍

中医药大健康智能研发中心现有成员10人，其中高级职称5人，中级职称2人；博士后4人，硕士学位3人；全国中医药创新骨干人才培养对象1人。团队专业结构涵盖中医药学、中医信息学、计算机科学等，具有丰富的中医临床、中医药信息等方面知识的研究及开发经验。现承担或参与国家、部局及院级课题10余项，中心自主研发的古今医案云平台曾荣获中华中医药学会、中国中医科学院科技进步奖等多个奖项。

三、主要项目及成果

1. 古今医案云平台

《古今医案云平台》是由中国中医科学院中医药信息研究所研制开发的一款面向医院、科研院所、高校等单位的专业医案管理与服务软件。该系统是在中医药信息研究所多年中医药数据库研究、中医药数据挖掘研究以及中医药本体术语研究的基础上研发设计的，可以提供医案的采集、自动结构化、集中存储管理、后标准化处理、数据挖掘分析、工作组协同工作、医案数据共享及医案查询检索等服务，支持中医临床医生、科研学者、高校师生等提供医案信息的管理、共享与利用。

2. 中医药知识服务平台

《中医药知识服务平台》是基于 Web 的信息系统，用户只需在浏览器中访问系统网址，即可使用系统的全部功能。该系统已实现知识检索、知识浏览、知识添加、知识编辑、知识更新、知识评审、用户管理等一系列功能。

3. 中医临床辅助决策系统

该系统是通过本体表达将中医临床指南、专家经验等知识结合，构建起神经知识网络的数据知识模型，通过医生临床情景的识别和模拟，通过 Agent 技术将临床思维人工智能化，并通过机器学习中的大量算法实现系统自主决策能力，建立智能专家决策系统，将本体学方法和情景模式的 Agent 技术结合，并将人工智能引擎嵌入，是医学人工智能领域的前瞻性研究，也是在人工智能领域第一次将本体知识服务于临床应用决策诊疗的尝试，这是该系统的创新点。

4. 中医科信云门诊系统

该系统是中心在十多年中医信息化、数字化研究及软件研发经验基础上，集成大数据、云计算、物联网、虚拟现实等应用模式，在多年面向中医药算法研究、中医药病案研究以及中医药本体术语研究的基础上，综合深度学习、贝叶斯网络、知识图谱、规则引擎等前沿技术研发设计的面向医院、科研院所、基层诊所等单位的专业医院管理与服务云平台。该平台能够实现基于 AI 的智能病例采集，实现交互性更好的临床辅助决策，提供以财务为主线的医院一体化管理模式，保障药品物流无障碍，是符合互联网发展趋势的云 HIS，具有很强的扩展性，不但可以为连锁中医门诊服务，而且可以为实体医院的专科门诊提供信息支撑。

5. 中医临床文献大数据平台

中医临床文献大数据平台广泛收录相关中医临床领域的纸书文献、期刊文献、指南规范、网络资源等文献资源的全文，实现海量数据的原数据仓储，同时整合丰富权威的中医临床医案信息，并基于文献原文建立开放、权威、大规模的语料库，支持实体识别、关系抽取、内容抽取、自然语言处理等多种机器学习任务，为相关领域的医务工作者及科研人员提供有价值的知识服务。

6. 云医案 App

云医案 App 是古今医案云平台的移动应用，提供 30 万则古今医案的检索服务，配备与客户端一致的四诊数据表单和医学理化检查表单及语音录入系统，方便用户快速录入医案信息，进行分类管理医案，录入数据可以直接对接到客户端。该 App 配备了小游戏和小工具功能，可作为手边的字典工具，也可进行答题竞赛，寓教于乐。

7. 词网

中医药词网由中医药信息研究所独立研发，旨在基于 wordNet 将中医药领域各个方面的概念、原理抽象成词，建立基础词库，并将领域内的相关概念根据语义进行链接，形成网络。通过词网可以进行各类信息资源的分类分级揭示，构建以词为核心的知识体系，实现领域的知识关联、汇聚和延伸，面向科研院所、医院、高校等，为实现中医药领域的数据存储、交换和共享提供坚实的术语基础，支持个性化接入各个知识服务系统，全面提升检索的准确率和查全率。

8. 中医药知识图谱系统

中医药知识图谱系统是由中医养生知识图谱、中医临床知识图谱、中药知识图谱、方剂知识图谱以及中医特色疗法知识图谱等一系列子领域的知识图谱（或称知识图谱模块）相互关联所构成的知识体系，其中实体关系的记录共计约 132 万余条，经过导入 Neo4j 数据库并进行去重操作，Neo4j 中节点数为 9.1 万余个，关系数为 126 万余个。

第十一节 数字中医药应用方法学研究室

一、科室概况

数字中医药应用方法学研究室简称“应用方法室”，成立于2020年4月。科室以中医药信息方法学为支撑，针对中医药研究中的一些关键问题，应用数据挖掘、化学信息学、生物信息学等技术，开展中医药作用机制研究；建立具有鲜明学科服务特色的实验方法知识库、药理动物模型知识库、活性成分提取方法知识库等，架起中医药、现代医学、化学和生物技术连接的桥梁，为多学科交叉研究工作提供服务。

二、团队介绍

科室现有成员4人，其中高级职称2人，博士学位2人，硕士学位2人。团队专业结构涵盖中医药信息学、中药药理学、有机化学、计算机科学等，具有丰富的数据挖掘、分子对接、QSAR建模、中医药信息、网络药理学等领域专业知识和相关产品开发经验。近五年发表文章9篇，获得软件著作权5项。

三、主要项目及成果

目前科室承担部局级科研项目2项、院级4项，参与国家重点研发计划1项，开展对外合作项目5项。开展的主要服务项目如下：

1. 中药数字资源服务平台

该平台面向中药药剂、中药炮制、中药资源、中药鉴定、中药分析、中药化学、中药药理、临床中药等中药学科，提供相关视频资源和数据资源，可用于中药网络药理学研究、中药配伍规律分析、中药化学成分虚拟筛选等多个领域。用户可以检索和下载。

2. 穴位刺激效应可视化平台

穴位刺激效应可视化平台是基于文献数据库的穴位刺激效应展示平台，将详细的穴位刺激干预数据（针具、针刺手法、穴位、疗程等）与针刺效应信息（功能评分、微观机能、组织细胞水平、分子水平等）相结合，进行可视化展示。该文献数据库已纳入包含针刺穴位效应相关的动物实验文献，经过严格筛选目前共计收录1956—2015年相关文献5615篇，共计涉及针刺穴位223个。该平台可支持穴位刺激效应相关文献的检索和筛选，提供病证、穴位、效应、疗法、组织器官5种检索入口，以便精准筛选符合研究目标的文献数据。同时，平台提供树形模式、圆形模式、网状模式3种可视化展示功能，使用复杂网络方法构建疾病、穴位、基因蛋白、检测指标、细胞组织等相互关联的网络。

3. 中医药数据挖掘系统

中医药数据挖掘系统TCM Miner是一个整合了数据清洗工具、数据挖掘工具和中英文翻译工具的平台，可以为中医药科研工作者提供数据清洗、数据挖掘计算以及翻译等服务。系统包括数据拆分合并、频次统计、正异名替换、文本内容抽取、矩阵转换、关联关系挖掘、聚类挖掘、专业文章翻译、中医药文本ETL等模块。

4. 中药新药研发辅助系统

中药新药研发辅助系统是中国中医科学院中医药信息研究所与中国中医科学院西苑医院共同开发完成的面向糖尿病并发症新药处方筛选与优化的系统。该系统利用统计描述、关联规则、复杂网络等数据挖掘算法，从既往医案中挖掘与疾病或证候相关的中药、药对及处方。针对适应症进行处方筛选后，对数据进行频次统计、关联规则统计、分类数据统计，最终根据统计分析结果自动组方。该系统通过多因素综合分析，实现了优选组方集，对今后的中药新药研发具有指导意义。

5. 中医药文献数据结构化处理系统

该系统针对中医药临床试验文献（临床对照试验、多中心对照试验、随机对照试验、针灸动物试验、中药药理试验等），以中医药领域权威的标准词表为支撑，自动抽取科技论文中的疾病、症状、证候、药物、穴位、刺法、药理作用等特征信息，以结构化形式存储入Excel，有效解决了手工录入数据低效的问题。

第十二节 杂志出版中心

杂志出版中心由《中国中医药信息杂志》《国际中医中药杂志》《中国中医药图书情报杂志》3个编辑部组成。

一、中国中医药信息杂志

《中国中医药信息杂志》是由国家中医药管理局主管、中国中医科学院中医药信息研究所主办的综合性中医药学术期刊。编辑部严格遵守《出版管理条例》《期刊出版管理规定》等相关法律、法规和标准进行出版发行，实行严格的三审五校制度、同行评议制度等，以保证期刊学术质量。定期参加主管单位国家中医药管理局的审读工作，虚心听取专家意见，不断提高期刊的水平，连年审读结果优秀。

1. 历史沿革及历届主编

《中国中医药信息杂志》1994年创刊，前身为内部出版物。1985年1卷1期刊名《中医药图书情报工作》；1986年1期、2/3期（合刊）至1992年刊名《中医药图书情报》。1993年申请转为正式出版物，停刊1年。1994年正式自1卷开始连续出版。历任主编：薛清录研究员、陈贵廷研究员、陈珞珈研究员、叶祖光研究员。历任社长/编辑部主任：陈贵廷研究员、刘国正研究员、崔蒙研究员、蔡德英研究员、华强副研究员。

2. 团队介绍

《中国中医药信息杂志》编辑部现有正式工作人员6人，其中博士学位2人（博士后出站1人），硕士学位3人，学士学位1人。主编及编辑部人员均持职业资格证书，具有中医、中药及情报专业背景，人才结构合理。编辑部重视学术型编辑的培养，编辑部成员定期参加专业会议和继续教育培训，不断提高编辑、校对、组稿水平，提升专业素养。编辑部发挥自身专业优势，加强与临床、科研、教学的联络，注重学术信息收集，使编辑在一个或多个领域学有所长，并保持宽阔的学术视野。团队建设也是编辑部的工作重点，通过集体审读、“微沙龙”、团建活动等形式提高团队凝聚力。在新型冠状病毒肺炎疫情期间，编辑部全体成员通力协作，严格审校流程的同时不断提速，快速实现了新冠肺炎相关论文的网络首发工作。

3. 栏目及办刊方向

《中国中医药信息杂志》是中医药行业一本独具特色的学术期刊，其内容较全面地反映了我国中医药发展水平。主要栏目有：标准与规范、专题论坛、中医药信息学、实验研究、中药研究与开发、临床研究、经验交流、医院药学、综述等，报道内容涉及中医动态、临床与实验研究、流行病学调查、质量标准研究、制剂与工艺、名老中医经验数据挖掘、网络药理学、循证医学、专家经验、临证心得、思路与方法等。

《中国中医药信息杂志》植根学术，始终秉承"求真务实，创新发展"的办刊方针，致力于行业知识的传播和信息的广泛交流，全面报道中医药学及其交叉学科的研究进展、理论探讨、基础与临床研究成果，以及临证经验，集创新性、学术性、应用性、导向性于一体，为中医药专业人员提供信息服务。该杂志以促进中医药科技进步为己任，积极履行学术期刊的社会责任，于2010年起实行开放获取，以最便捷的方式为中医药工作者提供更加及时、有效的信息服务。在传统出版与新兴出版融合发展上升到国家战略高度的背景下，该杂志积极探索出版融合视域下学术期刊出版形式，2018年正式加入国家新闻出版署出版融合发展（武汉）重点实验室OSID开放科学计划，通过OSID码更加立体化地展示科研成果，弥补纸刊载体的局限性，进一步强化期刊的学术传播与交流功能。

在主管、主办单位领导下，杂志不断健立健全管理机制与流程，不断规范和优化工作流程，并已形成文本文件，如出版流程、审稿制度、投稿须知、对科研诚信的要求、撤稿规范等，真正做到内部机制健全，落实到位。杂志学术影响力逐年提升，中国科技期刊引证报告（2020年版）核心版影响因子0.791，在中国科技核心期刊中医类28种期刊中综合排名第6位；中国学术期刊影响因子年报（2020年版）影响因子1.290；2019年入选中医药科技期刊分级目录T2级期刊。

4. 数据库收录情况

《中国中医药信息杂志》为中国科技核心期刊、中国科学引文数据库（CSCD）来源期刊，入选中医药科技期刊分级目录T2级期刊，被中国科学评价研究中心（武汉大学）评价机构评为"核心期刊"；被《中国生物医学文献数据库》(CBM)、《世界卫生组织西太平洋地区医学索引》、美国《化学文摘》

（Chemical Abstracts，CA）、美国《乌利希期刊指南》（Ulrich PD）等国内外著名检索系统收录；2021 年 4 月再次入选中国科学引文数据库来源期刊。

5. 网络出版情况

2014 年 2 月，杂志官方微博开通（http://t.qq.com/zgzyyxxzz），2015 年开通微信公众号，采用新媒体手段对优秀论文进行推介，提高专业影响力，每日推送期刊信息、优秀论文、会议通知、征文消息等，充分利用了微平台对杂志进行宣传。通过推送“中医药信息学”“资源调查”等栏目的年度回顾，内附 OSID 码，多角度、全方位地提供学术知识，增强杂志的学术凝聚力。微信平台除起到宣传作用外，还可进行购刊等操作，大大方便了读者、作者。微信公众号关注人数及阅读量均明显升高。

2019 年底开始在 CNKI 实施网络首发，进一步强化期刊的学术传播与交流功能，更加立体化地展示科研成果，弥补纸刊载体局限性。通过中国知网、万方数据、超星、龙源期刊网、国家科技学术期刊开放平台等多家平台传播论文，进一步促进学术论文的发现、利用和传播。

建设英文网站，并通过中国中医科学院图书馆与美国、日本等国家和地区的十余家机构进行期刊交换，努力提高国际传播力和影响力。

6. 获奖情况

2018 年，获评中华中医药学会优秀期刊；2019 年，1 名编辑获得中华中医药学会“优秀编辑”称号，1 名编辑获得中华中医药学会首届中医药科技期刊中青年编辑技能提升行动第二名；2020 年，获评中华中医药学会编校质量优秀期刊。

二、国际中医中药杂志

《国际中医中药杂志》为中华人民共和国国家卫生健康委员会主管，中华医学会、中国中医科学院中医药信息研究所主办的综合性中医药学术期刊，属中华医学会系列杂志，为中国科技核心期刊。

1. 历史沿革

《国际中医中药杂志》创刊于 1978 年 11 月，刊名为《国外医学参考资料 • 中医中药分册》，由中华人民共和国卫生部主管，中国中医研究院情报研究所主办。1979 年更名为《国外医学 • 中医中药研究分册》，1980 年更名为《国外医学・中医中药分册》，并由季刊改为双月刊。1995 年主办单位变更为中国中医研究院中医药信息研究所，2005 年主办单位变更为中华医学会、中国中医研究院中医药信息研究所，成为中华医学会系列杂志之一。2006 年更名为《国际中医中药杂志》。2011 年，主办单位变更为中华医学会、中国中医科学院中医药信息研究所，并由双月刊变更为月刊。2013—2018 年主管单位变更为中华人民共和国国家卫生和计划生育委员会，2019 年至今主管单位变更为中华人民共和国国家卫生健康委员会。

2. 历届编辑者及主编

1978—2000 年版权页未标注主编，仅标注编辑者，其中 1978 年编辑者为《国外医学参考资料・中医中药分册》编辑组，1979 年编辑者为《国外医学・中医中药研究分册》编辑组，1999—2000 年编辑者为《国外医学中医中药分册》编辑部。2001 年起本刊版权页开始标注主编，其中 2001—2005 年主编为张志军，2006—2019 年主编为曹洪欣，2020 年至今主编为李宗友。

3. 团队介绍

《国际中医中药杂志》编辑部现有正式工作人员 3 人，其中博士 1 人、硕士 2 人，具有较高的中医药专业素养、编辑业务素养和较强的责任心，均参加过相关业务培训班并取得了国家新闻出版总署颁发的岗位资格证书。编辑部严格遵守和执行《中华医学会系列杂志编辑部工作人员职责》《中华医学会系列杂志编辑部日常编辑工作规程》等规程和要求，不断更新业务知识，提高业务素养；执行《中华医学会稿件编辑加工规范》，提高编辑水平，严把审稿、编辑和校对关，不放过任何一个疑问或一项不确定的内容，发现问题及时与作者沟通和交流或向有关专家请教，保证了杂志的学术质量。

4. 数据库收录情况

1996 年 8 月入编《中文核心期刊要目总览》第 2 版；1993 年被中国中医药期刊文献数据库收录；1994 年被世界卫生组织西太平洋地区医学索引（WPRIM）、中文生物医学期刊文献数据库（CMCC）、中国生物医学期刊引文数据库（CMCI）收录；2003 年被中国期刊全文数据库（CJFD）、中国学术期刊综合评价数据库（CAJCED）收录；2006 年被中国核心期刊（遴选）数据库收录，同年入编万方数据库资源系统数字化期刊群。2008 年被中国生物医学文献数据库（SinoMed）收录，同年入选中国科技论文统计源期刊（中国科技核心期刊）。2020 年被中华医学期刊全文数据库、中国知识资源总库（CNKI）收录。

5. 网络出版情况

为顺应期刊网络化、数字化的发展需求，《国际中医中药杂志》于2010年建立杂志网站（http://gjzy.cintcm.com），为稿件远程处理平台，具备作者在线投稿、查询、专家在线审稿、编辑在线办公等功能。为了让更多的读者读到本刊，现已将本刊2009年至今所发表的论文全文上网，并可免费下载。杂志官网现已实现手机自适应，支持移动端阅读。

2015年杂志建立微信公众号，主要通过公众号来推送优质论文，发布消息，手机自适应后，通过手机即可方便查阅稿件状态、阅读论文、了解杂志最新动态。

更名后的《国际中医中药杂志》从办刊思路或办刊内容上勇于创新，开拓进取。编辑部将在进一步发挥以往报道国外中医药信息方面的优势和特色的同时，加大国内中医中药信息的报道力度，打造一个国内外中医中药信息交流的全新平台，秉承中华医学会"服务医药卫生事业，推进学术交流"的一贯办刊传统，贯彻党和国家的卫生工作方针政策，遵循理论与实践、普及与提高相结合的方针，报道国际中医药学和传统医药学领域基础和临床研究的最新进展，促进学术交流。

6. 获奖情况

自创刊以来在国内外享有较高的声誉，1990年在《国外医学》系列第一次质量评比中荣获二等奖，1995年和1999年连续两次荣获国家中医药管理局全国中医药优秀期刊评比二等奖。

2012年至今，在历年中华医学会系列杂志审读中，该刊以单项满分或单项总评分排名前十位的成绩，分别荣获科研设计与统计学、表、文字表达、中文摘要、英文摘要、论文设计与统计学、版权目次、法定计量单位等项目的优胜奖，并于2019年度荣获中华医学会杂志社"期刊进步奖"。

三、中国中医药图书情报杂志

《中国中医药图书情报杂志》原刊名《中国医学文摘·中医》。

（一）《中国医学文摘·中医》（1960—2012）

1. 历史沿革

1960年，中医研究院与中国科学技术情报研究所合编《中医文摘》，出版

1—5 期（每期 56 页），由人民卫生出版社出版，后因故中断。1964—1965 年，中医研究院科学研究处文献资料研究室编《中医文摘》，内部发行，每年出版 1—4 期，1966 年再度停刊。

1978 年 12 月，党的十一届三中全会做出了把党和国家的工作重心转移到经济建设上来的战略决策，全国出版的医药杂志日益增多。为适应广大医药卫生工作者的迫切需要，经国家科学技术委员会（79）国科发条字 404 号文批准，《中医文摘》于 1980 年 4 月复刊，复刊后为双月刊。至 1980 年年底，当年共出版 5 期，出版者为中医研究院情报研究室，编辑者为《中医文摘》编辑组。北京市期刊登记证第 481 号。为便于读者查阅，1980 年的引用期刊为 39 种，每期 48 页，定价 0.30 元。从 1980 年起，增排卷号，1960 年为第 1 卷，1964 年为第 2 卷，1965 年为第 3 卷，1980 年为第 4 卷。

1981 年开始，为双月刊，双月 15 日出版。1981 年有增刊 1 期。

1982 年，《中医文摘》更名为《中国医学文摘·中医》，主管单位为中华人民共和国卫生部，于 2006 年主管单位改为国家中医药管理局。

1988 年，报刊登记证 CN 11-2371，ISSN 0254-9042。1992 年，报刊登记证 CN 11-2371 改为国内统一刊号 CN 11-2371/R。

1995 年 4 月，《中国中医研究院院报》刊载文章《〈中国医学文摘·中医〉举行创刊 35 周年纪念会》，《中国中医药报》《健康报》头版以及《光明日报》第 7 版，均有报道。

2. 历届编辑者及主编

1980—1996 年，版权页未标注主编，仅标注编辑者，即期刊名称加编辑部。1997 年开始，版权页开始标注主编。1997—2000 年 2 期，主编肖淑春；2000 年 3 期—2003 年 1 期，名誉主编陈珞珈，主编肖淑春；2003 年 2—6 期，名誉主编陈珞珈，朱冬生，主编肖淑春；2004—2005 年，名誉主编朱冬生，主编肖淑春；2006—2009 年，名誉主编朱冬生，主编崔蒙；2010 年—2013 年 1 期，主编崔蒙。

3. 获奖情况

1988 年，《中国医学文摘·中医》编辑部被评为中医药图书情报研究所先进集体；1992 年，《中国医学文摘·中医》荣获第三次全国检索刊物质量评比一等奖；1991 年，受到卫生部政策法规司、科技司表彰。

（二）《中国中医药图书情报杂志》（2013 年至今）

1. 历史沿革

2009 年，通过中国中医科学院自主选题研究项目（ZZ2006067）调研发现，《中国医学文摘》系列 18 个分册，于 2006、2009 年分别更名 2、8 种，2002 年停刊、2009 年休刊各 1 种，2009 年继续保留《中国医学文摘》系列刊名的杂志只有 6 种，即耳鼻咽喉科学、中医、口腔医学、皮肤科学、外科学英文版及内科英文版。随着电脑的普及以及互联网的快速发展，人们获得信息的渠道日益增多，全文数据库更是给文摘系列刊物以致命打击。在报道的全面性、时效性及检索的快捷性方面，文摘系列刊物均远远落后，发行量逐年萎缩，大多数读者向网络转移。所以，文摘系列刊物思谋向一次性文献转变。

经过前期调研及各种程序，中华人民共和国新闻出版总署发文批准《中国医学文摘·中医》于 2013 年第 2 期正式更名为《中国中医药图书情报杂志》，ISSN 2095-5707，CN 10-1113/R，卷号连续，2013 年为第 37 卷。为了维护读者权益，每期在保证文摘量的基础上，刊载一次文献 17 篇，其中各类基金资助文章 12 篇，基金论文比 70.59%。2013 年 6 月 20 日在杭州成功召开《中国中医药图书情报杂志》第一届编委会，主编为崔蒙。《中国中医药图书情报杂志》开启在线投稿系统，每篇文章均进行 DOI 注册，与万方数据、中邮阅读网合作。2014 年开始，不再刊载文摘，每期 62 页。同年被 CNKI 收录。

《中国中医药图书情报杂志》官网网址：http://tsqb.cintcm.com，2015 年 2 月开通微信公众号（tsqbzz）。

2016 年，《中国中医药图书情报杂志》成为中国中西医结合学会信息专业委员会、中国中医药信息研究会（后更名为中国中医药信息学会）中医药信息数字化专业委员会的会刊。

2. 团队介绍

《中国中医药图书情报杂志》现有编辑 2 人，博士学位 1 人，硕士学位 1 人，具有中医药学、中医临床、图书馆学、中医药信息学专业背景。编辑持有执行主编证书、责任编辑证书，具有较高的专业素养及高度责任心，工作中严格执行各项规章制度，参加各种培训，严把稿件质量关，保证杂志顺利出版。

3. 栏目及办刊方向

《中国中医药图书情报杂志》为国家中医药管理局主管、中国中医科学院中医药信息研究所主办的学术期刊，为中国中西医结合学会信息专业委员会、中国中医药信息学会中医药信息数字化专业委员会的会刊。本刊已被《中国核心期刊（遴选）数据库》（万方数据库）、《中国学术期刊网络出版总库》（中国知网）、《中文科技期刊数据库》（维普网）、《中国中医药期刊文献数据库》、超星期刊域出版平台、龙源期刊网收录，并实行开放获取。

杂志关注中医药信息学方面的最新研究进展、科研教学成果，以及新技术、新方法在中医药图书情报领域的应用，促进中医药信息学学科的学术交流及人才培养，为中医药信息及图书情报研究人员提供学术交流的平台。作者及读者定位于从事中医药信息研究、中医药情报研究、图书馆发展研究、高校教学改革、中医临床的科研人员、高校师生及医务工作者。

栏目及报道方向：专题论坛（最新科研进展及成果、理论探讨），信息技术与中医药（计算机在中医药领域中的应用、中医药信息学、网络药理学、数据挖掘），文献与情报研究（各研究领域热点分析、情报分析与研究、文献计量分析、专利分析、科技查新），图书馆知识服务（图书馆资源建设、数字图书馆、人工智能图书馆、知识服务），学术广角（中医药研究领域及图书情报领域的学术探讨），经典与传承（古籍研究、经典文献研读、学术流派、名医经验、医案医话），教学园地（教学方法、教材改革），期刊研究（期刊评价、办刊之道、编辑与出版、编辑人才培养），综述（中医药研究领域及图书情报领域的综述性论文）。

第四章

挂靠机构

Institute of Information on Traditional Chinese Medicine, CACMS

第一节 挂靠中心

中国中医科学院中医药数据中心

中国中医科学院中医药数据中心成立于 2014 年 12 月，财政补助事业编制 40 名，为中国中医科学院非法人机构，2021 年挂靠中国中医科学院中医药信息研究所。现有正式在编职工 12 人，正高级职称 6 人，博士 7 人，硕士 5 人，全国中医药创新骨干人才培养对象 1 人。团队专业结构涵盖中医药学、中西医结合医学、中医信息学、计算机应用、医学统计学等多学科交叉专业。

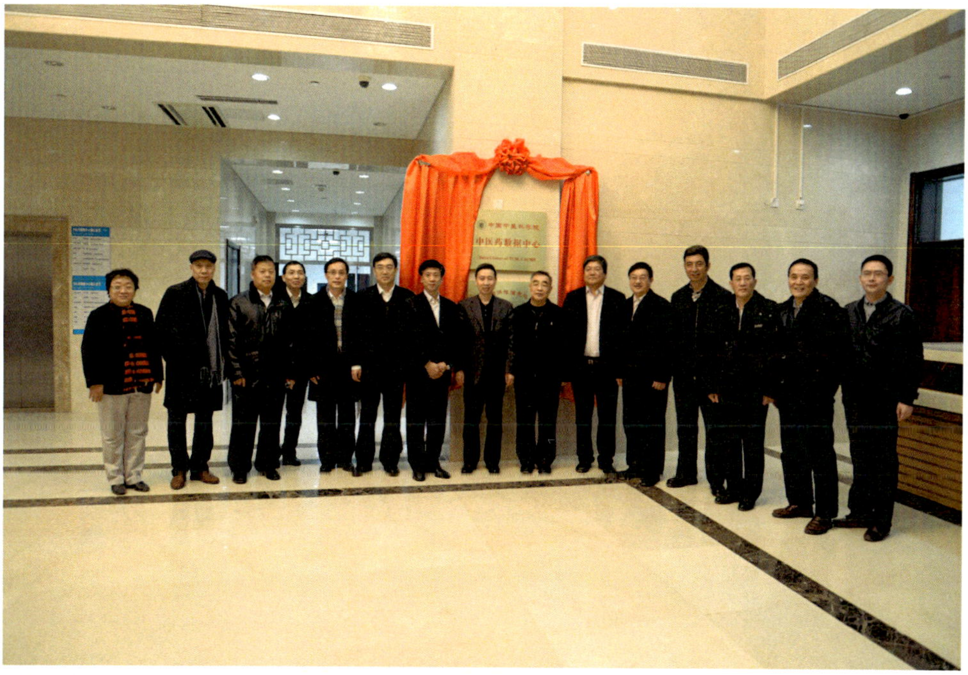

中国中医科学院中医药数据中心成立

中医药数据中心设有综合办公室、数据资源室、标准规范室、挖掘统计室、云平台运维室、软件工程室，是中国中医药信息学会中医药健康大数据分会挂靠单位、世界中医药学会联合会真实世界专委会挂靠单位、全民健康保障信息化工程中医药项目建设单位。中国中医科学院中医药数据中心主要职责为组织开展中医药数据资源建设，开展中医药数据采集、存储、汇聚、共享的理论与应用研究，建立技术支撑体系；承担国家中医病案质量管理中心日常管理工作，组织开展中医病案质控工作；开展中医药数据研究领域的研究生教育及高层次人才培养，促进中医药人才队伍建设。

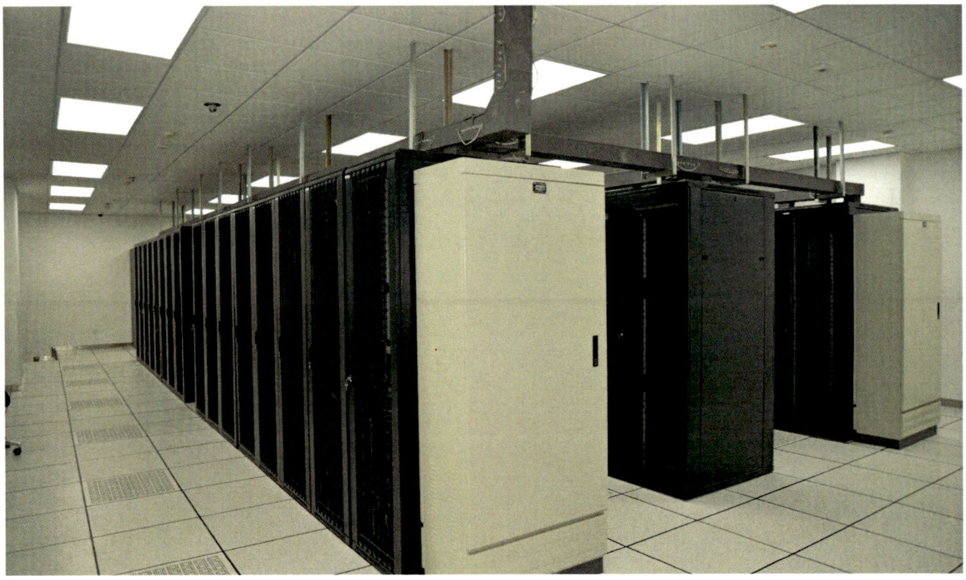

中国中医科学院中医药数据中心机房

中国中医科学院中医药数据中心在习近平新时代中国特色社会主义思想的引领下，“以健康为中心，实施健康中国”战略任务为核心，以国家信息化建设与发展总体部署和有关要求为指导，认真贯彻落实国家中医药管理局《国家中医药“十三五”发展规划》（国中医药规财发〔2016〕25号）行业信息化要求，紧密结合中医药事业传承发展实际，已经初步建成国家级中医药数据中心机房，拥有各类高性能服务器118套，存储设备裸盘总容量超过1PB，安全设备58套，满足信息安全三级等级保护对硬件设备的基本要求。

中国中医科学院中医药数据中心承建中医药“十三五”信息化项目：中医馆健康信息平台建设，包含中医电子病历、辨证论治、知识库、远程教育、远程诊疗、治未病、临床业务监管等系统，提升基层医疗信息化水平及基层医生诊疗能力，已经应用到一万余家中医馆，促进优质医疗资源下沉；全民健康保障信息化工程一期中医药项目，建设完成中医药业务应用平台，研发部署中医药政务协同管理、中医药经验传承、中医药服务项目监管、中医医疗广告动态监管、中医药标准服务、中医预防保健监管与服务、中医药专科专病信息服务、中药品种基础数据服务、中医临床业务基本信息共享服务9个信息子系统，实现中医药电子政务的全联通；中央直属（管）集成平台项目，建设完成中央直属（管）中医医院信息集成平台，收集国家中医药管理局直属（管）6家医院临床医疗业务数据，全面提升中央直属（管）中医医院的医疗服务能力、服务水平及管理水平。

中国中医科学院中医药数据中心构建的中医临床科研信息共享系统获得国家科技进步二等奖，推广应用到国家中医药临床研究基地等30余家三甲医院，采集病历数据40余万份，开展100多项课题的研究；为落实《国务院办公厅关于加强三级公立医院绩效考核工作的意见》（国办发〔2019〕4号），承建公立中医院中医病案首页直报系统，完成584家三级公立中医院和908家二级公立中医院病案首页数据采集、指标测算与中医病案质控的工作，是提升中医院高质量发展的重要支撑；中医（专长）医师执业管理系统建设，实现相关专长医师资格证管理与注册执业管理。

中国中医科学院中医药数据中心先后承担国家公益性行业科研专项“全国中医医疗与临床科研信息共享的关键技术及应用研究”“国家中医药数据中心共性技术研究”“病证结合中医药真实世界临床科研方法学研究”、国家863计划项目“数字化中医药信息系统研究”、科技部支撑计划项目“服务老年公寓的健康服务应用系统研发与应用”、国家重点研发计划“中医药大数据中心与健康云平台构建”等项目，发表论文论著200多篇，获得专利50余项、软件著作权50余项，荣获国家及省部级奖励10余项。

第二节 挂靠学会

中国中医科学院中医药信息研究所共有 4 个挂靠学会，分别为中国中医药信息学会中医药信息数字化专业委员会、中国中西医结合学会信息专业委员会、世界中医药学会联合会信息专业委员会和中华中医药学会中医药信息学分会。

一、中国中医药信息学会中医药信息数字化专业委员会

中国中医药信息学会中医药信息数字化专业委员会原名中国中医药信息研究会中医药信息数字化专业委员会，2019 年，中国中医药信息研究会更名为中国中医药信息学会，该专业委员会也同步更名。中医药信息数字化专业委员会系 2003 年 3 月 17 日在中华人民共和国民政部登记成立的隶属于中国中医药信息研究会的二级社会团体，挂靠单位为中国中医科学院中医药信息研究所。

第一届中医药信息数字化专业委员会（2003 年 3 月—2010 年 12 月），负责人为刘保延。

第二届中医药信息数字化专业委员会（2010 年 12 月—2014 年 8 月），主任委员崔蒙。

第三届中医药信息数字化专业委员会（2014 年 8 月至今），主任委员崔蒙，因疫情等原因推迟换届改选。

二、中国中西医结合学会信息专业委员会

中国中西医结合学会信息专业委员会于 2010 年 10 月成立，隶属于中国中西医结合学会的二级社会团体，挂靠单位为中国中医科学院中医药信息研究所。

第一届信息专业委员会（2010 年 10 月—2014 年 8 月），主任委员崔蒙。

第二届信息专业委员会（2014 年 8 月—2018 年 4 月），主任委员崔蒙。

第三届信息专业委员会（2018 年 4 月至今），主任委员李海燕，因疫情等原因推迟换届改选。

三、世界中医药学会联合会信息专业委员会

世界中医药学会联合会信息专业委员会于2011年9月成立，是隶属于世界中医药学会联合会的二级社会团体，挂靠单位为中国中医科学院中医药信息研究所。

第一届信息专业委员会（2011年9月—2015年11月），会长崔蒙。

第二届信息专业委员会（2015年11月—2019年8月），会长崔蒙。

第三届信息专业委员会（2019年8月—2019年12月），会长王映辉；2020年1月至今，会长张相勇。

四、中华中医药学会中医药信息学分会

中华中医药学会中医药信息学分会于2016年4月成立，是隶属于中华中医药学会的二级社会团体，挂靠单位为中国中医科学院中医药信息研究所。

第一届中医药信息学分会（2016年4月至今），主任委员崔蒙，因疫情等原因推迟换届改选。

第五章 人物志

第一节 资深专家

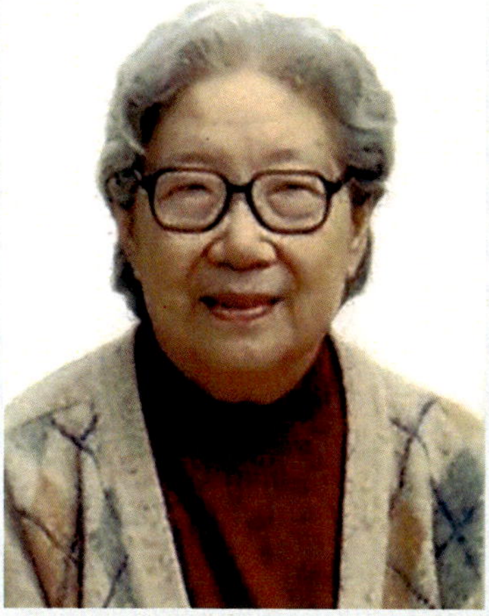

薛清录

薛清录（1932—2022），汉族，河北省滦县人，1954年毕业于北京大学图书馆学系。

薛清录，1955年分配到中医研究院（今中国中医科学院）图书馆工作，1979年被任命为中医研究院图书馆副馆长。1983年，奉命主持中医研究院图书馆、情报研究室、中医古籍出版社三单位合并事宜，组建中医研究院图书情报中心，任中心主任。后该中心更名为中国中医研究院图书情报研究所（现中国中医科学院中医药信息研究所），任所长，兼图书馆馆长，研究馆员、硕士生导师，第六批全国老中医药专家学术经验继承工作指导老师（2017年）。社会兼职主要有：全国中医药图书情报工作委员会主任、《中国中医药信息杂志》主编、中国图书馆学会常务理事、中央国家机关科研系统图书馆学会副理事长、中华医学会信息学会常务理事、文化部全国古籍保护工作专家委员会委员、中国中医科学院学术委员会委员等，享受国务院颁发的政府特殊津贴。

薛清录主要工作贡献、学术成果、学术思想概括为以下几个方面：

一、倾力建设以古籍为重点的中医药藏书中心

中医研究院图书馆是我国第一个中医药学专业图书馆，也是国家级科研机构所设科学研究性质图书馆，其性质、地位和所承担任务要求它必须要具备丰厚的藏书基础，数量和质量在国内外应达到领先水平，为此，图书馆自建馆开

始就将藏书建设列为重点任务。薛清录任馆长后，进一步发展这一传统，明确提出“以古籍为重点的中医藏书中心”建设的目标，广开渠道，设奖励制度，从数量和质量上优化藏书结构，逐步建成了以古籍为收藏特色的门类齐全、结构合理的中医药学藏书体系。据《中国中医古籍总目》数据统计，中国中医科学院图书馆中医古籍收藏品种已达 6000 余种，版本量达万种以上，约占全国 150 家图书馆收藏中医古籍品种总数的 50%，为成立“全国中医行业古籍保护中心”打下了坚实的基础。

二、积极推动图书情报工作的现代化建设

20 世纪 80 年代初，计算机的应用在图书情报部门已提上日程，刚刚成立的图书情报研究所不失时机地迅速将本所工作纳入现代化建设轨道，主要从以下三个方面做起：

1. 解决文献机前处理的配套措施，如中医专业主题词表的研究、标引工作单的设计、标引规则的制定等。由于中医学的特殊性，上述工作没有前人经验可借鉴，完成任务的过程亦即科技创新的过程。经过几位参与专家的努力，《中医药学主题词表》终于编制成功并投入使用，获得同行的认可和好评。

2. 与主题词表同步开始了数据库建设。最早建成的是“中医药现代文献数据库”，后因国外“针灸热”的兴起，又开始“中英文双语版针灸针麻数据库”建设，其后，在这两个数据库的基础上，成立了国家中医药管理局的重点实验室——中国中医药文献检索中心。

3. 设立声像资料室。主要承担两方面的任务：其一，对中医古籍进行缩微复制，实施再生性保护，凡有缩微复制件的古籍，原件不再提供阅览；其二，应用现代技术手段，如电影、录相、多媒体等制作专题文献片，促进中医文献类型的多元化、现代化。该室成立后，曾为全国各地名老中医摄制影像资料，为中医药的学术传承保存了珍贵的史料。

经过几年锲而不舍的努力，中医药信息研究所的现代化建设取得了迅速发展，基本上走在同行业的前列。

三、坚持不懈进行全国中医古籍资源调查，摸清中医古籍存世家底

中医古籍是中医药学世代传承的重要载体，对中医古籍存世状况进行调

查，是保护民族文化遗产、继承发扬祖国医学的重要举措。早在1958年，中医研究院成立不久，就与北京图书馆合作进行了第一次中医古籍资源调查，收集到58家图书馆和两家私人藏书的中医书目，经整理研究共得书7661种，编成第一本《中医图书联合目录》。薛清录参加了这次调研编写工作，奠定了其后半个世纪坚持不懈进行该项调研的思想基础。“文革”以后，中医事业迅速发展，古籍整理工作提上日程，第一本《中医图书联合目录》已经满足不了形势发展的需要，薛清录在局、院领导支持下，主持进行了第二次全国中医古籍资源调查，调查的广度和深度远超第一次规模，收到全国各地区各类型113家图书馆提供的中医书目数据10万多条。经整理研究、核实归纳，共得1949年以前出版的中医图书1.2万余种，主编出版了《全国中医图书联合目录》。时隔20年，2005年，薛清录又受命主持了第三次中医古籍资源调查，共收到全国24个省60个市150家图书馆提供的书目数据，得书1.3万余种，主编出版了《中国中医古籍总目》。通过以上三次中医古籍资源调查，基本上掌握了中医古籍的存世状况和收藏分布情况，厘清了家底，为古籍保护工作提供了线索和依据。已出版的《全国中医图书联合目录》和《中国中医古籍总目》已成为中医文献工作者和科学史研究者的必备工具书，得到了广泛应用并多次获奖，并被古籍界同行专家誉为古籍资源普查的典范。

四、孤本医书的再生性保护与《中医古籍孤本大全》的选编出版

在上述中医古籍资源调查和联合目录编纂中，薛清录发现有些书已经成为孤本，其中有明刻本、明彩绘本、名医稿本、名家批校本等。这些珍贵古籍如遇自然灾害或保管不善，就有失传危险，必须采取有效措施进行保护和抢救，避免损失发生。遂拟定进行孤本医书调查，选编出版《中医古籍孤本大全》的方案，呈报国家中医药管理局并获得批准，该项目已陆续进行了20年，完成了158家图书馆孤本医书书目调研工作，掌握了4300余种疑似孤本医书的书目数据，在此基础上完成了1210种孤本医书的文献调研任务，经过综合评估，已将其中174种孤本医书选入《中医古籍孤本大全》影印出版，使其获得再生性保护。这套丛书陆续出版后，在社会上获得积极评价，被古籍文献界誉为中医古籍的“再造善本”，并获第二届中国政府出版奖图书提名奖。

五、回溯性文献数据库建设和检索工具书编纂出版

为了解决过期刊物文献检索和查询问题，于 1986 年启动了现代中医文献资源调查和回溯性文献数据库建设，这项任务分为两个阶段进行。

第一阶段工作由当时新成立的全国中医药图书情报工作委员会负责组织实施，薛清录担任总主编，此阶段的任务是调查、收集 1949 年至 1986 年期间全国各地各类期刊上发表的中医药文献，所收文献按统一设计的表格进行分类、标引、著录，再进一步加工为数据库和检索工具书。这项工作得到国家中医药管理局的经费支持，是当年的中标课题，名为“现代中医药文献电子计算机分析检索系统研究”。项目完成后，薛清录又将工作延续至 1995 年，亦即第二阶段工作，在前后两个阶段工作中，共收集到 1949—1995 年 47 年间在全国 600 多种科技期刊上发表的中医药文献 33 万多篇，不仅建成了迄今为止时间跨度最长的回溯性现代中医药文献检索数据库，还主编出版了一套大型文献检索工具书《中国科技期刊中医药文献索引（1949—1995）》，分 18 个分册出版，约 3000 多万字。

六、积极推动中医药图书情报合作组织的建设与发展

1985 年 4 月，第一届全国中医药图书情报工作会议召开，成立了全国中医药图书情报工作协作委员会，薛清录担任委员会主任，委员会下设 4 个专业委员会和 5 个地区分委员会。这个委员会对促进全国中医药图书情报工作的发展发挥了重要作用，主要表现在以下几个方面：（1）利用成员单位遍及全国的优势进行文献资源普查，编写文献检索工具书，由 22 个单位共同编写的《中国科技期刊中医药文献索引》（1949—1986），填补了 1983 年以前中医药检索工具书的空白。（2）由该委员会组织编写《中医药文献检索与利用》大学教材，已为全国中医药院校广泛采用。（3）创办《中医药图书情报》双月刊，该刊已更名为《中国中医药信息杂志》并向国内外公开发行，在传播报道中医药信息方面发挥了重要作用。

七、重视队伍建设和人才培养

在中医药信息研究所设立中医药古籍目录学和中医情报研究两个专业培养硕士研究生，为中医药图书情报事业的发展培养高端人才。此项工作在中医图书信息专业研究生培养方面走在了全国前面。

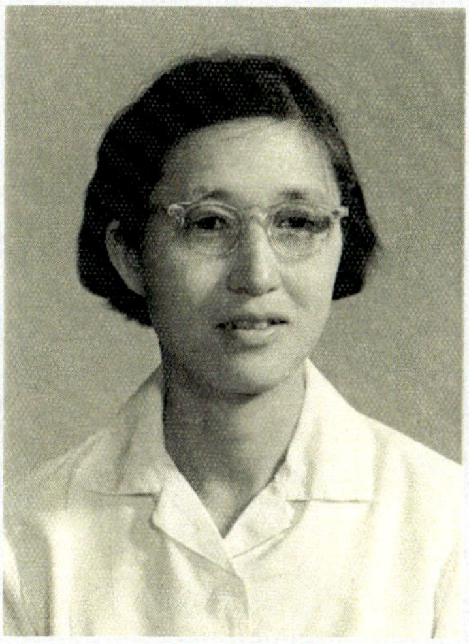

王荣和

王荣和（1922—2018），云南省洱源县人，1947 年毕业于国立云南大学医学院。

王荣和，1947 年毕业后在北京等地从事内科临床工作，1955 年调入由卫生部中医研究院主办的中央卫生部西医学习中医研究班学习，1958 年毕业后分配到中医研究院科研处工作。1973—1983 年任院直属情报研究室主任。

1958 年卫生部西医学习中医研究班毕业，获二等奖；1959 年全国群英会特邀代表；1977 年中医研究院中医学院科学技术大会先进工作者；1986 年国家科委科学技术情报先进个人，中国中医研究院资深研究员。

王荣和的成就贡献主要体现在以下几个方面：研究班毕业时分配全院科研处，当时全国响应毛主席号召，纷纷举办西学中班，而参考资料很少，遂合作开展如下工作：编辑《中西医结合论文集》（1959 年，人民卫生出版社）；完成《伤寒论语译》《金匮要略语译》的语译、注释、统稿等工作（1960 年，人民卫生出版社）。此外的日常工作为审稿、写稿、撰写不同题材的综述等。

1973—1978 年，逐步完成了中医药情报研究工作的建设，承担了中医药情报调研和情报服务工作，及时提供了国内外应用、研究中医药概况和动态等信息。

其具体工作成绩如下：

（一）建立情报组

1. 编印《中医药研究动态》，介绍国内外与中医药研究有关的新动向，主要向卫生部、中医研究院、所领导及有关科室提供参考。卫生部对此很重视。

2. 编印《中医药研究资料》，凡与中医药或中医研究院临床和实验研究有关的、可资借鉴的现代科学研究的新方法、新技术、新进展等，均为其刊载的范围。

（二）1978 年创办《国外医学・中医中药分册》双月刊，以译文、文摘综述等形式予以报导。

（三）1980 年 4 月，原已停刊 10 余年的《中医文摘》复刊，更名为《中国医学文摘・中医》双月刊。

（四）1973 年创办了《中医药研究参考》，内部刊物，当时“文革”前已停刊的各种医药学杂志复刊者极少，学术交流困难，故创办此刊，内部交流。通过各种渠道，组织到质量较高的稿件。1979 年全国各种科技杂志均已复刊，《中医药研究参考》已完成任务，乃停刊。

（五）主编工作

1. 主编《全国医药卫生科技成果汇编》，1980—1983 年每年一辑。

2. 主编 1955—1977 年中医研究院中医学院《科研成果选编》，共二辑。

3. 主编 1978—1982 年《中医研究院科研成果选编》，共四辑。

上述选编基本反映了中国中医科学院建院以来的科研成就概况。

（六）综述类

1.《国外中医药研究概况》，发表于《中医杂志》1979 年第 10 期，署名钟研勤。

2.《肿瘤研究的进展》，发表于《福建中医药》1982 年第 5 期，署名钟研勤。

3.《中西医结合临床研究三十年》，发表于《中医药研究资料》1982 年第 13 期。

4.《我国三十年针灸研究概况》，发表于《中医药研究资料》1980 年第 15 期。

5.《中药研究三十年》，发表于《中医药研究资料》1980 年第 15 期。

6.《中西医结合研究成就》，发表于《中医药研究资料》1981 年第 13 期。

此外，曾合作编写《新编中成药手册》（1991 年，中国医药科技出版社）。

在担任院情报研究室负责人期间，凡室内负责编印的刊物、资料以及主编工作等，从组稿、审稿、文字加工乃至重新改写、版面安排、校对及成品后的再检查等，都尽可能参加部分乃至全程工作。由于情报室全体同志的团结、苦干，在 1978 年卫生部在京直属单位的工作评比中，情报室获二等奖。

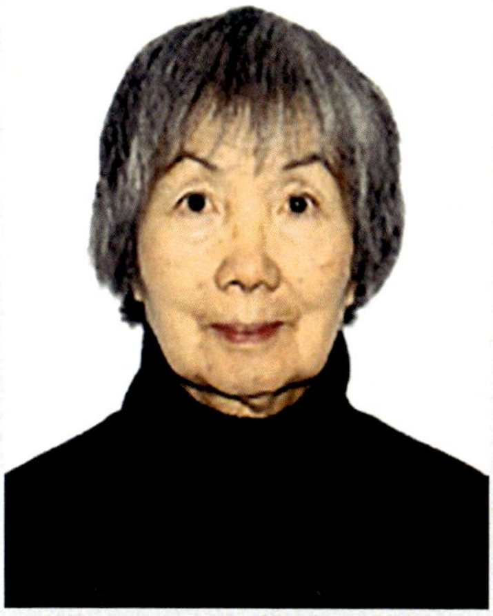

吴兰成

吴兰成（1931—2020），福建省人，1953年8月毕业于上海第一医学院医疗系。

吴兰成，1955年分配到黑龙江省牙克石林业中心医院从事临床工作，曾任儿科主任、副院长，1979年调中国中医研究院中医药信息研究所工作。研究员，享受国务院政府特殊津贴，北京市政协第六、七、八届委员。

吴兰成进入中国中医研究院中医药信息研究所工作后，负责筹划《中医文摘》复刊工作，并担任编辑部主任。经过对收刊范围、读者对象等的调研以及编辑力量的组织和审校制度的建立等筹备工作，文摘刊物得以及时复刊，并且在编辑部同事的共同努力下，《中医文摘》质量越办越好，受到读者好评，取得了较好的经济效益和社会效益，并在多次评比中得奖。该刊于1986年荣获国家科委颁发的科技情报成果二等奖，后加入中国医学文摘系列，更名为《中国医学文摘·中医》。

1983年公派赴美国国立医学图书馆进修学习文献标引及图书编目一年，基本掌握了先进的计算机处理信息的知识和技能，如联机图书编目、数据库的建设、文献标引和检索、主题词表的编制和使用等。学习结束时，美国老师给予高度评价，后经双方协议，同意由她和另一经过培训的人员彭立言为美国的MEDLINE数据库进行中国期刊的标引。作为回报，中国医疗、科研人员可免费使用该数据库。美方对中方的标引质量颇为满意，两国间的标引合作持续至今。回国后除继续进行上述标引工作外，吴兰成首先将学到的知识毫无保留地传授到国内，编写标引教材一套三册，数十万字；在全国各地举办标引学习班近20余次，学习人数达数百人，为医药学界培养了一支数据库建设的人才队伍。

此外，吴兰成将先进的计算机信息处理知识和技能应用于中医药学科，她担任“七五”攻关课题子课题“建立针灸针麻中英文版数据库 ACULARS”课题组长，创建了全国第一个双语数据库，课题结束后用英文撰写的文章被信息界最高级国际会议 MEDIFO’89 录用，并在会上作报告。ACULARS 的建成还受到世界卫生组织西太平洋地区办事处的高度评价，为鼓励取得的成果，世界卫生组织资助中医药信息研究所派出 5 名科研人员出国进修半年，聘请 1 名国外专家来中医药信息研究所讲学，资助中医药信息研究所 10 余台计算机。该课题还获得中国中医研究院中医药科技进步二等奖和国家中医药管理局中医药科技进步三等奖。在“中医药学文献分析和检索系统——TCMLARS”的研制中，制定了中医药学文献数据库的标引规则和数据项标准，建成国内第一个大型中医药学文献数据库，该项目 1996 年荣获全国科技信息系统优秀成果二等奖。

在数据库建设的同时她还研究和编制了中医药学主题词表，此项工作始于 1984 年，在调研国内外医学主题词表的理论、方法和经验，如 MeSH 词表、《汉语主题词表》后，编制了中医药学专业主题词表，于 1987 年出版了第一版《中医药学主题词表》，该词表荣获中国中医研究院中医药科技进步二等奖，出版后受到欢迎并在全国推广使用。此后经过数年的实践，在对 30 万篇文献标引和检索的基础上结合大量词频统计，对词表作了修订，于 1996 年出版第二版，更名为《中国中医药学主题词表》，吴兰成任主编。这是国内外第一部被医学及中医药学信息界广泛采用的中医药学主题词表，是国内中西医药学大型数据库建设的保障，在全国医学期刊索引编制中也发挥了重要作用，具国际先进水平。该书 2004 年荣获中华中医药学会科学技术奖学术著作奖一等奖。鉴于其在科研工作中的成绩，1991 年吴兰成荣获首都劳动奖章，并曾多次被评为中国中医研究院、国家中医药管理局、卫生部、中央国家机关优秀共产党员和先进工作者。

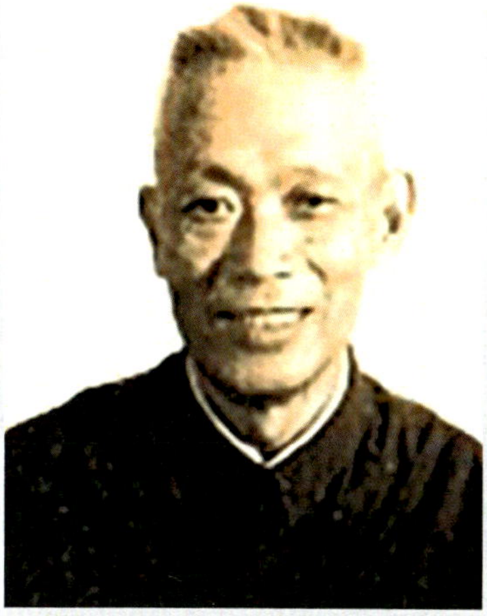

侯召棠

侯召棠（1917—2007），江苏省无锡市人。1940年毕业于南满医科大学专门部（五年制），1941年毕业于日本东京国立公共卫生院公共卫生专修科。

侯召棠，1949年5月在石家庄参加中国人民解放军，任华北医科大学教员。1950年至1958年在第一军医大学任讲师，副科长，期间立三等功及集体三等功各一次。1982年5月起，任中国中医研究院图书情报中心副教授，研究员，主要在图书情报中心情报研究一室从事中医国际情报研究工作。

侯召棠先生的学术思想和成就贡献主要体现在以下几个方面：

一、公共卫生学研究

早年曾在日本国立公共卫生院公共卫生专修科接受过一年的专业培训，并在第一军医大学军队卫生教研室从事相关领域的教学、研究和行政工作。

二、环境医学和老年医学

曾在吉林医科大学（今吉林大学白求恩医学部）环境医学教研室从事相关领域的教学和科研工作约7年，发表了《环境污染所致甲基汞中毒症的科研现状和展望》《江河污染对人体健康影响的研究》《中国医学界有关氟与健康的研究现状》《瑞士的老年人对策》《苏联对老年人健康和福利的社会政策》《欧美老年人护理现状》《英国的老年人健康管理及其护理》等译文、综述10余篇。特别是在甲基汞污染方面有较深入的研究和丰富经验，曾承担我国松花江甲基汞污染方面的调查研究工作，论著《松花江汞污染对人体健康影响的研究》获

1978 年全国科学大会奖，曾于 1981 年 10 月应邀在日本京都市的“中日劳动保护及公害防治经验交流会”上作特约报告《第二松花江甲基汞污染及其对人体健康的影响》。

三、中医药情报研究

任职于中国中医研究院图书情报中心以来，主要从事中医国际情报的研究工作。借助自身的语言优势，他重点开展了对日本汉方医学发展历史和现状的研究，发表了《百年来日本汉方医学的沉浮》《日本汉方医学动向的研究》《日本有关“证”的研究概况》《日本应用和研究汉方方剂的近况》《日本等国学者对我国第二届针灸针麻学术讨论会的评论》等论文和评述。此外，还摘译了当代日本汉方医学界大家矢数道明先生所著《汉方治疗百话》第六、七两集中有关的治疗部分，出版了译著《汉方临床治验精粹》。在中医药情报研究方面还发表了《李约瑟博士谈中医学的问题》《国外中医药学发展动态》《美国针灸事业的现状和趋势》《祖国医学在国际上的地位、现状及其发展趋势》《振兴中医与祖国医学的世界化》《国外有关中西医结合研究的思路与方法》《第 17 届国际内科学会议高度重视我国传统医学》等科研论文和译文。特别是于 1986 年发表的《世界性中医热与祖国医学的发展》一文曾较早预测了未来中医药在世界范围内的发展，引起当时中医界的广泛关注。

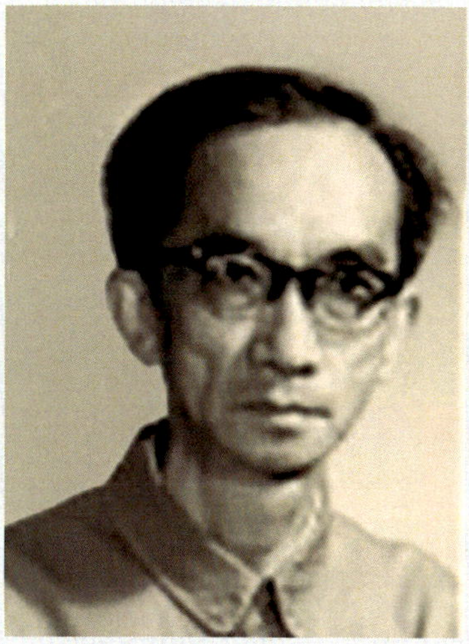

刘兴华

刘兴华（1919—2008），北京市人。1949毕业于北京大学西语系，曾荣获“金钥匙”奖（斐陶斐荣誉学会会员资格）。

刘兴华，1949—1972年曾在解放区救济总会、中国人民救济总会、中国红十字会从事救济福利和外文翻译工作。1972年调到中医研究院图书情报室工作，工作内容主要是收集和编写有关国外中医的情报资料，并开展同国外图书馆交换期刊的业务。随后在中国中医研究院图书情报研究所（后改称中国中医科学院中医药信息研究所）正式成立后，从事中医特别是针灸、针麻的情报工作。曾任中国针灸学会文献研究会理事，并发表大量国内外情报资料和论文。其参与的“中医药国际情报分析研究”荣获国家科技情报成果奖三等奖。曾任《国外医学·中医中药分册》编审和学术顾问、中医药情报硕士研究生导师。两次被评为先进工作者，并荣获中国中医研究院“七五”期间中医药科研工作突出成绩奖。作为主要成员参与创建了“中英文版针灸文献分析检索系统（ACULARS）”，该项成果荣获国家科委全国优秀成果三等奖、国家中医药管理局科研成果三等奖和中国中医研究院科技成果二等奖。1991年离休后，曾返聘国家中医药管理局中医药文献检索中心从事英文编审工作。为中国中医研究院资深研究员，享受国务院特殊津贴。

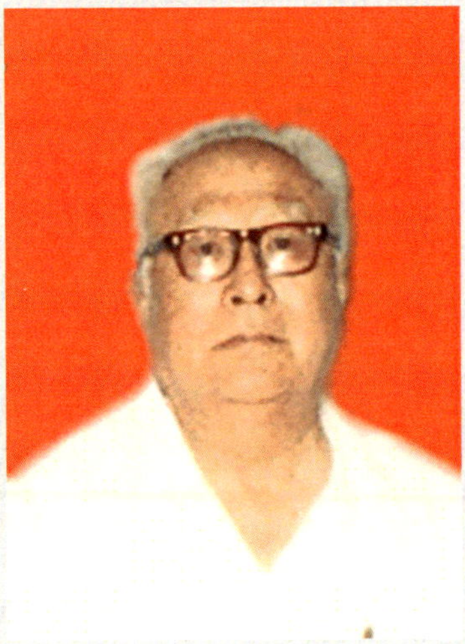

李钟英

李钟英（1917—1994），男，辽宁省沈阳市人，中共党员。1977—1988年先后任中国中医研究院图书情报研究所（现中国中医科学院中医药信息研究所）副编审、编审，1988年离休。

1941年毕业于沈阳伪满洲医科大学。

1946—1948年国民党政府卫生部医疗防疫总队第十大队四十医防队长。

1949年在华北人民政府卫生部训练班学习。

1950—1954年任卫生部防疫总队第一大队副大队长。

1955—1961年任中国防痨协会总会编辑。

1961—1964年任安达市立医院内科副主任。

1964—1971年任中华医学会编辑。

1971—1977年任江西省第二人民医院医师。

1977—1986年任中国中医研究院图书情报研究所副编审。

1986—1988年任中国中医研究院图书情报研究所编审。

曾于1979年在中医研究院全院业务学习大会上作“日本的中医热”报告。曾发表论文及译文10余篇。编辑期刊《中国防痨杂志》《中级医刊》《国外医学·中医中药分册》。出版著作有《急诊手册》《内科进修讲义》《内科常用药物及实验室检查》《药剂学》。

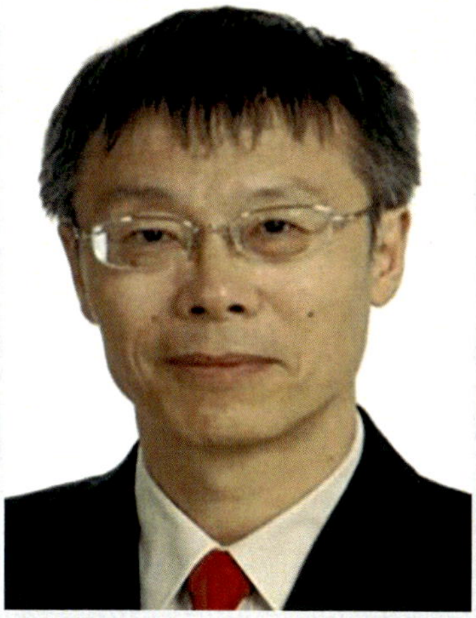

崔蒙

崔蒙（1953—），北京市人，1983年毕业于北京中医学院中医系，获医学学士学位，1988年毕业于中国中医研究院研究生部，获医学硕士学位。

崔蒙，1988年起在中国中医研究院中医药信息研究所工作，历任情报研究室副主任、检索室主任、副所长、所长；中国中医科学院研究员，博士生导师，享受国务院有突出贡献特殊津贴；中国中医科学院科学技术咨询委员会委员、中国中医科学院学位委员会委员；国家中医药管理局中医药信息学学科带头人、国家中医药管理局中医药信息应用方法学重点研究室主任、国家中医药管理局中医药信息数字化三级实验室主任；创立中华中医药学会中医药信息学分会，并兼任主任委员、中国中西医结合信息专业委员会主任委员、中国中医药信息研究会中医药信息数字化专业委员会主任委员、世界中医药学会联合会信息专业委员会会长，中国中医药信息研究会第三届理事会常务理事、中国图书馆学会专业图书馆分会第七届委员会荣誉理事、中华医学会医学信息学分会第七届委员会常务委员、中国医药生物技术协会生物医学信息技术分会常务委员、全国古籍保护工作专家委员会委员；担任《中国中医药图书情报杂志》主编、《国际中医中药杂志》副主编、《中国中医药信息杂志》编委、《世界科学技术·中医药现代化杂志》编委、《中国数字医学》编委、《医学信息学杂志》编委、《中华医学图书情报杂志》编委、《中医年鉴》编委等职。

崔蒙致力于中医药信息学内涵与原理研究、中医药信息学学科的建立；致力于中医药信息数据库的建设，尤其是中医药学语言系统的建设；致力于中医药信息模型及数据挖掘研究；致力于中医药软科学课题以及情报研究，尤其是战略研究；致力于中医药信息学标准的研制。承担各级各类课题30余项，获奖22项，发表论文180余篇、其中SCI收录8篇，主编著作3部。培养硕士研究生18名、博士研究生11名、博士后16名。

其成就贡献主要体现在以下几方面：

1. 建立中医药信息学学科

组织申报教育部“中医信息学”自主二级硕士、博士学位授予点与人事部“中医药信息学”博士后工作站并获批准；建立了国家中医药管理局重点学科“中医药信息学”、重点研究室“中医药信息应用方法学研究室”、三级实验室“中医药信息数字化实验室”；组建了中国中西医结合学会信息专业委员会和世界中医药学会联合会信息分会，搭建了中医药信息学的学术交流平台；出版《中医药信息学》一部；发表《试论中医药学与信息学》《试论中医药信息学及其相关信息学科》《中医药信息学研究进展》《论建立中医药信息学》《中医药信息学内涵的研究》《中医药信息学内涵及原理的研究》等相关研究论文10余篇。

2. 建立虚拟研究院和建设中医药数据库

在行业内组织了37家中医药院校、研究院所共同参与建设的“中医药信息数字化虚拟研究院”，现已成为国家人口与健康科学数据共享平台——中医药学数据中心。该中心与浙江大学计算机科学与技术学院合作，基于DartGrid、DartCloud，实现了中医药异地、远程、同步数据库建设，初步建立了全球最大规模的中医药科学数据库群。

作为负责人主持863项目“高性能计算机及其核心软件—科学数据网络—中医药虚拟研究院”“中国中医药科学数据网格服务应用”等相关科研项目10余项；发表相关论文30余篇。研究成果获高等学校科学研究优秀成果奖技术发明奖一等奖1项（排名第四）、中华中医药学会科技进步二等奖1项、中华中医药学会科技进步三等奖1项、北京市科技奖三等奖1项、中国中医科学院科技进步二等奖1项、中国中医科学院科技进步三等奖1项。

3. 中医药信息标准研制

担任国际标准化组织（ISO）健康信息技术委员会（TC215）和中医药技术委员会（TC249）注册专家，积极推进申报国际标准化组织（ISO）健康信息技术委员会（TC215）和中医技术委员会（TC249）中医药信息标准的工作。主持研制并发布6项ISO/TC215标准和2项ISO/TC249标准，3项ISO/TC215标准处于DTS投票阶段（发布前状态）。

主持2006年度科技部“十一五”支撑计划——“中医疾病分类代码等基础标准示范研究”，积极推进中医药学语言系统的研制；发表相关论文30余篇，并获中国中西医结合学会科技进步奖三等奖1项、中国中医科学院中医药科技进步二等奖1项。

4. 中医药古籍保护工作

全力推进了“全国古籍保护重点保护单位”“全国中医行业古籍保护中心”“国家级古籍修复中心”的建立，以及中医古籍参评“中国档案文献遗产名录”“世界记忆亚太地区名录”“世界记忆名录”的工作，使《黄帝内经》和《本草纲目》得以成功入选“世界记忆工程亚太地区名录”和“世界记忆名录”。推进了中医药古籍语言系统以及古籍数字化工作的研究，发表相关论文10余篇，研究成果获中华中医药学会科技进步一等奖1项（排名第二）。

5. 中医药发展战略及中医药情报研究

从20世纪90年代起，他结合医学发展趋势和国际形势，著文阐释中医药学走向世界的必然性，分析中医药学走向世界面临的难题和亟需解决的问题，提出中医要成为现代医学后的世界通用医学，必须解决与现代科学的融合以及释清中医药学理论体系和术语的难题。作为课题负责人及课题骨干参与了科技部等单位组织的“中药现代化发展战略研究”“中医现代化科技发展战略研究”“中药现代化产业推进战略研究”“中医现代化发展战略研究”“中医药现代化发展战略研究——科技战略”“国家中长期科技发展规划战略研究——人口与健康科技问题研究专题”“人口与医药卫生发展战略与技术经济政策研究”等项目的研究，发表相关论文40余篇，研究成果获国家科技进步二等奖1项（排名第八）。

6. 术语系统建设与数据挖掘研究

为了更大限度地发挥中医药科学数据的作用，最大效用地发挥古今文献的作用，作为负责人承担了科技部重大专项“新药信息技术平台研究——新药信息化技术平台研究”“中药新药发现——设计和信息平台”以及国家自然科学基金面上项目“中药对细胞色素P450酶作用及配伍减毒的计算预测”等项目，并参加了九五攀登预选项目“中药人工智能信息系统的研究”，积极探索计算机智能与中药组方筛选、中药新药研制相结合的模式。为了支撑数据挖掘工作的开展，他进行中医药学本体构建及语义网构建研究，努力促进中医药学语言系统和中医药学临床术语系统的研发工作，建立了相应的术语系统框架和软件平台，使两个术语系统初步建成，为实现中医药学知识体系构建和临床信息交换奠定了基础。发表相关论文 40 余篇，研究成果获中华中医药学会科技进步二等奖 1 项、中国中医科学院科学技术进步奖二等奖 1 项、中国中医科学院科学技术进步奖三等奖 1 项。

第二节 特聘首席研究员 / 国际学术组织主席 / 国内学术组织主任委员

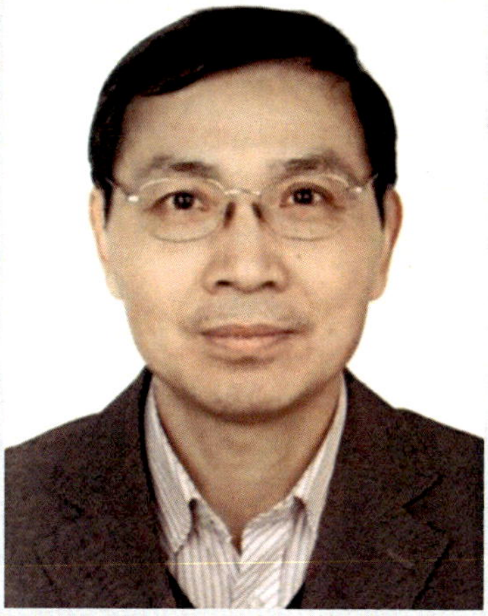

李宗友

李宗友（1966—），男，江苏省建湖县人，中共党员，1990年毕业于南京中医学院，获医学学士学位。

李宗友，1990年分配到中国中医研究院中医药图书情报研究所（今中国中医科学院中医药信息研究所），先后在《国外医学·中医中药分册》编辑部、中医药政策与管理研究中心工作，曾任科室副主任、主任、副所长。1996年8月—1998年3月期间借调到国家中医药管理局科教司工作。2004年3月—2004年7月到英国约克大学进修卫生经济管理课程。2004年8月到2005年9月借调到国家中医药管理局人政司工作。2006年4月到中国中医科学院院直机关工作，任院长办公室主任。2013年1月到中国中医科学院中医药信息研究所工作，先后任党委书记、所长。2013年6月获中央财经大学公共管理硕士学位。中国中医科学院首席研究员，博士生导师，曾任中国中医科学院中医药信息研究所副所长、书记、所长等职务。担任中华中医药学会中医药信息学分会副主任委员。长期从事中医药管理、卫生经济、信息情报、服务贸易等方面的研究工作。

主要工作成绩如下：

1. 主持国家级、省部级重大研究项目60多项。如“十一五”国家科技支撑计划项目“中医药国际标准制定方法和技术的示范研究——中医药科研机构设置与质量管理国际标准制定”，科技部国家重点研发项目“大数据驱动的中医智能辅助诊断服务系统”（2017年）研究，国家中医药管理局政策法规与监督司委托项目《编制中医药改革发展理论与实践报告》（2013年）、《中医药发展战略研究》（2014年）、《中医药规范性文件清理及汇编》（2014年）、《中医药发展战略规划编制》（2015年）、《中医药立法重点问题研究—国外制度》（2016年）、《中医药立法重点问题研究—知识产权》（2016年）、《中医药管理体制研究》（2015年）、《遴选中医药政策研究中心》（2016年）、《中医药法释义研究编写》（2016年）、《中医药法贯彻落实专项研究（中医药服务体系建设）》（2017年）、《关于建立健全中医药发展的政策举措》（2017年）、《国外传统医药知识保护现状分析研究》（2017年）、《中医药政策实施绩效评估和政策体系框架研究—中医药继承工作》（2017年）、《中医药行业“七五”普法常用法律法规汇编》（2018年）、《中医药政策回顾性分析》（2018年）、《中医药服务贸易能力建设》（2019年）等；国家中医药管理局规划财务委托项目《“十三五”国家政务信息化工程建设规划中医药信息化项目建设编制研究》（2014年）、《推动中医药发展战略规划纲要（2016—2030）的贯彻落实》（2016年）、《中医药发展战略规划纲要实施监测平台功能完善及填报说明》（2018年）、《中医药发展战略规划纲要实施监测及年报编制》(2018年）、《全国中医药统计摘编编制》（2014、2015、2016、2017、2018、2019、2020年）等；国家中医药管理局国际合作司委托的《中医药海外发展战略研究》（2014年）、《中医药健康服务国际贸易研究》（2014年）、《中医药服务贸易体系建设》（2014年）、《中医药“一带一路”发展战略研究》（2015年）、《中医药国际信息化平台建设》（2015年）、《中医药服务贸易政策制定与能力提升》（2017年）、《海外中医药中心发展模式研究》（2019年）等；国家中医药管理局办公室委托项目《中医药事业发展白皮书起草》（2013年）、《中医药健康养老发展战略研究》（2016年）；国家中医药管理局医政司委托项目《中医药对口帮扶全覆盖工作效果监测》（2019年）、国家中医药管理局人教司委托项目《中医药人才现状统计分析研究》（2019年）；北京市中医管理局委托项目《北京卫生志·中医篇》（1991—2010）编制研究（2014年）等。

2. 主要科研成果。发表学术论文50余篇，其中SCIE 2篇。作为主要研究者获2003年中华中医药学会科学技术奖一等奖1项。作为负责人主持的“古今医案云平台构建与服务关键技术研究”获2019年中国中医科学院科学技术奖二等奖，“名医传承信息化关键技术与中医医案知识服务”获2020年中华中医药学会科技进步类三等奖。主编《最新英汉药名词典》（中医古籍出版社，1994年12月）和《中医药抗菌及耐药作用分析报告》（中医古籍出版社，2020年3月），作为第一副主编编写了《中医药健康养老服务发展战略研究报告》（中国中医药出版社，2019年12月）。担任《智慧中医传承技术与应用》一书的主审。作为编辑参与了《北京志·卫生志（1991—2010）》“第六篇中医”的编撰任务。参与《中药临床研究与现代应用》《中医药国际标准化战略研究》《十省市中医医疗服务需求调查与研究》《卫生事业管理学》《中医药国际服务贸易实务》等著作编写工作。

3. 参与国家中医药重大文件的起草工作。作为主要执笔人参加国家中医药管理局中医药事业“十五”“十一五”发展规划、《中医药对外交流与合作中长期规划（2011—2020）》、国务院中医药发展战略规划纲要（2016—2030年）、中国的中医药（白皮书）、“一带一路”中医药发展战略、中医药法释义等重大文件的起草。作为专家参与了《中共中央国务院关于促进中医药传承创新发展的意见》的咨询，并在国办秘书三局与相关人员进行交流讨论，提出了自己的意见和建议并有部分意见被采纳。主持起草了中国中医科学院“十一五”“十二五”“十三五”规划，承担北京市中医管理局“十一五”规划的编制任务，承担并完成了抚顺市委托的《抚顺中医药健康产业发展规划（2019—2035年》编制任务。

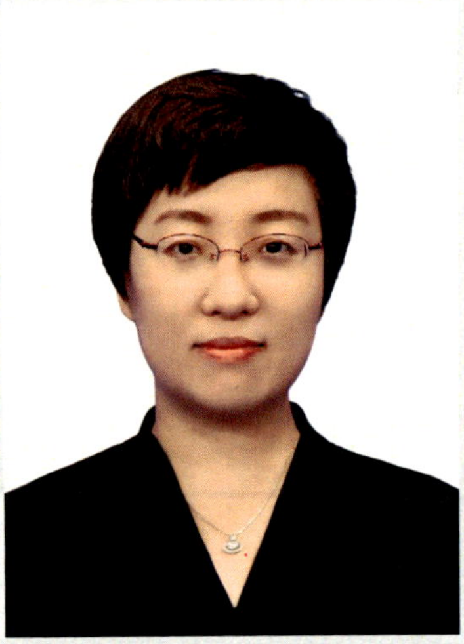

李海燕

李海燕（1975—），女，内蒙古赤峰市人，中共党员，医学博士，博士研究生导师。

李海燕，1997 年毕业于白求恩医科大学信息学（医药）专业，获医学学士学位；2001 年毕业于中国科学技术信息研究所情报学专业，获管理学硕士学位，2000 年曾赴美国马里兰大学信息学院做访问学者；2012 年毕业于中国中医科学院研究生院中医基础理论专业中医药信息深度挖掘与利用方向，获医学博士学位。先后就职于中国医学科学院医学信息研究所、中国疾病预防控制中心公共卫生监测与信息服务中心。2007 年以来，先后任中国中医科学院中医药信息研究所副所长、副所长兼纪委书记、所长兼党委副书记。兼任中国中西医结合学会第三届信息专业委员会主任委员，中国中医药信息学会第一届信息标准分会副会长，中国中医药信息学会第一届 / 第二届健康大数据分会副会长，国际标准化组织中医药技术委员会（ISO/TC249）信息学联合工作组（JWG1）召集人。

主要从事中医药信息学研究。主持国家级、省部级等各级各类科研项目 20 余项，先后主持或参加了国家软科学研究计划项目、国家标准委标准化项目、国家中长期科技发展规划人口与健康发展战略研究、人口与医药卫生发展战略与技术经济政策研究、科技部“十一五”支撑计划项目、医药卫生科学数据共享工程、“重大新药创制”科技重大专项之综合性中药新药研究开发技术大平台等。在《中医杂志》《中草药》《中国中药杂志》、*Alternative Therapies in Health and Medicine* 等国内外期刊发表论文 100 余篇，主编 / 副主编《中医药信息标准》《中医药信息学》等著作 4 部，主持研制 ISO/TS 23030:2020

Traditional Chinese medicine—Clinical document specification for prescription of traditional Chinese medicine decoction pieces、ISO/TS 22558:2019 Health Informatics—Classification of Traditional Chinese Medicine Data Sets、ISO/TS 18790—1:2015 Health informatics—Profiling framework and classification for Traditional Medicine informatics standards development Part 1: Traditional Chinese Medicine 等 ISO 国际标准 4 项、《GB/T 38327：2019 健康信息学 中医药数据集分类》等国家标准 2 项、《T/CIATCM 089：2020 中医医院管理信息基本数据集分类》等团体标准 2 项，获软件著作权 6 项，主持和参与的科研项目获省部级以上科技奖 7 项，包括中国标准创新贡献一等奖 1 项，中华中医药学会李时珍医药创新奖 1 项、科学技术二等奖 2 项、三等奖 1 项，中国中西医结合学会科学技术二等奖、三等奖各 1 项。

作为 ISO/TC249 中医药信息学 JWG1 召集人，多年来持续推动中医药信息国际标准化工作，从 ISO 语境中没有“中医药”到在 ISO/TC215 与 ISO/TC249 信息学联合工作组中有 20 个国家实体、160 位国际专家参与，对于掌握中医药信息标准的国际话语权和国际传播贡献了自己的力量。截至 2021 年 12 月，国际标准化组织（ISO）颁布的中医药信息国际标准有 24 项，其中中国专家主导研制了 18 项，占 75%，为保持中国中医药信息标准研究的国际领先地位做出了贡献。主持和参与了 8 项国际标准、4 项国家标准的研制，主持完成的《ISO/TS 18790-1：2015 中医药信息标准体系框架与分类》《ISO/TS 22558：2019 中医药数据集分类》国际标准，已被采用为英国国家标准和中国国家标准，对于中医药信息标准体系建设具有重要意义。参与研制的《ISO/TS 17938：2014 中医药学语言系统语义网络框架》与《ISO/TS 17948：2014 中医药文献元数据》是 ISO 发布的首批由中国牵头的医学信息国际标准，ISO/TS 17938：2014 被采标为中国国家标准，基于这些标准开发了支持中医药文献处理、临床病历分析以及知识智能化检索的术语系统，形成具有自主知识产权的软件技术产品，为语义网环境下建立互操作的中医药信息系统提供了标准支撑。主持完成的“大数据智能环境下中医药科技知识组织体系构建与应用”项目获 2021 年度中国中西医结合学会科学技术奖二等奖。通过 ISO、HL7 共享信息标准化方法，在同一信息标准化技术水平层面推进了中医药信息的标准化。

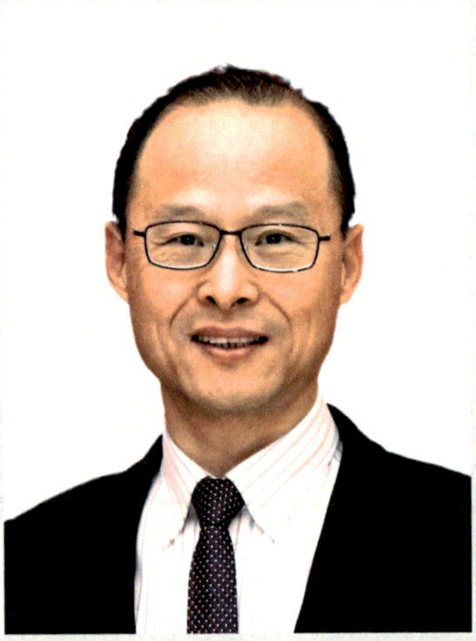

王映辉

王映辉（1966—），男，安徽省肥东县人，中共党员，研究员，硕士研究生导师。

王映辉，现任中国中医科学院中医药信息研究所党委书记兼副所长，中国中医科学院党委委员，享受国务院政府特殊津贴专家，国家卫生健康突出贡献中青年专家；中国中医科学院学位委员会委员，国家中医药管理局中医药临床信息学重点学科带头人，中国中医科学院中医信息学科带头人；国家中医药管理局国家中医临床研究基地业务建设督导组成员、中医医疗与临床科研信息共享系统建设专家组成员、民族医药文献整理及适宜技术筛选推广项目专家组成员。曾任世界中医药学会联合会第三届信息专业委员会会长，第一、二届医案专业委员会副会长，中国医药信息学会第一至三届电子病历与电子健康档案专业委员会副主任委员，北京中医药学会第二届网络信息专业委员会主任委员等。

从事中医临床技术、中医经验传承方法学、中医药信息学研究。先后主持、参与国家“973计划”、国家“863计划”、“十五”国家科技攻关、“十一五”国家科技支撑计划、国家重点研发计划、中医药行业专项、国家中医药管理局科技计划、北京市科技计划重大项目课题20余项。在中医针灸、中医药信息学、名老中医经验传承研究领域取得成绩，先后获国家科技进步二等奖，中国针灸学会科学技术二等奖，中华中医药学会科学技术一、二、三等奖，北京市科学技术奖三等奖，中国中医科学院中医药科学技术进步二、三等奖等科技奖励共13项，发表论文130余篇，主编和参编著作10余部。开发信息系统软件并获著作权6项，获发明专利1项。曾荣获广安门医院中青年科技标兵、全国中医药科技管理工作优秀工作者、中国医药信息学会“中国医药卫生信息化杰出贡献人物”金鼎奖、中国中西医结合学会“首届中西医结合优秀青年贡献奖”、中国中医科学院优秀共产党员等奖励和荣誉。

主要成绩如下：

一、创新中医临床诊疗技术研究与评价方法学。以火针赞刺法治疗急性带状疱疹为示范，在科学验证传统火针疗法疗效的基础上，建立了中医临床诊疗技术类课题研究的设计、实施与评价的模式与方法；形成《中医临床诊疗技术研究指南》并出版，示范推动了全国数百项中医技术的规范研究与推广。此项目获中国针灸学会科技奖、华夏医学科技奖、中国中医科学院科技奖，被列为“国家中医药管理局科技成果推广项目”，并出版了《火针疗法》VCD 光盘，面向基层推广应用。

二、创建中医药（临床）信息学科，建立基于信息技术的名老中医经验研究与传承新方法。作为局、院两级学科带头人，2010 年首倡并创建中医临床信息学科，2012 年国家中医药管理局批准该重点学科建设。提出创新的“中医临床信息认识论模型”“中医临床信息学方法（HED 方法）”，最先在中医院建立“临床科研信息共享系统”，建立了名老中医经验传承的新技术与方法，成为全国名老中医经验研究和 22 家国家中医临床研究基地信息化研究建设的示范和技术支撑，并获国家科技进步奖、中华中医药学会科技奖、中国中医科学院科技奖等多项。《基于信息和数据挖掘技术的名老中医临床诊疗经验研究思路》获中国中医科学院成立 60 周年“最具影响力优秀论文（2005—2014 年中文）”，主编出版《中医临床信息学》《中医医院信息化研究进展与新技术应用》。

三、作为领域专家，积极参与国家中医药规划、计划、标准制修订及重大事项督导。参与《中医药发展战略规划纲要》、《健康中国十三五规划》、《关于加快中医药科技创新体系建设的若干意见》、《中医药事业发展“十三五”规划》、“十三五国家政务信息化工程规划研究——中医药信息化工程”研究编制等重要规划制修订和论证起草，提出的建设“中医智慧健康云”“鼓励企业反哺基础理论创新和临床应用创新”等观点和建议被采纳。参与审定中医药信息标准、中医临床诊疗指南等 150 余项。作为国家中医临床研究基地建设督导专家和全国基层中医馆健康云平台建设项目等督导验收专家，积极主动工作，推动相关基地和项目完成建设任务，为中医药事业发展做出了贡献。

第三节 历届所领导（所长、书记）

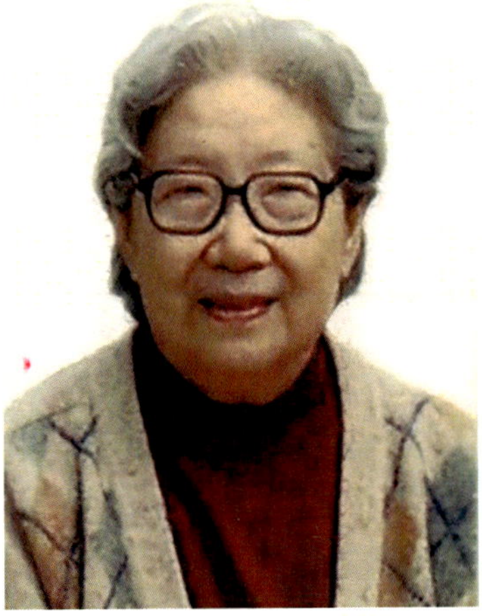

薛清录

1986—1991年任中国中医研究院图书情报研究所所长

薛清录，1954年毕业于北京大学图书馆学系。1955年进入中医研究院（今中国中医科学院）图书馆工作，历任中医研究院图书馆副馆长、中医研究院图书情报中心主任、中国中医研究院图书情报研究所所长、兼任中医研究院图书馆馆长。曾任全国中医药图书情报工作委员会主任，《中国中医药信息杂志》主编，中国图书馆学会常务理事，中央国家机关科研系统图书馆学会副理事长，中华医学会信息学会常务理事，文化部全国古籍保护工作专家委员会委员，中国中医科学院学术委员会委员。第六批全国老中医药专家学术经验继承工作指导老师（2017年）。

任中医研究院图书馆馆长期间，明确提出“以古籍为重点的中医藏书中心”建设的目标，逐步建成了以古籍为收藏特色的门类齐全、结构合理的中医药学藏书体系，为中医研究院图书馆成立“全国中医行业古籍保护中心”打下坚实的基础。主持了第二次和第三次全国中医古籍资源调查，主编出版的《全国中医图书联合目录》和《中国中医古籍总目》已成为中医文献工作者和科学史研究者的必备工具书，被古籍界同行专家誉为古籍资源普查的典范。在推动图书情报工作现代化建设方面，进行了中医专业主题词表的研究和“中医药现代文献数据库”的构建，促进了“中医药文献检索中心”的成立。曾主编大型文献检索工具书《中国科技期刊中医药文献索引（1949—1995）》，组织编写《中国科技期刊中医药文献索引》（1949—1986）及《中医药文献检索与利用》大学教材，创办《中医药图书情报》（现更名为《中国中医信息杂志》）。

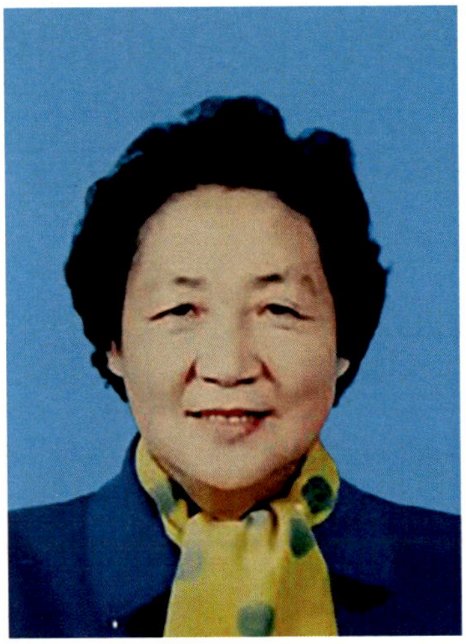

周 杰

1986—1992 年任中国中医研究院图书情报研究所党总支书记

周杰（1935—），女，河南省信阳市人，中共党员。毕业于中共中央党校函授学院党政管理专业。中国书画函授大学国画系毕业。1951 年抗美援朝入伍。曾在中国人民解放军河南省军区后勤部训练队学习，后调至河南省军区军政干部学校一大队任文书、政工员。1954 年转业至广西壮族自治区桂林市人民政府监察局和中共桂林市委纪律检查委员会工作。1957 年在广东省供销合作社先后从事人事、统计、计划管理工作。期间，“大跃进”时期下放广州番禺珠江甘蔗厂劳动 1 年。1968 年在湖南省零陵地区组织部从事干部管理工作。1971 年在中医研究院政治部工作，当时是中医研究院与北京中医学院合并时期。期间下放至小汤山五七干校 1 年。两院分开后在院直机关任党总支部副书记、书记。1983 年中国中医研究院图书馆、情报室和中医古籍出版社合并为图书情报中心，合署办公，任支部书记，党支部扩大为党总支任总支书记兼副所长至退休。

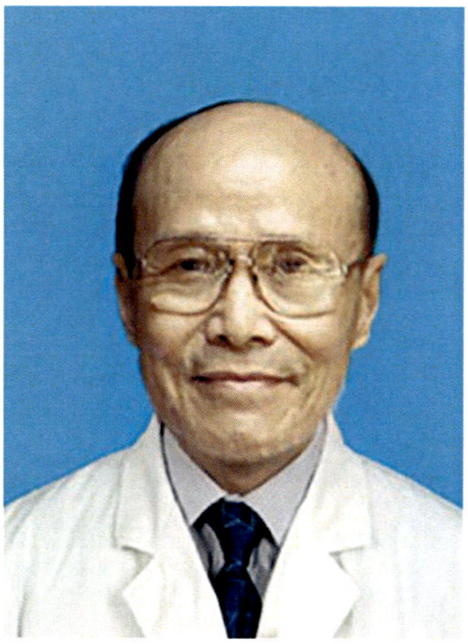

吴伯平

1991—1993 年任中国中医研究院图书情报研究所所长

吴伯平（1935—），男，上海人，1962 年毕业于北京中医学院（今北京中医药大学）中医医疗系。长期从事中医药临床、教学、科研、情报等工作。历任中国中医研究院中医药情报研究所副所长、所长等职。研究员，中国中医研究院专家委员会、高级技术职称评委会、学位评审委员会委员，国家艾滋病专家委员会委员，《中国中医药年鉴》编委会委员，中国性病艾滋病协会常务理事，中国性学会中医性学专业委员会主任委员，世界艾滋病协会传统医学委员会常委，国际科学与医学协会理事，英国国立伦敦大学医学院客座教授，美国大西洋中医学院名誉教授，中国旅美中医学院同学会总会顾问。享受国务院政府特殊津贴。

治学勤奋，受名医熏陶，曾师承秦伯未、任应秋、朱颜、赵炳南、方鸣谦、陈慎吾、董建华诸前贤，并得真传。持续攻读《黄帝内经》《伤寒论》《金匮要略》及各家著作多年，中医学术功底扎实，临床辨证圆机活法，对疑难杂症擅用五行生克制化、五运六气、奇经八脉等理论辨析证情。用药轻灵，克奇制胜，每于轻巧平淡中显神奇。

曾被聘为美国西雅图中医学院、美国佛罗里达大学中医学院、德国慕尼黑中医学院、英国 Yuan Institute of Chinese Medicine 客座教授。应邀赴美国康奈尔大学、佛罗里达州艾滋病中心美国中医学会、美国中医联盟作专题演讲，1999 年为新加坡第二届世界传统医学大会作技术演讲，2001—2004 年在美国及欧洲为硕士研究生及博士研究生用英文教授中医四大经典（《内经》《伤寒论》《金匮要略》《温病条辨》），2001—2005 年在美国及德国为药剂师用英文教授中药炮制学，2005 年在美国及欧洲为博士研究生用英文教授中医各家学说。1990 年获坦桑尼亚政府艾滋病研究奖和国家援外模范专家奖，1992 年获香港圣托马斯医院访问教授奖，2002 年获美国东方医学会模范中医教师奖，2005 年获美国西雅图中医学院模范访问教授奖。

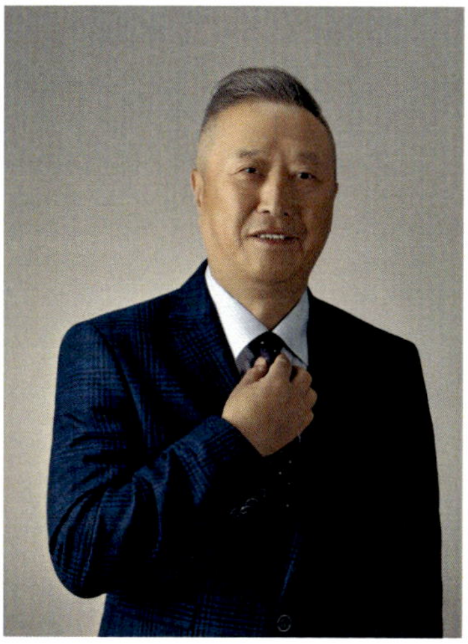

胡国臣

1993—1994年任中国中医研究院图书情报研究所所长

胡国臣（1952—），男，中共党员。对外经贸大学工商管理硕士。1993—1994年任中国中医研究院中医药信息研究所所长、中国中医研究院图书馆长、中国中医药检索中心主任。

1976年毕业于北京中医学院中医系，1976年12月至中国中医研究院西苑医院消化科工作，师从施奠邦，临床主要治疗肝硬化、慢性胃炎、消化性溃疡、慢性结肠炎等胃肠性疾病，曾任西苑医院党委副书记、党委书记、副院长，中国中医药出版社长兼总编辑，人民卫生出版社社长兼总编辑。现任中国编辑学会常务副会长（驻会）。2001年获国务院政府特殊津贴，新闻出版专业高级职称评审专家，2008年获评新闻出版总署首批出版行业领军人才，获新闻出版总署首届中国出版政府奖优秀出版人物奖。曾主持完成国家级新闻出版课题三项。主编出版“唐宋金元名医全书大成”二十部，“明清名医全书大成”三十部，总计主编七十余部图书。学术论文分获第二届、第三届中华优秀出版物奖优秀出版科研论文奖，《百病饮食心理运动丛书》一书获新中国成立60周年全国中医药科普图书策划奖。曾任《中国卫生年鉴》主编。现仍在北京中医药大学东直门医院等多家医院从事医疗科研工作，主要从事中医内科疑难杂病诊疗，特别是对肺结节、甲状腺结节、乳腺结节、及肺癌、结肠癌等疾病有比较好的疗效及深入的研究。

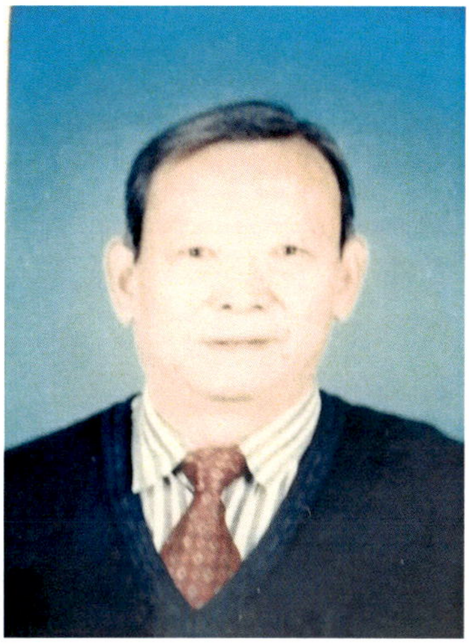

李聪盛

1992年任中国中医研究院图书情报研究所党总支书记

1992—1995年任中国中医研究院图书情报研究所党委书记

李聪盛（1934—），男，山东省栖霞县人，中共党员。毕业于中央党校中央国家机关分院大专班。1954年5月—1956年2月任北京市第十六缝纫社会计。1956年3月—1960年1月任张家口65军政治部文书。1960年2月—1984年5月任北京市公安局政治秘书处、监察保卫处、纪检处科员。1984年5月—1992年9月在中国中医研究院纪律检查处工作。1992年9月—1995年任中国中医研究院中医药信息研究所党委书记，1995年退休。

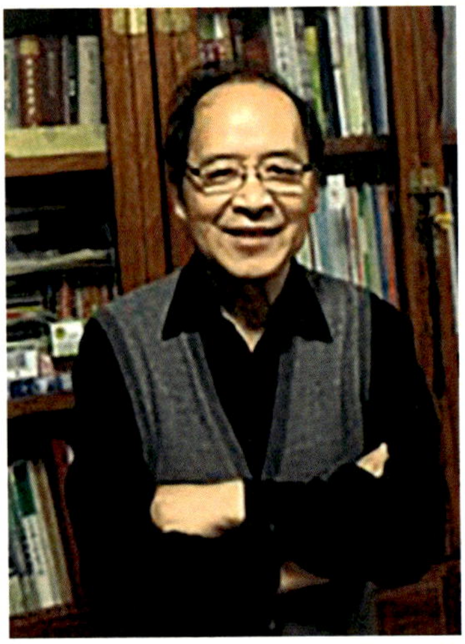

陈贵廷

1994—1999 任中国中医研究院中医药信息研究所所长

1995—1999 任中国中医研究院中医药信息研究所党委书记

陈贵廷（1952—），男，河南省新郑龙湖镇人，中共党员。中医药信息科学硕士研究生导师，研究员。1972 年毕业于北京中医学院中医系。1981 年获中国中医研究院硕士学位。历任中国中西医结合杂志编辑部主任，中国中医研究院图书情报研究所、中医药信息研究所副所长、所长、党委书记，中国中医药报社常务副社长、社长、常务副总编辑、总编辑、党总支书记。曾任世界中医联合会首届新媒体专业委员会主任委员。享受国务院政府特殊津贴。

长期从事中医药教学、临床、报刊编辑、古医籍保护与开发利用、文献信息研究、新闻出版、新媒体与网络传播以及行政管理等方面工作。

主编出版的学术著作有《实用中西医结合诊断治疗学》、《实用中西医结合临床手册》、《世界124种难治病中西医结合诊断与治疗》、《最新国内外疾病诊疗标准》、《本草纲目通释》、《中医美容大全》、《百病中医药酒疗法》、《百病中医按摩疗法》、《中国当代名医名方录》、《本草纲目》(金陵版点校本)等。

主要参与组织实施的重大研究课题如“建立中国中医药文献分析与检索系统的研究”，于1996年10月获全国科技信息系统优秀成果二等奖；由中国科技信息研究所与中国中医研究院中医药信息研究所合作开展的“促进中医药出口创汇的战略与政策研究”以及“中药现代化发展战略研究”，获中国科技部1998年度科技进步奖（省、部级）二等奖；1995年3月被聘为《中华大典·医药卫生典·卫生学分典》常务副主编。

在中医药信息研究所工作期间，动员全所上下全力协助国家中医管理局组织参加“中国社会发展成就展览会”，1994年9月其本人获组委会颁发的综合馆最佳组织奖；2003年7月获“首都抗击非典先进个人”；2011年10月获评“全国中医药文化建设工作先进个人”（国家中医药管理局）等。

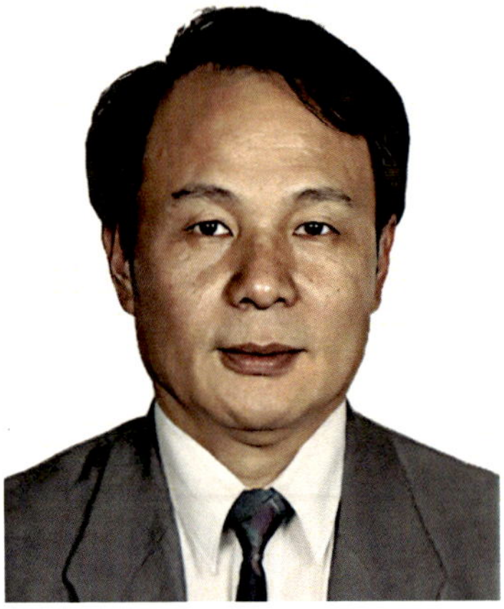

陈珞珈

1999—2003年任中国中医研究院中医药信息研究所所长

1999—2001年任中国中医研究院中医药信息研究所党委书记

陈珞珈（1953—），男，湖北省武汉市人，中共党员，研究生学历，研究员。现任中国民间中医医药研究开发协会会长，国家开放大学生命健康学院院长。历任湖北省中医药高等专科学校教师，湖北省荆州地区人民医院医师、湖北省卫生厅中医处处长，国家中医药管理局医政司处长、副司长，中国中医科学院中医药信息研究所所长兼党委书记，中国中医科学院中医药发展研究中心常务副主任，中国中医科学院望京医院院长兼中国中医科学院骨伤科研究所所长，美国基金独资“北京新里程医院”院长等职。中国中医科学院硕士研究生导师，中国中医科学院中医药管理学学科带头人，中国中医科学院学术委员会委员。享受国务院政府特殊津贴。

长期从事中医医疗、教育、中医药管理、卫生经济、信息情报等方面的临床、科研和管理工作，编写了《中国中医医疗服务需求与利用研究》《中医人手册》等10部著作。主持承担世界卫生组织（WHO）课题“中医中药在中国医疗保健中的作用与应用情况研究”、科技部课题“建立药用植物资源开发保护预警系统的研究”等近20项科研课题。其担任课题组长的课题“中国中医医疗服务需求与利用调查研究”获中华中医药学会科学技术一等奖，2011年被国家中医药管理局表彰授予“全国中医基本调查特别贡献奖”。曾被团中央授予“全国新长征突击手”荣誉称号。论文曾获“全国中青年中医优秀论文一等奖”。

兼任国家卫生计生委“深化医药卫生体制改革专家咨询组专家”，国家卫生计生委医药价格改革协调小组成员，国家卫生计生委“信息化专家咨询委员会委员”，中组部、劳动人事与社会保障部“千人计划评审专家”，北京市、四川省和河北省科学技术奖评审专家，北京市自然科学基金评审专家，中国卫生经济学会副会长等社会职务，为北京中医药大学、湖北中医药大学和江西中医药大学兼职教授。

陈珞珈是我国《中华人民共和国中医药法》最早的起草人之一。

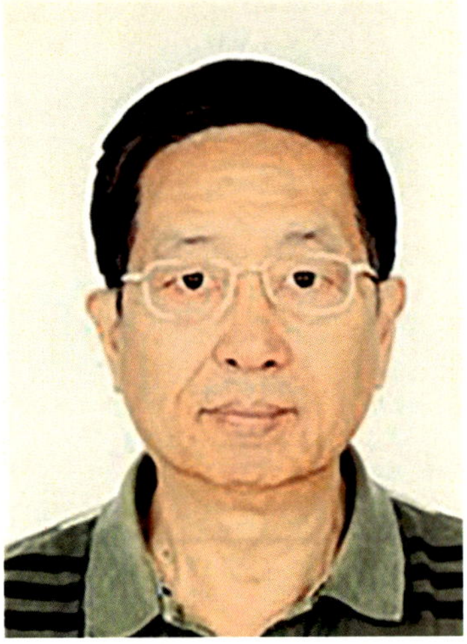

朱冬生

2005—2009 年任中国中医科学院中医药信息研究所党委书记

朱冬生（1946—），男，中共党员，江苏镇江人。1969 年毕业于越南河内综合大学，回国后，分配至中医研究院外事处，从事翻译及外事接待工作。1983 年任外事处副处长，协助处长管理中医研究院外事工作。1985 年任外事处处长，负责中医研究院外事工作。2001 年至 2009 年任中国中医科学院中医药信息研究所党委书记、代理所长、副所长。曾任中医研究院翻译职称评定小组组长、中国中医研究院院直机关高级职称评定委员会委员、中国中医药学会翻译学会副主任委员、中国中医科学院中医药信息研究所高级职称评定委员会副主任委员，《中国医学文摘·中医》杂志副主编，中国中医药信息研究会第二届中医药信息数字化专业委员会常务委员。

主要工作业绩如下：

外事及翻译工作：组织接待国外人员来中国中医科学院学术交流、考察和访问，其中包括100多个部长级以上的高级代表团。组织中国中医科学院专家赴国外参加国际会议、讲学及合作项目。组织了36个国际会议，使中国中医科学院专家有更多机会与国外同行直接进行交流。组织了多名国外医生的培训工作。主持签署了60多个双边合作协议。建立了与国外知名大学和研究单位联合培养中国中医科学院年轻科技人员的渠道。与世界卫生组织合作，在中国中医科学院设立了三个传统医学合作中心——“世界卫生组织传统医学合作中心（针灸）”“世界卫生组织传统医学合作中心（中药）”“世界卫生组织传统医学合作中心（中医临床）”。翻译了王伯岳老中医的《中医儿科》，翻译了1980多份病历资料。

其他工作：《中国中医研究院抗击SARS纪实》《中医药防治非典型肺炎（SARS）研究》（中医古籍出版社），参编；《中国中医药国（境）外传播系列——中医药联络手册》《中医药信息研究进展》（中医古籍出版社），联合主编；《中国中医药学术语集成》《中国中医药学主题词表》（中医古籍出版社）、《中医现代化发展研究报告》（科学出版社），副主编；《中医古籍孤本大全》（中医古籍出版社）项目组组长。

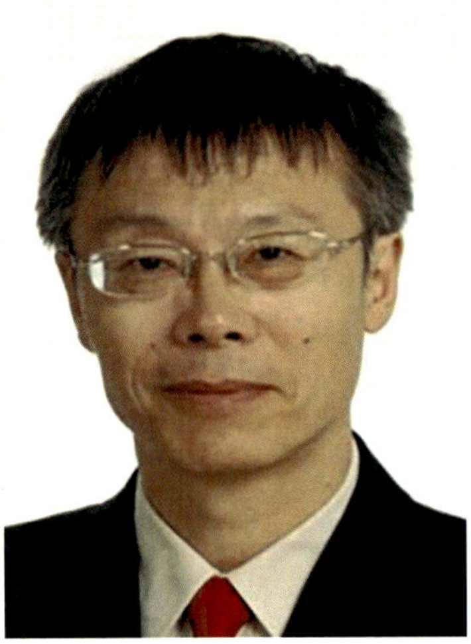

崔 蒙

2005—2013 年任中国中医科学院中医药信息研究所所长

崔蒙（1953—），男，北京市人，中共党员，研究员，国家中医药管理局中医药信息学学科带头人。1988 年获中国中医研究院医学硕士学位。1988 年进入中国中医研究院中医药信息研究所工作，历任副所长、所长。

建立了国家中医药管理局重点学科“中医药信息学”，并成立了“中医药信息应用方法学研究室”重点研究室、“中医药信息数字化实验室”，组建了中国中西医结合学会信息专业委员会和世界中医学会联合会信息分会，兼任中华中医药学会中医药信息学分会主任委员，搭建了中医药信息学的学术交流平台，出版《中医药信息学》等专著。研究方向包括中医药信息数据库建设、中医药学语言系统建设、中医药信息模型及数据挖掘、中医药发展战略研究、中医药信息学标准研制等。全力推进“中医药科学数据中心”“全国古籍保护重点保护单位”“全国中医行业古籍保护中心”“国家级古籍修复中心”的建立，以及中医古籍参评“中国档案文献遗产名录”“世界记忆亚太地区名录”及“世界记忆名录”的工作，其中《黄帝内经》和《本草纲目》成功入选“世界记忆工程亚太地区名录”和“世界记忆名录”。承担各级各类课题 30 余项，获奖 22 项，发布 ISO 标准 8 项，发表论文 180 余篇，其中 SCI 文章 8 篇，主编著作 3 部。培养硕士研究生 18 名，博士研究生 11 名，博士后 16 名。

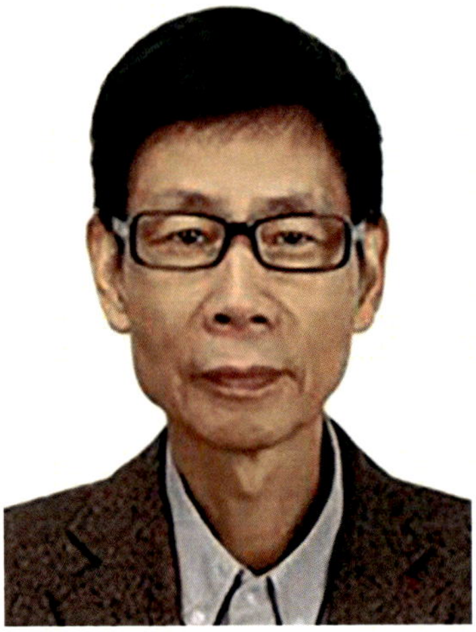

彭春龙

2009—2013年任中国中医科学院中医药信息研究所党委书记

彭春龙（1952—），男，广东省汕头人，中共党员，毕业于清华大学计算机系，毕业后在清华大学和北京协和医学院任教。1984年调入中国中医研究院，1990年任副研究员，1996年晋升为研究员，历任中国中医科学院中医基础理论研究所计算机室主任，中国医史文献研究所所长、专家委员会主任委员，中国中医科学院高级职称评委会委员、学位委员会文献信息分会委员，中医药信息研究所党委书记。兼任中国生物医学工程学会理事、第三届中医工程分会主任委员，北京中医药学会理事第一届计算机专业委员会主任委员，世界中医药学会联合会第一届信息专业委员会副会长，中国中医药学会常务理事兼副秘书长。

1983 年到美国 DEC 公司学习计算机技术，1985 年到香港学习网络技术，1989 年通过世界卫生组织考试，作为访问学者到澳大利亚学习。享受国务院政府特殊津贴。

参加清华大学多项科研项目，获全国科学大会奖和电子工业部科技成果奖，1985 年主持完成“中医药信息系统”项目，获中国中医科学院科技成果二等奖。1995 年提出中医药智能信息系统框架设计并通过专家论证会。1997 年至 2003 年在中国医史文献研究所主持多项古籍信息化项目。2000 年任第二届国际中医药工程学术大会组委会秘书长，2001 年主持召开首届海峡两岸中医药大会，该活动被评选为当年全国中医药十大事件之一。

1986 年、1994 年和 1996 年多次被评选为卫生部优秀党员，1987 年受到卫生部机关党委通报表扬。2004 年至 2009 年被国家中医药管理局派往山西省五寨县挂职扶贫任县委副书记，2011 年被评选为“全国扶贫开发先进个人”。2011 年被评选为国家中医药管理局优秀党务工作者和优秀局管干部，所在中医药信息研究所党委被评选为优秀基层党组织。

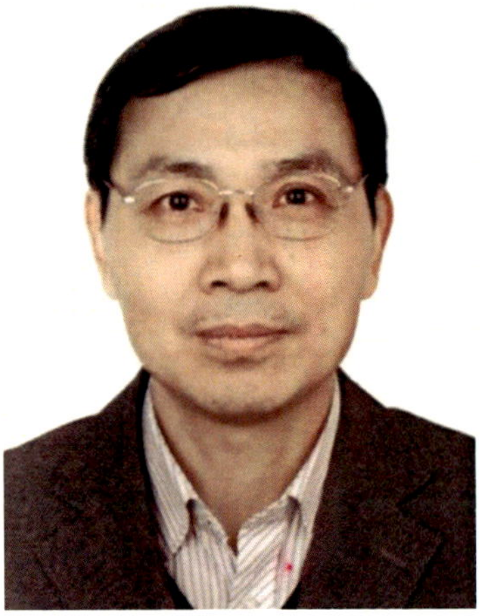

李宗友

2014—2020 年任中国中医科学院中医药信息研究所所长

李宗友（1966—），男，江苏省建湖县人，中共党员。1990 年毕业于南京中医学院获医学学士学位，后分配至中国中医研究院中医药图书情报研究所，先后在《国外医学中医中药分册》编辑部、中医药政策与管理研究中心工作，曾任科室副主任、主任、副所长。1996 年 8 月—1998 年 3 月期间借调至国家中医药管理局科教司工作。2004 年 3 月—2004 年 7 月到英国约克大学进修卫生经济管理课程。2004 年 8 月—2005 年 9 月借调至国家中医药管理局人政司工作。2006 年 4 月到中国中医科学院院直机关工作，任院长办公室主任。2013 年 1 月到中国中医科学院中医药信息研究所工作，先后任党委书记、所长。2013 年 6 月获中央财经大学公共管理学位 MPA 硕士学位。中国中医科学院首席研究员，兼中华中医药学会中医信息学分会副主任委员，曾兼任中国中医药信息研究会副会长。

主要从事国外中医药情报研究、中医药软科学研究，先后承担省部级课题 20 多项，发表学术论文 40 余篇，其中 SCIE 2 篇。作为主要研究者获 2003 年中华中医药学会科学技术奖一等奖 1 项，作为负责人主持的“古今医案云平台构建与服务关键技术研究”获 2019 年中国中医科学院科学技术奖二等奖，“名医传承信息化关键技术与中医医案知识服务”获 2020 年中华中医药学会科技进步类三等奖。主编《最新英汉药名词典》，参与《中药临床研究与现代应用》《中医药国际标准化战略研究》《十省市中医医疗服务需求调查与研究》《卫生事业管理学》《中医药国际服务贸易实务》等著作编写工作。

先后参加《中医药事业“十五”计划》《中医药事业发展“十一五”规划》《中医药对外交流与合作中长期规划（2011—2020）》《中国中医科学院“十一五”规划》《中国中医科学院发展“十二五”规划》等重大文件起草工作。

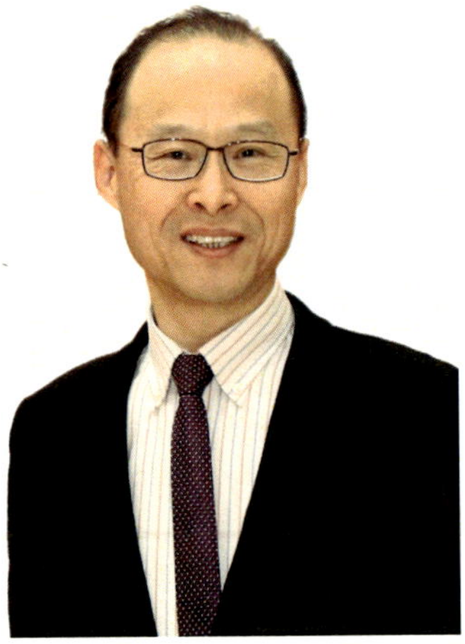

王映辉

2014 年至今任中国中医科学院中医药信息研究所党委书记

王映辉（1966 年—），男，安徽省肥东县人，中共党员，研究员，国家中医药管理局中医药临床信息学重点学科带头人，中国中医科学院中医临床信息学科带头人。现任中医药信息研究所党委书记，中国中医科学院党委委员。1989 年毕业于安徽中医药学院（今安徽中医药大学）。历任广安门医院针灸科医师，科研处副处长、处长，副院长、党委委员，2014 年 7 月起任中医药信息研究所副所长、党委书记兼副所长。中国中医科学院太极拳协会会长，中医药信息研究所武术协会会长，国家武术四段。2018 年被批准为国务院政府特殊津贴专家。2021 年被批准为第九届国家卫生健康突出贡献中青年专家。

主要工作业绩如下：

带头强化学习和培训教育，着力提升政治素质。作为中医药信息研究所党委书记，统筹部署全所大学习，通过落实全年学习计划为主，“第一议题”跟进学习作为补充，组织落实党委领导班子、中层干部、全所党员职工三个层面多种形式专题学习会、培训会，积极开展主动学习宣传讲解和培训。积极稳妥做好政治引领和舆论引导，强化思想理论武装，创建团结奋进的领导班子，建设“四强”党支部，领导和支持工会群团建设，有力地保障了全所和谐稳定发展。

党建引领群策群力，坚决打赢疫情防控阻击战。党建引领勇于担当积极承担急重任务，为抗疫工作交上一份满意答卷。党委领导统筹安排精准施策，不但牢牢守住阵地防线，实现了“零感染”的防控目标，而且还在关键时刻发挥中医药信息研究所特点和优势，为国家中医药管理局、中国中医科学院在新冠肺炎中医治疗方案制定、专项科研、国家中医医疗队相关行动、抗疫中药研发等工作方面提供文献平台、信息情报分析、现场报道拍摄等有力的支援，为抗疫工作做出了独特贡献。

锚定发展规划目标，做大做强中医药信息研究所。认真贯彻落实习近平总书记关于发展中医药的重要指示和全国中医药大会精神，引导干部职工把个人发展融入中医药传承创新发展大局，贡献才智，锚定以信息化赋能中医药服务，增强人民对中医药信息知识服务的获得感、满足感的大目标，围绕“十三五”建设国家中医药数字图书馆，做大做强中医药信息研究所的规划任务目标，在抓好疫情防控工作的同时，进一步完善机制，激励创新创造，适时调整成立机构，合理布局所级自主选题，推动重大项目实施，加强古籍整理与利用，大力推进成果转化，圆满完成各年度工作任务。

坚持党对工会工作的领导，关心职工切身利益，重视支持并积极参与工会活动。结合工会工作，落实习近平总书记“要倡导健康文明的生活方式，树立大卫生、大健康的观念，把以治病为中心转变为以人民健康为中心”的指示，牵头成立中国中医科学院武术太极拳协会并任会长，倡导和推动中医药健身运动研究和推广普及。以身作则，支持和组织开展职工健身运动，营造和谐向上的工作环境。参加全国性武术太极拳比赛，在国家卫生健康委和国家中医药管理局太极拳比赛中获得多项奖励。

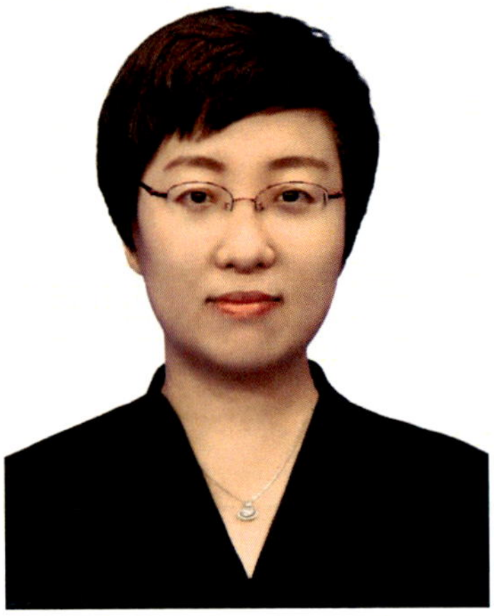

李海燕

2021年至今任中国中医科学院中医药信息研究所所长

李海燕（1975—），女，内蒙古赤峰市人，中共党员，医学博士，博士研究生导师。美国马里兰大学信息学院访问学者。2021年4月以来，任中国中医科学院中医药信息研究所所长兼党委副书记。兼任中国中西医结合学会第三届信息专业委员会主任委员、中国中医药信息学会第一届信息标准分会副会长、中国中医药信息学会第一届/第二届健康大数据分会副会长，国际标准化组织中医药技术委员会（ISO/TC249）信息学联合工作组（JWG1）召集人。

主持国家级、省部级等各级各类科研项目 20 余项，在《中医杂志》《中草药》、《中国中药杂志》、*Alternative Therapies in Health and Medicine* 等国内外期刊发表论文 100 余篇，主编、副主编《中医药信息标准》《中医药信息学》等著作 4 部，主持研制 ISO/TS 23030：2020 Traditional Chinese medicine— Clinical document specification for prescription of traditional Chinese medicine decoction pieces、ISO/TS 22558:2019 Health Informatics— Classification of Traditional Chinese Medicine Data Sets、ISO/TS 18790—1:2015 Health informatics— Profiling framework and classification for Traditional Medicine informatics standards development Part 1: Traditional Chinese Medicine 等 ISO 国际标准 4 项、《GB/T 38327—2019 健康信息学 中医药数据集分类》等国家标准 2 项、《T/CIATCM 089—2020 中医医院管理信息基本数据集分类》等团体标准 2 项，获软件著作权 6 项，省部级以上科技奖 7 项，其中中国标准创新贡献一等奖 1 项，中华中医药学会李时珍医药创新奖 1 项、科学技术二等奖 2 项、三等奖 1 项，中国中西医结合学会科学技术二等奖、三等奖各 1 项。

第六章 馆藏资源

Institute of Information on Traditional Chinese Medicine, CACMS

中国中医科学院图书馆围绕国家中医药发展规划开展中医信息资源建设和信息服务工作，一直以来，坚持以馆藏资源特色化建设、打造国家中医药数字图书馆作为核心目标，现已形成以中医药学、中西医结合中外文医学文献为主体，突出中医古籍、民国文献为特色的文献信息资源馆藏体系，并始终保障重要文献和特色资源的完整性、连续性更新和收藏。中医药信息研究所的馆藏资源包括古籍资源、现代文献资源和电子资源三个方面。

第一节 古籍资源

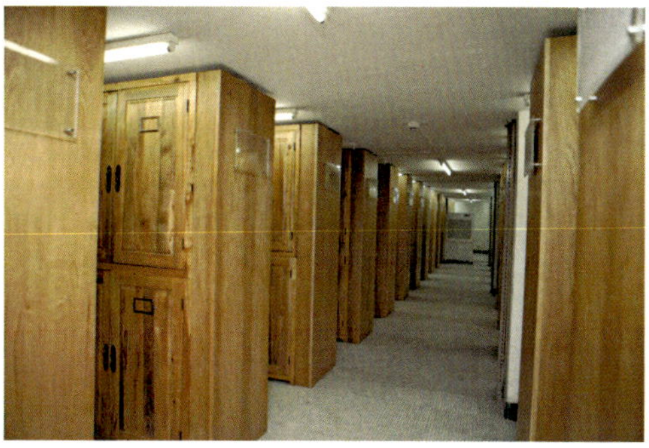
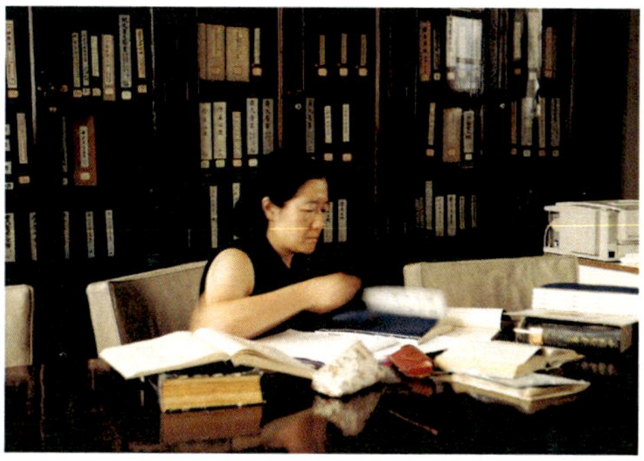

中国中医科学院图书馆古籍藏书

中国中医科学院图书馆以子部医家类古籍为收藏特色，是“全国古籍重点保护单位”“全国中医行业古籍保护中心”。馆藏线装古籍 10 万余册，其中中医古籍 6000 余种，历代版本 8000 余个，收藏中医古籍数量多、版本佳、内容丰富，约占存世中医古籍品种的 50% 以上，是世界上收藏中医古籍数量最多的机构。馆藏包括南宋淳熙十二年（1185）江西转运司刻庆元元年（1195）重修本《本草衍义》、元刻本《校正素问精要宣明论》、明万历十九年（1591）内府写彩绘稿本《补遗雷公炮制便览》、清乾隆内府稿本《御纂医宗金鉴 · 编辑外科心法要诀》等元明清时期珍稀古医籍。此外还有不少珍贵的木活字本、彩绘本、稿本、抄本（包括许多历史上著名中医学家的手稿）等。馆藏 44 部珍贵古籍先后入选由国务院批准的《国家珍贵古籍名录》,《本草纲目》（明代金陵版）、《补遗雷公炮炙便览》（明代内府彩绘本）、《履巉岩本草》（明代彩绘本）、《尊生图要》（明代稿本）、《重修政和经史证类备用本草》（蒙古定宗晦明轩刻本）5 种珍贵中医古籍文献进入“世界记忆工程中国委员会”《中国档案文献遗产名录》；2011 年向联合国教科文组织推荐申报的明万历二十一年 (1593) 金陵胡承龙刻本《本草纲目》先后入选《世界记忆亚太地区名录》《世界记忆名录》。因馆藏古籍的数量和版本兼善，2009 年被国务院确定为首批“全国古籍重点保护单位”，2014 年被中华人民共和国文化部授予“全国古籍保护工作先进单位”称号。

一、公开征集和广泛接收古籍，丰富图书馆馆藏

1955 年中医研究院筹备成立期间，在接收了“满洲医科大学”东亚医学研究所中医书籍的基础上，又接受卫生部由中央卫生研究院图书馆调拨的线装古籍图书，由此建立中医研究院图书馆。图书馆历来重视古籍文献的收藏，并向社会公开征集。1984 年，何时希老先生向图书馆赠送 300 余件图书和文物。1985 年，著名中医医史文献学家范行准先生向图书馆赠书，共计 763 种，7183 余册。1986 年，图书馆向私人征集《秘传经验痘疹方》《玉机微义》等医书 7 种 20 册。1989 年，熊琦先生捐赠《施今墨先生医方墨迹》等珍贵文献，进一步丰富了图书馆馆藏。

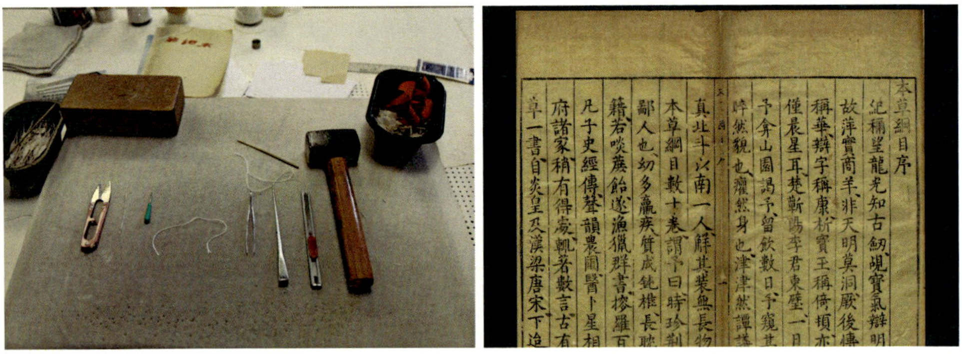

古籍修复工具及修复后的古籍

近年来，中医药信息研究所继续开展中医古籍版本调研工作，新购进 160 余种 600 余册存世中医古籍，抢救修复破损古籍 100 多种。目前，图书馆馆藏古籍 10 万余册，其中中医珍善本 1300 余种，2 万余册，约占存世中医古籍的 50%，是世界收藏中医古籍数量最多的藏书机构。2007 年国务院办公厅发布《关于进一步加强古籍保护工作的意见》，提出在“十一五”期间大力实施“中华古籍保护计划”，2008—2012 年，中医药信息研究所先后 4 次组织 30 余

家中医专业图书馆共同进行《国家珍贵古籍名录》以及“全国古籍重点保护单位”申报工作。目前全国中医行业有近百种古籍入选《国家珍贵古籍名录》，3家中医专业图书馆评为“全国古籍重点保护单位”。其中本馆入选44种。2011年向联合国教科文组织推荐申报的明万历二十一年（1593）金陵胡承龙刻本《本草纲目》先后入选《世界记忆亚太地区名录》《世界记忆名录》。

二、加强古籍文献的保护与开发

从1984年起，采取先进的科学技术，通过复制中医古籍资料、制作幻灯片、修复线装书、拍摄善本等形式，广泛开展中医古籍文献的保护。1985年，为了适应中医药图书情报事业发展的需要，中国中医研究院图书情报中心增设了中医典籍研究室，加强对古籍的研究，承担并完成了《全国中医图书联合目录》的编撰工作。1985年，出版“中医珍本丛书”，抢救行将失传的孤善本医籍。1986年，出版《四库全书医家类》《中医研究院图书馆馆藏中医线装书目》及“中医珍本丛书”“珍本医籍丛刊”等。至1988年，共出版《中医珍本丛书》《珍本医籍丛刊》等50余种。1990年，完成中医药珍本古籍缩微20卷。1991年，开始选编出版大型线装丛书《中医古籍孤本大全》，并由江泽民总书记题写书名。2000年，完成《全国中医古籍联合目录数据库》等四个数据库

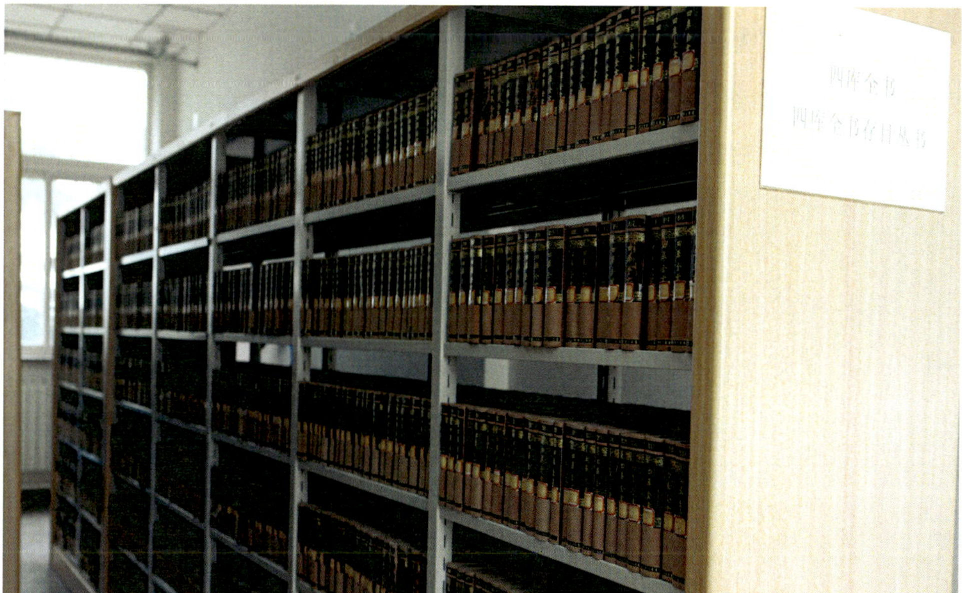

《四库全书医家类》

的建设。2001 年起，通过科技部基础性研究项目“1100 种中医药珍籍秘典的整理抢救”研究，完成《1100 种中医药珍籍秘典档案管理系统》和《中医药珍善本古籍多媒体数据库》。2004 年开始，相继启动了“中医药珍贵典籍的保护技术及相关问题研究”“中医药古籍保护技术体系研究与利用”等科技部公益性研究项目，进一步加强对中医药古籍的有效利用与保护，成为我国中医古籍保护和利用的研究中心。

中医古籍资源调查始于 20 世纪 50 年代，通过三次全国中医古籍调研发现全国 150 家图书馆馆藏 1949 年以前中医书目 1.3 万余种。中国中医科学院图书馆在编制联合目录方面有着坚实的业务基础和丰富的工作经验，先后出版了《全国中医图书联合目录》《中国中医古籍总目》《新中国六十年中医图书总目》《中国近代中医书刊联合目录》。完成第三次国内中医古籍资源普查，建设了《全国中医古籍联合书目数据库》，并于 2007 年出版了《中国中医古籍总目》，该书收录 150 家图书馆的 1.3 万余种古籍，已超过预期目标，并开发电子版《中国中医古籍总目》，实现古籍书目数据计算机检索。自 2015 年以来，开展第四次全国中医古籍资源普查工作，新增调研 205 家收藏馆，研制《中医古籍分类法》《中医古籍著录规则》等团体标准，考订修正书目数据 2.6 万条，深入开展全国 181 家馆藏近代中医图书和期刊资源调研，编纂出版《中国近代中医书刊联合目录》，填补了民国时期中医专科目录空白。

三、特色古籍资源介绍

在目前形成的 10 万余册古籍馆藏中，不乏各式各样的稀世珍品。它们以其独有的学术价值和艺术魅力倍受世人瞩目和青睐，成为我馆的镇馆之宝。

1. 入选《世界记忆名录》的金陵版《本草纲目》

《本草纲目》是由明代医药学家李时珍（1518—1593）历时 27 年写成的自然科学巨著。此书原由上海名医丁济民先生 (1912—1979) 所藏，后于 20 世纪 60 年代被中国中医科学院图书馆购进收藏。自此，该书被安全保存在中国中医科学院图书馆。

书中收载了 1892 种药物，首创科学的药物分类法，提高了生物学分类的准确性。其内容涉及医学、植物学、动物学、矿物学、化学等诸多领域。英国生物学家达尔文称该书为“中国古代的百科全书”。《本草纲目》1593 年金陵胡承龙刊刻的原始木刻本是《本草纲目》的最早版本，是该书此后中外一切版本的祖本。目前国内仅存 2 部，中国中医科学院图书馆藏本是其中之一。鉴于《本草纲目》辉煌的世界影响力，2011 年，中国中医科学院图书馆组织推荐申报的这部明代金陵版《本草纲目》和国家图书馆收藏的元代胡氏古林书堂版《黄帝内经》入选联合国教科文组织评定的《世界记忆名录》。

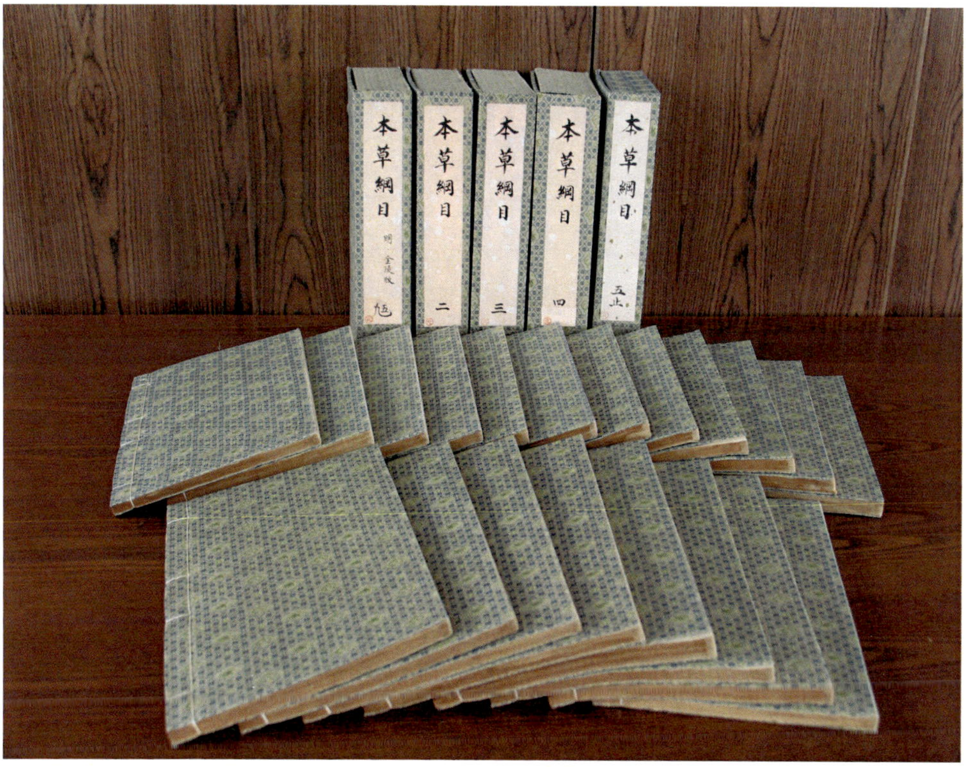

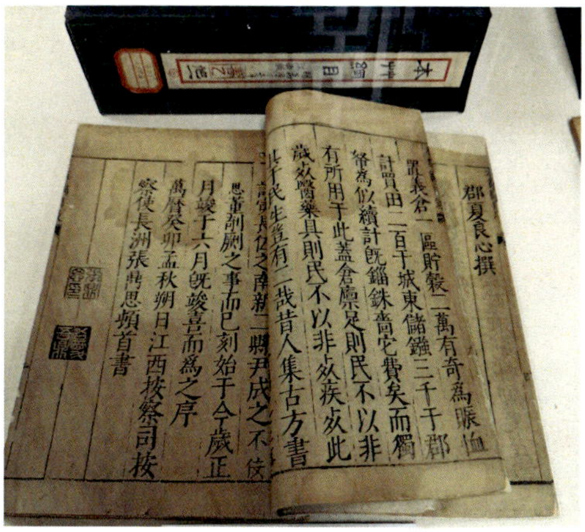

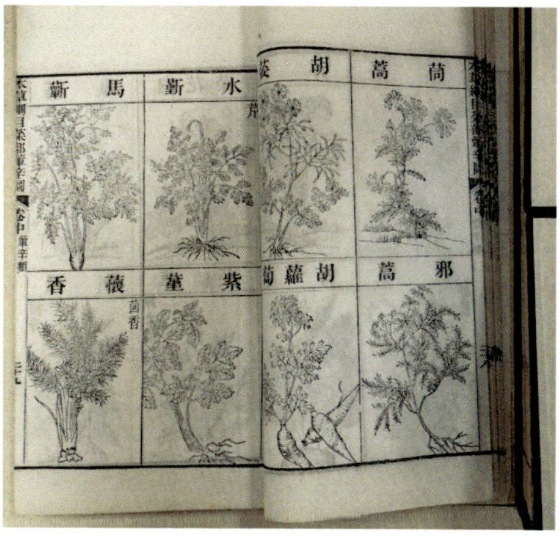

金陵版《本草纲目》书影

2. 明宫廷彩绘本《补遗雷公炮制便览》

《补遗雷公炮制便览》是明代万历年间编绘的一部本草炮制图谱。其成书比享誉世界的《本草纲目》还早两年，是中国历史上最完整的以炮制为题材的彩绘图谱，体现了我国古代本草炮制学方面的成就和精美绝伦的艺术创造力。1998年4月14日，一直保存在国家中医药管理局档案室的《补遗雷公炮制便览》经过多方面的共同努力，终于移交中国中医研究院图书馆保存。

全书分金石、草、木、人、兽、禽、虫鱼、果、米谷、菜十部，共载药957种，绘有彩图1128幅。作为中国历史上第一部以炮制为题材的专门图谱，该书展示了众多的炮制器具，有刀具、粉碎器、锯、蒸锅、炒锅、煅锅、炼丹炉、各种炉灶等，以及各种炮制方法，包括净选、干燥、切制、粉碎、水制、火制等。上述图像资料在古代本草插图中极为罕见。该书体现了我国古代有关药物加工方面的精湛技艺和学术思想。

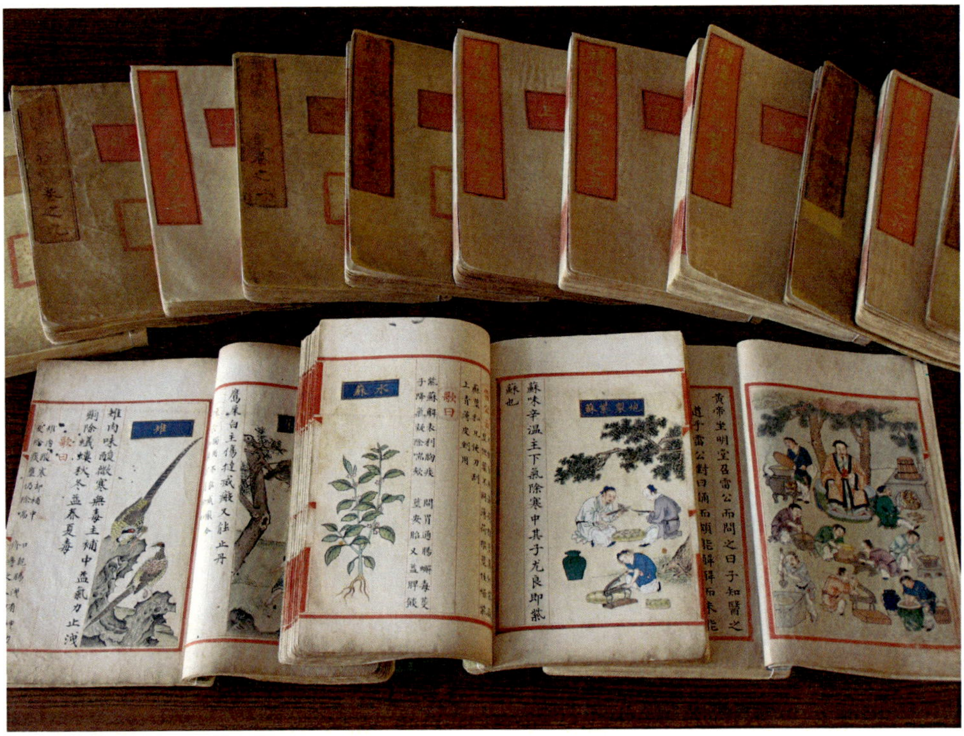

《补遗雷公炮炙便览》（明内府彩绘本）

3. 屠呦呦教授曾经翻阅研究过的《肘后备急方》和书中青蒿治疟的记载

《肘后备急方》为东晋葛洪撰著，原名《肘后救卒方》，简称《肘后方》，是我国古代第一部临床急救手册。原书 8 卷，70 篇，是一部成书较早、影响深远的方书，反映了我国晋以前的医方及医疗发展成就。书中第十六篇“治寒热诸疟方”中“青蒿一握，以水二升渍，绞取汁，尽服之”有关青蒿治疗疟疾的记载，启发了中国中医科学院屠呦呦教授研制治疟新药——青蒿素的灵感。这部书屠呦呦教授曾经翻阅过多次，她认为“中国医药学是一个伟大的宝库，通过继承发扬，一定会有所发现、有所创造，从而造福人类”。

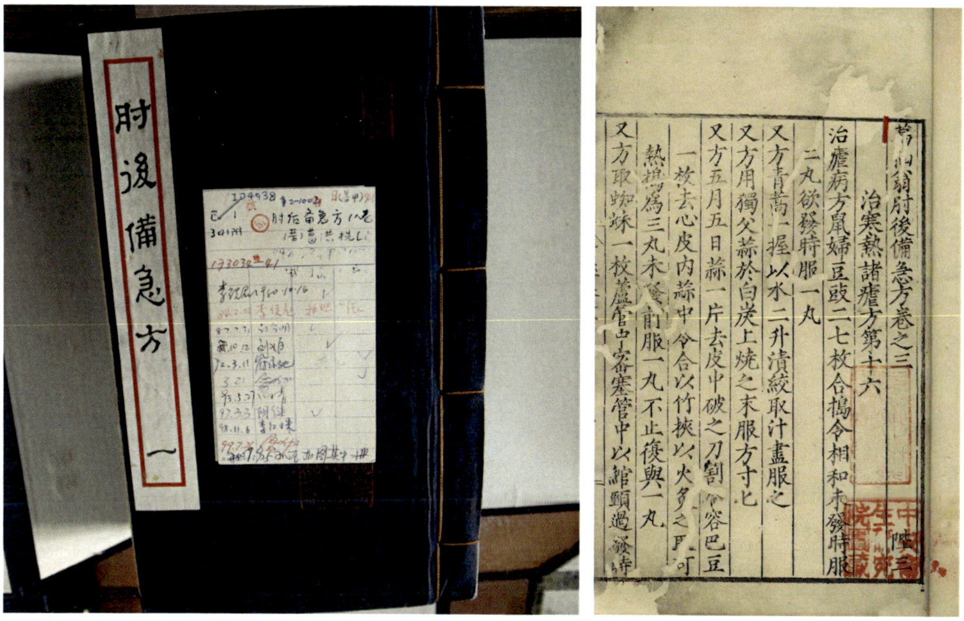

《肘后备急方》及屠呦呦教授借阅卡

4. 我国古代铜活字印刷史的代表作《古今图书集成》

《古今图书集成》是清朝康熙时期由福建侯官人陈梦雷（1650—1741）所编辑的现存规模最大、体例完整的大型类书，是我国古代铜活字印刷史上卷帙浩繁、印制精美的代表作。全书 1 万卷，目录 40 卷，分历象、方舆、明伦、博物、理学、经济等六汇编，每编再分若干典，共三十二典，每典又分若干部，共 6117 部。该书于雍正四年至六年由清内府用铜活字排印，计 64 部，5020 册，装 522 函。至今存世的初版完本国内只存 6 部，中国中医科学院图书馆馆所藏即为其中之一，以开化纸印刷，完好无损，根据文化部颁发的《古籍定级标准》定为一级古籍，入选《国家珍贵古籍名录》。

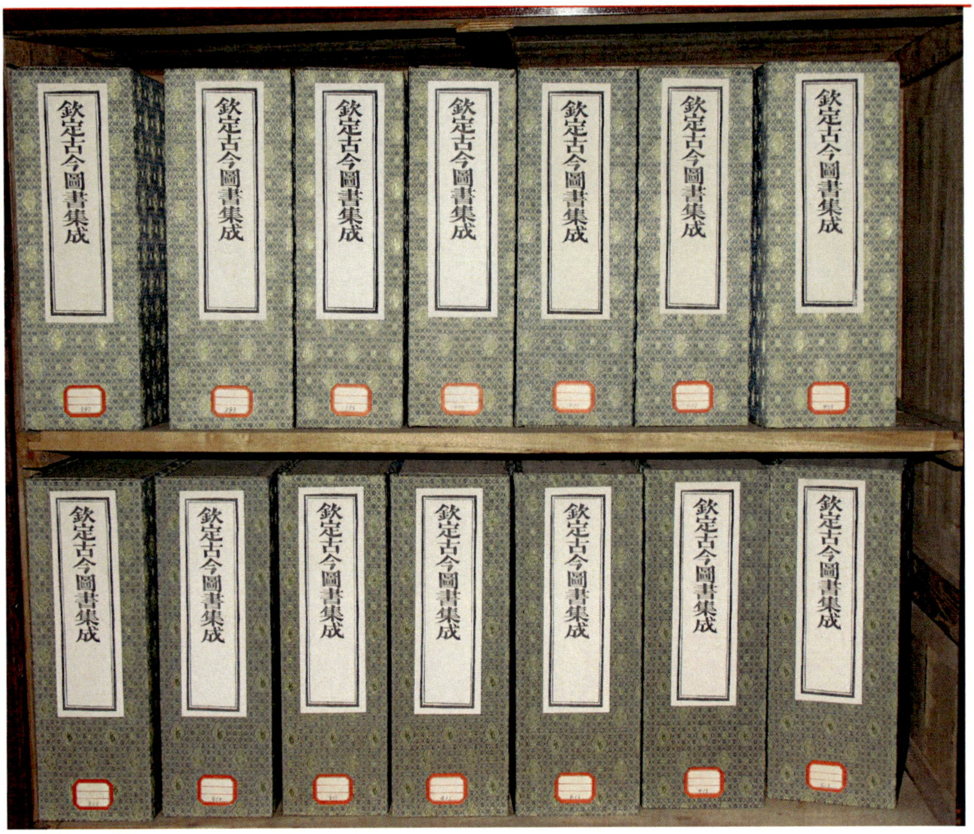

《古今图书集成》

第二节 现代文献资源

中国中医科学院图书馆围绕国家中医药发展规划开展中医信息资源建设和信息服务工作，一直以来，坚持以馆藏资源特色化建设、打造国家中医药数字图书馆作为核心目标，现已形成以中医药学、中西医结合中外文医学文献为主体，突出中医民国文献为特色的文献信息资源馆藏体系，并始终保障重要文献和特色资源的完整性、连续性更新和收藏。

一、馆藏图书资源

馆藏图书资源主要包括中文图书资源、外文图书资源、民国时期特色馆藏资源三个部分。

馆藏中文图书 8 万余种，25 万余册，以收集中医药学、中西医结合医学等专著为主，包括中医基础医学、中医经典专著、中医临床学、中药学、方剂学、针灸、推拿、按摩等各科的学术著作和教材，兼收边缘及相关学科的图书，如信息技术学科、图书馆学等；并注意收集大型中医药及相关著作，为读者借阅中医药图书提供保证。

中医药学流传到海外已有上千年的历史，随着社会的发展和中医药在防病治病方面的重要性不断加大，中医药学越来越受到海外的重视，出版的外文中医药图书数量逐渐增加。中国中医科学院图书馆外文图书馆藏系统收藏在海外出版的英语、法语、德语、俄语、日语、朝鲜语等多个文种的中医药专业图书约计 1.4 万余种。

民国时期是中国从封建社会向现代社会转变的一个特殊历史时期，也是一个古今中外交汇、百家争鸣、新旧思想碰撞的时期。由于西医学的传入，一方面出现了不少中西医学汇通名家，另一方面中医药的生存也受到严重的威胁。这一时期的中医药界人士、著名医家为中医药学的发展进行了顽强的奋斗。民国时期中医药文献是民国时代中医药发展的真实记录，有着很高的学术价值、文物价值及史料价值。中国中医科学院图书馆收录民国图书约有 2000 余册，其中包括不少代表性中医药学图书，如《古今图书集成医部全录》《珍本医书集成》《黄帝内经素问集注》《民众医药指导丛书》《皇汉医学丛书》等。除医学类图书外，亦有少量社科类图书。

二、馆藏期刊资源

馆藏期刊资源包括中文期刊资源、外文期刊资源和民国特色期刊资源三部分。

馆藏收录中文期刊1876种，4万余册，主要涉及中医药学、基础医学、临床医学、预防医学、图书馆学、情报学等学科。其中，中医药类期刊200余种，基本上涵盖了所有国内公开出版发行的中医药类期刊；基础医学类、临床医学类、预防医学等现代医学类期刊1600余种，涵盖了60%以上国内公开发行的西医类期刊。此外，每年定期收藏中国中医科学院研究生纸质版学位论文，并加以编目，自1981年至今已近40年，是院内研究生学位论文纸质版收藏最全的单位之一，目前纸质版学位论文已全部扫描并数字化。

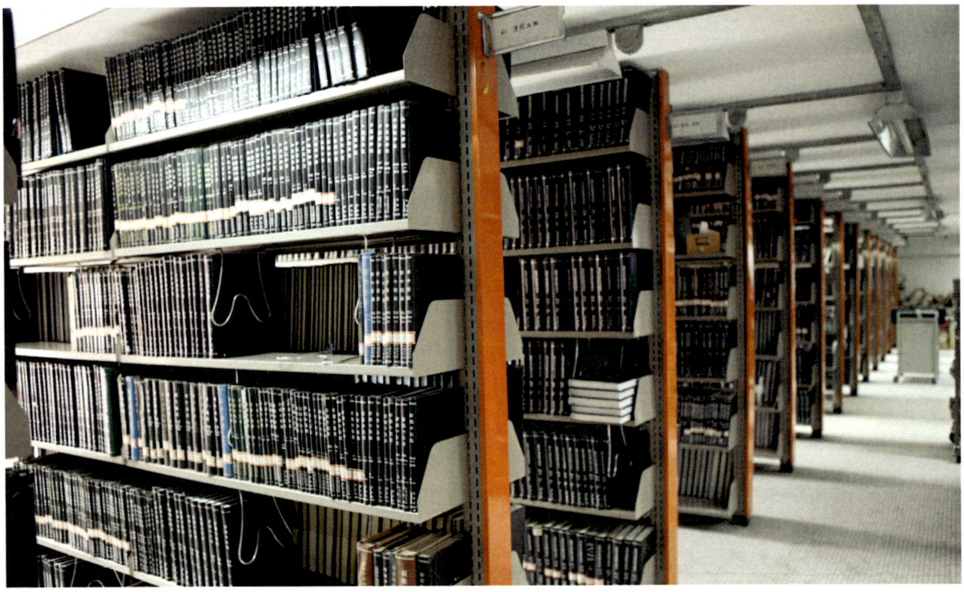

中国中医科学院图书馆期刊文献书库

馆藏外文期刊近355种，2万余册，其中日、韩、新加坡等亚洲国家出版的期刊占43%，欧美等国出版的期刊占35%，港澳台出版的期刊占7.5%，俄罗斯期刊占0.5%，国内出版的外文期刊占4%，涉及语种包括中（国外出版）、英、日、法、俄、越南、意大利、韩语等，涵盖中医学、传统医学、中药学、植物药、民族医药、替代疗法、天然产物、食疗、针灸、按摩等学科。馆藏外文期刊具有一定的连续性、完整性、全面性、独特性、唯一性等特点，根据全国高等院校医药图书馆2015年编纂的联合目录统计，全国六大地区的89个文献资源馆中，中国中医科学院图书馆馆独有的外文期刊共 26 种。

馆藏民国期刊共有 194 种，1073 册，其中中医药学期刊有 50 余种，比较有代表性的中医药学期刊包括《医界春秋》《三三医报》《现代中医月刊》《国医公报》《国药新声》等，刊载内容十分丰富，如医事新闻、行业协会动态、政府法规、医案验方、批评论说、医家介绍、医籍连载、乃至小说、诗词等，一些照片资料更是珍贵。

三、馆藏图书自动化建设

1987 年，中国中医科学院图书馆开始进行“中医药通用计算机建库办法”的研究。1990 年，图书馆停止使用《中国科学院图书分类法》，改用《中国图书馆分类法》，并对 30 多万册藏书全部重新分类编目。1991 年，完成了《全国外文中医药书刊联合目录》的编辑和计算机录入工作。1996—1997 年，完成了图书、期刊的采购、登录、分类编目、典藏、流通等全部流程的自动化改造，将手工操作改为计算机操作。部分古籍、精平装书、期刊实现在计算机上订购、登账、分编、入藏和借阅。1997 年，全馆网络联通，图书馆自动化管理系统开始试运行，有效地提高了管理水平和为读者服务的能力。1999 年，完成了以科图法分类的社科、文史书目文献数据库 8130 余条数据的录入、审校工作。

第三节 电子资源

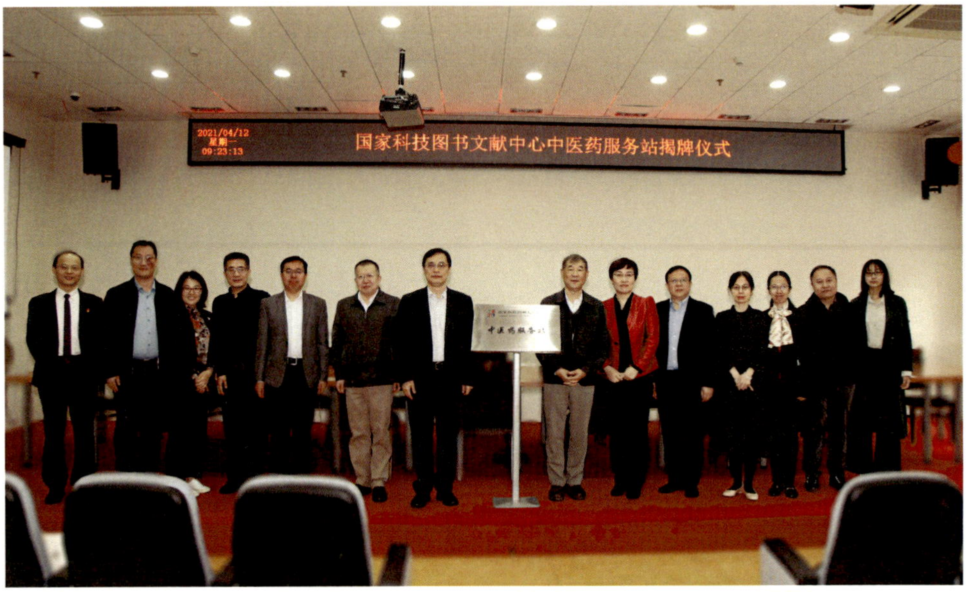

国家科技图书文献中心中医药服务站揭牌

中国中医科学院图书馆建于1955年，是我国中医药图书文献资源中心，是全国乃至全世界馆藏中医药书刊文献和收藏中医古籍珍善本最为丰富的单位之一。2021年4月，国家科技图书文献中心（National Science and Technology Library，NSTL）中医药服务站成立，中医药行业文献服务首次纳入国家科技文献资源保障服务体系。

随着大数据时代的来临及计算机技术网络技术的发展，电子资源逐步成为当今各类图书馆资源建设和应用管理的重点。通过不断调研，在努力了解读者需求、用户反馈和个人使用体验的基础上，中国中医科学院图书馆积极引入优秀的电子资源，自2007年至2021年，可提供的电子资源共计34种，其中中文数据库20种、外文数据库14种，拥有中国知网、万方、维普、SCI、EBSCO、OVID、Springer等优质中外文期刊文献数据库，以及超星、方正、ProQuest等中外文电子图书数据库，形成了纸质文献与电子文献并重的中医药文献资源服务体系。

为使读者全面了解、充分利用图书馆资源，使得优秀的资源能够更好的为读者所用，定期举办“图书馆中外文电子资源培训讲座”系列讲座，向中国中医科学院院内研究生及科研人员介绍数据库检索与使用技巧。同时积极与院内其他科研单位沟通协作，共同开展电子资源检索等课程。此外，通过图书馆网站、图书馆微信公众号等多种方式和渠道，介绍图书馆的最新动态，将电子资源检索与利用等相关内容进行定期推送，加强与读者的沟通，培养他们获取馆藏电子信息资源的能力。

一、中文电子资源

馆内购置了国内各类医学相关中文电子资源，涵盖中国知网、万方、维普三大期刊全文数据库，超星、方正两大电子书平台，以及中国生物医学文献服务系统和中国生物医学期刊引文两大文摘、引文数据库，更有中医药信息研究所自建中国中医药期刊文献数据库，全面满足读者的中文文献检索需求。

二、外文电子资源

通过购买、共享及网上收集 OA 免费资源等途径积累了大量的外文数据库，主要有：科学引文索引数据库（SCI Expanded）、OVID 药物信息全文数据库、OVID 国际药学文摘数据库（IPA）、OVID 循证医学全文数据库（EBMR）、临床决策循证数据库、EBSCO Medline 1400 种全文期刊数据库、ProQuest 期刊全文数据库（PHMC）、外文医学信息资源检索平台（镜像版 + 外网 IP 登录 + 手机 APP 版）、超星百链云图书馆、HighWire Press、NSTL 提供的外文现刊数据库、NSTL 提供的外文回溯期刊全文数据库、Free Medical Journals 等。

三、NSTL 中医药服务站

NSTL 中医药服务站于 2020 年 12 月开始筹建，2021 年 4 月正式揭牌成立，中医药行业文献服务首次纳入国家科技文献资源保障服务体系。NSTL 中医药服务站依托中国中医科学院中医药信息研究所 / 图书馆在中医药行业内宣传和推广 NSTL 文献传递服务，全面提升中医药行业科技创新资源的服务保障能力。NSTL 中医药服务站作为中医药科技信息资源的有力补充，特别是在外文资源信息服务方面可以更好地为中医药行业提供文献检索、全文传递等专业的科技文献服务。

第七章 科研成就

第一节 科研发展历程

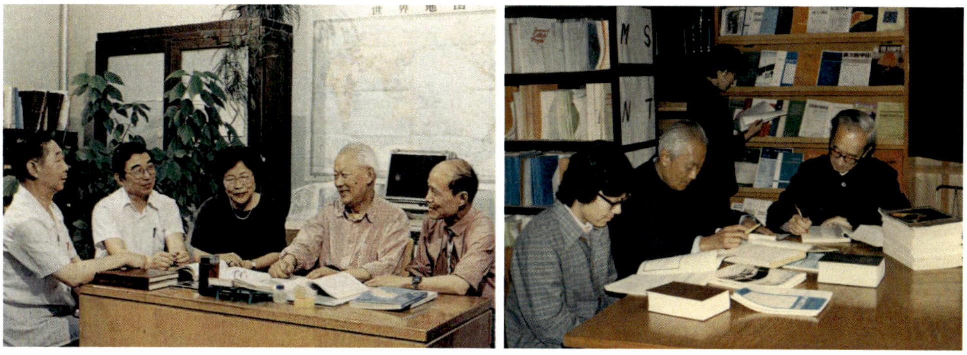

老一辈中医药情报专家

中医药信息研究所自1981年成立以来，在老一辈中医药情报专家带领下开展了大量的中医药政策与战略研究、专题情报研究。在情报研究的基础上，研究领域不断扩展。自20世纪90年代，计算机、互联网技术飞速发展，为了适应情报研究信息化、数字化、国际化发展，中医药信息研究所在中医药信息标准研究领域（主要包括中医药学主题词表研制、中医药语言系统研究、中医药临床术语集研制、国际标准研究），以及中医药科学数据研究领域（主要包括数据库建设、知识服务平台建设）等方面取得了丰硕的科研成果，中医信息学作为一门新兴学科日渐成熟。

一、中医药情报研究

中医研究院成立图书情报中心的宗旨是充分利用图书馆的文献资料，广泛收集社会资料，采用传统和现代的研究方法，开展中医药的情报研究，为科研人员提供情报信息服务。1983年，调整后的情报室下设三个组，即针灸针麻、基础理论组，临床疾病组，中草药、新技术、新仪器组，以加强中医药的情报研究。1985年，根据工作需要，将原情报研究室调整成情报研究一室和情报研究二室。情报研究一室收集国外中医药研究战略性情报；情报研究二室负责收集国内中医药研究情报。1998年，情报研究室与检索室合并为信息研究室。1999年，成立政策与管理研究中心。2005年，在科技体制改革中，成立了中医药情报研究中心，旨在进一步加强中医药的情报研究。2009年，为进一步贯彻落实科学发展观，深化科技体制改革，促进中医药信息研究所科学发展，经所办公会议研究决定，对业务机构设置进行调整，将中医药情报研究中心调整为中医药情报研究室。2021 年，因机构人员变动及业务发展需求，检索查新工作从情报研究室独立出来，成立查新检索研究室。

中医药情报研究是中医药信息研究所学科历史悠久的研究方向，自 20 世纪 80 年代开始，在侯召棠等老一辈情报专家带领下开展了大量的中医药政策与战略研究、专题情报研究，为国家中医药管理局等政府部门提供了大量的情报服务和决策支撑。

1. 战略与政策研究

1985 年，完成卫生部中医司委托编印的“中医工作文件汇编”（1949—1983）。1985—1986 年参加卫生部及国家“七五”中医课题招标工作。1988 年，完成国家中医药管理局委托的全国中医药机构调查工作，承担了“建国四十周年中医药科技成就”论文集汇编。1990 年，承担“八五”中医药攻关项目情报调研；1994 年，与国家科委中国科技信息研究所合作开展“促进中医药出口创汇的战略与政策研究”项目研究；1995 年，开展“香港中医药现状和发展预测”研究；1996 年，启动“中医药学全球发展战略研究”，承担国家科委“中药现代化发展战略研究”课题的研究任务；1997 年，开展“亚洲植物药的开发研究现状及情报分析”研究；1998 年，启动“美国天然保健品的研究”项目；1999 年，承担“我国医疗保险制度改革对中医医院的影响（挑战、机遇）及中医医院应采取的对策分析研究”、“美国、日本、台湾等国家和地区中医药科研动向”研究；2000 年，组织开展“中医中药在西部大开发中的地位与作用研究”、“‘九五’期间我国中医医疗、教育、科研资源与利用分析研究”研究；2001 年，组织完成“十省市中医医疗需求与服务调查研究”，并开展了“区域卫生规划中中医药资源配置指导原则”等软科学研究；2002 年，编印出版了《中国中医医疗服务需求与利用研究》，参与“中医中药在中国医疗保健中的作用与应用情况”研究，启动“中医医疗服务价格调整标准的研究”“卫生三项改革中中医医疗机构面临问题的政策性研究”课题；2003 年，完成“2002 年中医药国际发展现状及政策研究”报告；2004 年，参与“国外中医药立法状况研究”等课题研究，承担“全国民族医药调查”课题的设计、统计，启动“中国中医药国（境）外传播系列资料编译”项目“联络手册”等工作，同时参与了国家中医药管理局重点项目“中医现代化发展战略研究”，承担并完成子课题“中医标准化战略研究”“中医药国际发展战略研究”；2006

年，承担“中医药国际合作发展战略研究”；2008年，承担“中医药创新发展战略研究”；2010年，承担“我国中医药标准国际化与知识产权的协同战略研究”；2014年，承担“中医药海外发展战略研究”“中医药发展战略研究”，并负责完成了“健康老龄化战略研究”子课题“老年中医药健康服务”等研究；2015年，承担“中医药科技“十三五”战略研究”“中医药发展战略规划编制”“中医药‘一带一路’发展战略研究”等项目；2016年，承担“遴选中医药政策研究中心”“推动中医药发展战略规划纲要（2016—2030年）的贯彻实施”“中医药健康养老服务发展战略研究”等项目；2017年，承担“‘中医药战略发展规划纲要（2016—2030年）’实施监测”“中医药服务贸易政策制定与能力提升”等研究项目；2018年，承担“中医药服务贸易能力提升：中医药服务贸易重点建设深化发展”“中医药行业“七五”普法常用法律法规汇编”“中医药政策回顾性分析”等研究项目；2019年，承担“海外中医药中心发展模式研究”“中医药健康旅游标准制定”等项目；2020年，承担“中医药特色技术相关政策研究”“中医药古籍保护利用相关标准制修订”等研究项目。

2. 专题情报研究

1983年，完成了《全国医药卫生科技成果汇编》《中西医结合虚证研究防治老年病概况》《国内中医药防治肿瘤研究组织机构》《日本中医药研究有关情况》《中医基础理论现代研究动态和进展》《国外研究中医药概况》等专题报告。1984年，与广安门医院合作完成了《中医、中西医结合防治肿瘤2000年预测报告》；与西苑医院合作完成了《国外老年医学发展预测》；完成了《日本汉方医学的组织情报学研究》等。从1986年起，启动“有关‘七五’中医攻关课题的国外研究情报分析与预测”研究工作，主要内容有：负责《中医“七五”攻关课题情报研究与情报服务探讨》和组织编写《国外研究中医药学者名录》。1989年，在《国外研究中医药学者名录》基础上建立数据库；完成《中医药治疗艾滋病情报研究》《中医对现代难治病治疗情报研究》《中医“七五”攻关动态》（1988—1990年总8期）和《中医“七五”攻关课题情报分析专辑》（第一、二辑）编写任务。1990年，编写《中医中西医结合妇产科情报资料》。1993年11月，组织召开了全国首届中医药信息研讨会，出版《（93/94）国内外中医药市场预测与分析》一书。1999年，完成了《1996—1998年全国中医药情况统计分析》。2000年，启动《中医药政策法规与技术标准数据库》的建设。2003年，参与《中医药防治非典型肺炎研究》课题，同年，承担了“中西医结合治疗SARS临床研究”信息组工作，完成了SARS相关数据库、SARS 专题网站，编辑《SARS 信息》等工作。2004 年，完成《艾滋病防治—信息动态》4 期。2005 年，针对突发公共卫生事件，开展中医药防治流感文献信息分析研究，编辑出版《禽流感专辑》，同时提供专题报告《防控禽流感研究特别专项—中医药防治人禽流感有效药物筛选研究》。

2008 年，完成应对四川大地震和手足口病等突发事件的《日本防灾资料调研》《国内地震后卫生防疫相关资料调研》《手足口病相关资料调研》等研究工作。2010 年以来，建立了针对突发公共卫生事件的中医药疫情信息服务机制，先后为上级管理部门提供《甲型 H1N1 流感信息专辑》《手足口病疫情和防控信息专辑》《“超级细菌” 信息专辑》《肠出血性大肠杆菌信息专辑》《发热伴血小板减少综合征（蜱叮咬病）信息专辑》《埃博拉疫情防控及中医药防治》等系列疫情防控信息专辑。2013 年，完成我国支援非洲近 50 年情报调研。2015 年，完成《“2015 诺贝尔奖” 资料收集、监测与翻译》《青蒿素的药物、企业及专利调查》《媒体、网络、报纸关于屠呦呦获奖的领导讲话分类及摘录工作》等关于屠呦呦获诺贝尔奖的相关报道调研。2017 年，调研保加利亚、黑山、匈牙利、瑞士等国家传统医学或中医药学相关资料。2019 年，为全国中医药大会提供“中医药文化内涵”“中医药与国际其他自然科学成果对比”等 14 个主题的信息整理。2020 年，在抗击新冠肺炎疫情中，提供“抗击新冠肺炎疫情”专题服务，情报研究室共上报《新型冠状病毒临床与基础研究进展》73 期，《新型冠状病毒涉外舆情》超过 640 期。

3. 中医药科技评价研究

自 2014 年开始，中医药信息研究所开展中医药科技论文评价研究，建立了《中医药领域科技论文学术影响力评价体系》，评选出中国中医科学院建院 60 周年、65 周年最具影响力优秀论文。2017 年与中华中医药学会合作，开展中医药专科专病学术影响力评价。自 2018 年以来连续与中国中医科学院研究生院合作开展全国中医药优秀博士学位论文评选工作，为优秀博士论文评选提供基于引证关系等的定量评价和基于查新的定性评价相结合的支撑。2019 年与中华中医药学会医院管理分会合作开展《基于中医药特色优势和科技影响力的中医医院排名》及 2020 年发布工作，彰显了中医药信息研究所作为中医药行业学术评价的智库作用。

4. 行业动态信息载体建设

20 世纪 70 年代创刊的《中医药研究参考资料》《中医药研究动态》这两

种内部刊物编印达 10 余年，为中医医疗、科研、产业发展提供了极为丰富的情报资料。1988 年，创办《艾滋病参考资料》内部刊物。1993 年，根据市场需要，创办了《艾滋病通讯》《中药快报》《中医药快讯》《中药信息专供》等内部资料。1994 年，编印《出口创汇简报》《八五攻关动态简报》。1996 年，情报研究室与国家中医药管理局国际合作司共同主办《中医药国际参考》。1997 年，编辑“星期二信箱”33 期；1998 年，创办《中医药政策研究》，并开始编辑出版《国内外中医药市场研究与新产品开发信息特供》。2012 年，编印《中医药季度统计资料》。2013 年，编印《全国中医药统计摘编》，并在国家中医药管理局官网公开发布。自 1983 年以来，中医药信息研究所共编印内部资料 20 余种，累计发行近千期，其中《中医药国际参考》至今仍在继续编撰中。

5. 中医药文献检索中心建设

1989 年，根据国家科委“关于加强数据库建设和服务，推动全国科技情报计算机检索系统建设”的文件及国家中医药管理局有关指示，筹备建立中医药文献检索中心。1992 年 4 月，成立标引室、计算机室、检索室。1992 年 9 月，国家中医药管理局批准中医药信息研究所成立“国家中医药管理局中国中医药文献检索中心”，此后，在全国陆续建立起 20 个中医药文献检索分中心。中医药信息研究所作为检索中心，平均每年完成 300 多项课题立项、博士学位论文开题和申报科技奖励的查新工作，并承担着对分中心的人员培训和技术管理工作，开展《中医药科技查新管理办法》《中医药科技查新技术规范》制修订工作，不断加强对 20 个中医药文献检索分中心的管理。

近年来除了开展传统的情报研究之外，还开展了国外传统医药动态监测，中医药情报分析与评价方法学、竞争情报分析研究、中医药行业信息统计与分析等研究，以探索适合于中医药发展现状和特点的情报学研究方法和模式，从情报学角度为中医药的现代化研究和发展提供思路和服务。

二、中医药信息标准研究

1. 中国中医药学主题词表的研制

《中国中医药学主题词表》研究起步于 20 世纪 70 年代，1974 年，《汉语主题词表》作为“汉字信息处理系统工程”的配套项目开始编制，首开中医药学主题词表研制先河。1987 年《中医药学主题词表》问世，1996 年以机读版和印刷版的形式出版了词表的修订版，更名为《中国中医药学主题词表》。2004 年 12 月，国家中医药管理局将修订《中国中医药学主题词表》列为标准化研究项目，中医药信息研究所修订出版了《中国中医药学主题词表》(2008 版)。2013 年启动了《中国中医药学主题词表网络版研制与修订》项目，2015 年底，完成了《中医药学主题词表》的网络版研制发布，建立了中医药学主题词表管理系统和发布系统，提供在线使用，使该词表得到了广泛的应用，同时培养了中医药学主题词表维护的专门人才，此后该词表每年进行更新，目前最新版主题词表共收录主题词 8479 条，入口词 1.3 万条。

2. 中医药学语言系统的研制

2001 年起，开始研究中医药学语言系统，建立了中医药学语言系统一级分类体系，设计了中医药学语义类型与语义关联关系，建立了中医药大型词库与语义网络，到 2005 年，已收录词汇 32.4 万个，加工概念词 16.7 万个、同义词 15.6 万个，建立语义关联达到 127.5 万个，并启动《中国中医药学术语集成》大型工具书的编辑工作，共 5 个分册，9 本。2017 年，启动了中央财政修购项目“中医药知识组织系统构建与服务平台”，以《ISO17938：2014 中医药学语言系统语义网络框架》国际标准为基础，搭建中医药学语言系统框架，包括 96 个语义类型和 58 个语义关系。2019 年底完成中医药学语言系统 V2.0 版的研制与在线发布，并持续更新。目前中医药学语言系统共集成了 16 个不同术语来源，收集概念 9.6 万余个，术语 26 万余条。

3. 中医药临床术语集的研制

2005 年开始牵头组织研发中医临床术语系统，2006 年 2 月在中医药信息研究所召开了中日韩三国传统医学临床术语集研讨会，共有 7 名中国代表、5 名韩国代表和 2 名日本代表参加了会议。会议就中日韩三国传统医学临床术语集的研究进行了讨论，并初步确定了临床术语集的框架。该术语系统参照 SNOMED CT 的构建理念，采集了中医临床相关的概念 11 万余个，术语 27 万余个，构建了概念间关系。2011 年，由中医药信息研究所牵头，向国际标准化组织申请标准，并于 2017 年 2 月底正式发布中医临床术语系统分类框架国际标准［ISO 19465:2017 Traditional Chinese Medicine-Categories of Traditional Chinese Medicine（TCM）clinical terminological systems］。根据该分类框架研究结果，对中医临床术语系统进行了重构，并精确其定位为“描述健康状况和中医医疗活动的大型术语系统”，于 2018 年 1 月发布了中医临床术语系统

v2.0，此后每年更新。目前该系统有一级类目 18 类，共收录概念 4.4 万余个，术语 11.9 万余个，概念间关系 28 种，关系 20 万余条。

4. 国际标准相关研究工作

2005 年，世界卫生组织西太平洋地区办事处在中国中医科学院举办了第一届传统医学信息标准化非正式咨询研讨会，中医药信息研究所负责会议组织工作，并有多名专家分别作为世界卫生组织临时顾问或观察员参会，在会上对相关标准化工作提出中方的建议和意见，积极参与了传统医学期刊纳入《西太平洋地区医学索引》、传统医学临床术语标准研制、传统医学主题词表标准研制、传统医学国际疾病分类代码研制的规划探讨。2006 年 1 月，中医药信息研究所专家参加了世界卫生组织西太平洋地区办事处在日本筑波举办的第二届传统医学信息标准化非正式咨询研讨会，主持、参与了中日韩传统医学临床术语标准研制、传统医学主题词表标准研制、传统医学国际疾病分类代码的研制工作，促进了世界卫生组织西太平洋地区传统医学标准研制工作的开展。2006 年 2 月，在中医药信息研究所召开了中日韩三国传统医学临床术语集研讨会，共有 7 名中国代表、5 名韩国代表和 2 名日本代表参加了会议。会议就中日韩三国传统医学临床术语集的研究进行了讨论，并初步确定了传统医学临床术语集的框架。2006 年参加由世界卫生组织西太平洋地区办事处与韩国庆熙大学东西方医学研究所共同发起“第三届东亚传统医学国际分类”非正式咨询研讨会，会议决定合作国共同努力将传统医学分类作为 ICD-11 第 24 章节，纳入国际标准，促进了传统医学临床术语进入国际疾病分类代码。2010 年参加了 ICD-11 的框架制定工作。参加 2006、2007、2008 年度世界卫生组织西太平洋地区“研制西太平洋地区医学索引的非正式咨询会”，将我国十余种传统医学杂志推荐进入了《世界卫生组织西太平洋地区医学索引》。

中医药信息研究所 2008 年开始参加国际标准化组织健康信息标准委员会（ISO/TC215）相关工作。2008 年，参加国际标准化组织“ISO/TC215 工作组联席会议”，根据国家标准化管理委员会和国家中医药管理局等部门的意见，在会议上提出《成立 TCM 工作组的提案》《中医药主题词表的编制规则》等 5 个中医药信息标准项目建议。2009 年，范为宇研究员、谢琪副研究员 2 人赴美国参加国际标准化组织“ISO/TC215”会议，并在应对 ISO/TC215 传统医学信息标准工作中做出贡献。2010 年参与了 TC249 中医药标准的推荐工作，有一项标准列入计划。

2009年，国务院《关于扶持和促进中医药事业发展的若干意见（国发〔2009〕22号）》中提出“推进中医药标准化建设，建立标准体系，推动我国中医药标准向国际标准转化”。自2014年以来，由中医药信息研究所主持制定并由ISO陆续发布了“中医药语言系统语义网络框架”“中医药文献元数据”“中医药数据集分类”等8项ISO国际标准。自2017年，中医药信息研究所承担了ISO/TC249信息学联合工作组国际召集人工作，引领和组织推动了我国专家牵头的15项国际标准获得ISO发布。

三、中医药科学数据研究

1. 数据库建设

1981年建所之初，成立了电子计算机检索室，并派科研人员赴美国国立医学图书馆学习医学文献主题标引，为中医药文献数字化建设奠定重要的基础。1984年，探索将MeSH词表标引规则与中医药文献标引方法融合，编制了《中医药文献分析检索系统标引手册》。1985年，开展中英文版针灸针麻数据库建库研究，建立了《针灸针麻分析与检索系统》，该库建成后受到世界卫生组织亚太地区总干事的特别称赞。1987年，中医药信息研究所被世界卫生组织确定为“世界卫生组织传统医学合作中心”，世界卫生组织支援中医药信息研究所计算机设备，支持中医药文献数据库及针灸针麻数据库的建设，先后资助中医药信息研究所5位同志赴美国和澳大利亚深造，学习信息存储与应用的现代化技术。1986年，国家“七五”攻关课题“有关‘七五’中医攻关课题的国内外研究情报分析与预测”的专题“建立电子计算机中医药文献资料库”正式启动，将公开发行的168种医学期刊中的中医药文献进行分类和标引。1991年中医药信息研究所与中国医学科学院医学信息研究所、国家医药管理总局情报研究所联合进行了《中国生物医学文献分析与检索系统》启动试点工作。1998年起，开始研制中医药事实型数据库，先后建立了《中国中药数据库》《临床疾病数据库》《中药产品数据库》等。1999年起，建设了中医药数据共享平台，实现异质、异构数据库远程共享。

在国家科技部基础性工作项目及基础条件平台建设项目的支持下，2001年，开始筹备组建中医药科学数据中心。2002年，联合全国30余家高等院校及科研机构，以中医药虚拟研究院的形式组建了专业的数据共建共享队伍，200余位科研人员分布在全国各地，在线参与中医药数据资源建设。中医药科学数据中心主要负责中医药大型数据库的共建与共享工作。2002 年，开始研制结构型数据库，完成了中药基础数据库、中药药理数据库的建设。2003 年，建立了中药化学实验数据库等多个结构类型的大型中医药数据库，总数据量近 10G。2004 年，研制了中医治疗呼吸系统疾病、神经系统疾病等包含 100 多个子库的中医药科技数据库群。自 2011 年起中医药信息研究所作为国家人口与健康科学数据共享服务平台——中医药学科学数据中心的依托单位，在国家人口与健康科学数据共享服务平台官网上开展数据共享服务。2019 年 6 月国家人口与健康科学数据共享服务平台被认定为国家首批组建的由国家科技部和财政部认定 20 个的国家科学数据中心之一，主管部门是国家卫生健康委员会。2016 年，利用中央财政修购专项相继开发了大型的集数据采集、加工、规范、审核、管理、检索、挖掘于一体的中医药科学数据共建共享服务平台，开发了医案大数据分析系统。经过多年的努力，中心已逐步建立了相应的质量、人员、权限、进度等方面的管理体制和运行机制，建立了数据质量的三级审核制度及数据库建设的三级权限管理制度，同时还建立了相应的培训制度和激励机制。

2. 知识服务平台建设

《中共中央国务院关于促进中医药传承创新发展的意见》明确提出“以信息化支撑服务体系建设”“建立国家中医药古籍和传统知识数字图书馆”，进一步突显出信息技术在中医药传承创新发展中的重要支撑作用，也对从事中医药信息研究的科技工作者和科研机构提出了更高的要求。中医药信息研究所依托国家重大科研项目、所级自主选题项目、中国工程院中国科技创新知识中心中医分中心，充分运用信息化技术，系统挖掘馆藏特色资源，面向中医药行业发展对信息服务的需求，成功研发并陆续推出了《古今医案云平台》《中医临床辅助决策系统》《中医药知识服务系统》《方剂识别助手》《找对药（非处方中药智能推荐系统）》《TCM Miner 中医药数据挖掘系统》等一批知识服务平台，取得了较好的社会效益和经济效益，体现出了中医药信息研究所在利用信息化技术推动中医药知识创新方面的优势。

四、学科建设

为建立中医药信息学学科框架，研究中医药信息学学科体系，丰富和发展中医药信息学理论，解决中医药信息学的方法学问题，深入开展信息技术在中医药领域的应用研究和数据中心建设的方法学研究，促进中医学与现代信息科学与信息技术的紧密结合，更好地在中医药现代化发展中发挥中医药信息学的作用，中医药信息研究所开展了中医药信息学学科内涵、原理、框架的研究，并召开多次研讨会，包括院士研讨会、中国中医科学院二级院所院所长研讨会、医学信息学专家研讨会、多学科专家（包括哲学、信息科学、医学信息学和中医学）研讨会、中医药大学校长研讨会，以及虚拟研究院、浙江大学中医药信息数字化联合实验室和所科学技术委员会研讨会等。通过不断深化的研究与讨论，中医药信息学学科内涵、外延、基本原理、学科框架越来越清晰，学科建设取得了明显的进展。

2009 年，中医药信息学被列为国家中医药管理局重点培育学科，中医药信息研究所被列为国家中医药管理局中医药信息学重点学科建设单位。多年来，中医药信息研究所始终围绕中医药文献资源研究、中医药情报研究、中医药信息标准研究和中医药科学数据研究四个稳定的方向，并不断加强信息应用方法学的研究，拓展临床和中药等领域的应用。2015 年 11 月，国家中医药管理局“十一五”中医药重点学科建设中医药信息学验收通过，专家一致认为本学科研究方向发展稳定，学科队伍结构合理。学科带头人崔蒙研究员组织中国中医科学院中医药信息研究所、浙江大学、北京中医药大学等单位的数十位科研人员通力合作、撰写而成的“十二五”国家重点图书出版规划项目“中医药信息学丛书”自 2015 年陆续出版，共计 11 部。成书过程中借鉴了大量国内外信息学相关著述与科研成果，同时也对数十年来中医药信息学学科研究成果进行了沉淀和梳理，为这门学科的发展奠定了基础，指明了方向，确立了模式。中医药信息研究所《中国中医药信息杂志》、《国际中医中药杂志》（前身为《国外医学·中医中药分册》）、《中医药图书情报杂志》（前身为《中医文摘》）分别创刊于 1994 年、2006 年、2012 年，为中医药信息学科的发展提供了学术平台。2021 年，中医药信息研究所作为中国中医科学院科技创新工程中医药信息学方向重大攻关项目组织单位，也是首批试点单位之一，组织完成了学科建设方案论证、项目招标指南发布以及申报项目的评审，这也为“十四五”期间中医药信息学的高质量发展提供了重要的契机。

第二节 重点项目

建所40年来，中医药信息研究所在科学研究方面取得丰硕成果，共获国家级项目79项（其中牵头项目50项、参与项目29项），省部级项目148项；获批科研经费超过1亿4千万元。共获各级各类科技奖励45项，其中国家级7项（含参与2项），省部级14项，院级23项，其他1项；国际标准、国家标准、团体标准共获立项13项；获批软件著作权118项；实用新型专利4项。

国家级项目一览表（牵头）

序号	项目来源	立项年度	项目名称	负责人	批准经费（万元）
1	科技部基础性工作专项	2001	1100种中医药珍籍秘典的整理抢救	刘国正	130
2	科技部基础性工作专项	2003	建立国家药用植物资源开发保护监测预警系统的研究	曹洪欣 陈珞珈	50
3	科技部科研院所社会公益研究专项	2005	中医药珍贵典籍的保护技术及相关问题研究	刘国正 符永驰	90
4	国家科技基础条件平台	2006	科技部基础性工作人口与健康科学数据共享平台	刘保延 崔　蒙	1120
5	科研院所社会公益研究专项	2006	中医药古籍保护技术体系研究与利用	刘国正 裘　俭	90
6	国家软科学研究计划	2006	中医药国际合作发展战略研究	赵英凯	8
7	国家软科学研究计划	2008	中医药创新发展战略研究	赵英凯	10
8	中国博士后科学基金	2009	传统针灸知识体系的语义网络构建研究	朱　玲	3
9	科技基础性工作专项	2009	中医古籍与方志的文献整理	曹洪欣	820

序号	项目来源	立项年度	项目名称	负责人	批准经费（万元）
10	中国博士后科学基金	2010	基于运气学理论的流感预警模型的构建	胡雪琴	3
11	国家自然科学基金面上项目	2010	基于血、脂生化代谢谱动态变化探讨心肌缺血再灌注损伤痰瘀病机与炎症反应的相关性	张华敏	31
12	国家自然科学基金面上项目	2010	基于领域本体方法构建中医概念信息模型的研究	谢　琪	31
13	国家十一五文化发展规划项目	2010	中华古籍特藏保护计划——《中华医藏》编纂调研与选目	曹洪欣 崔　蒙	6
14	国家软科学研究计划	2010	我国中医药标准国际化与知识产权的协同战略研究	李海燕	10
15	国家自然科学基金青年基金项目	2011	医案相似性计算模型及辅助临床应用研究	李敬华	20
16	国家科技基础条件平台	2011	国家人口健康科学数据共享平台数据中心运行服务任务书——中医药学科学数据中心运行服务与升级改造	崔　蒙	50
17	国家自然科学基金面上项目	2012	中药毒性及分子机量的计算预测	叶祖光	58
18	中国博士后科学基金面上资助	2012	面向中医药复杂语义网络的方法学研究	于　彤	5
19	国家自然科学基金青年基金项目	2013	基于语义网络的传统针灸概念体系表示及应用研究	朱　玲	23
20	国家自然科学基金面上基金项目	2014	痰瘀同治法对MI/RI中IKK/NF-κB-PI3K/Akt信号转导网络与自噬间交互作用的调控机制研究	张华敏	71

序号	项目来源	立项年度	项目名称	负责人	批准经费（万元）
21	国家自然科学基金面上项目	2014	中药对细胞素P450酶作用及配伍减毒的计算预测	崔　蒙	16
22	国家自然科学基金青年基金项目	2014	基于差异耦合分析的《伤寒论》处方化裁规律研究	李园白	23
23	国家科技基础条件平台	2014	国家人口与健康科学数据共享平台数据中心新增数据资源后补助协议书	崔　蒙	42
24	国家科技基础条件平台	2015	国家人口与健康科学数据共享平台——专题服务后补助协议书——中国方剂数据库	崔　蒙	45
25	国家科技基础条件平台	2015	国家人口与健康科学数据共享平台——数据中心后补助协议书	崔　蒙	55
26	公益性科研中医药行业科研专项	2015	中医药传统知识与技术挖掘示范研究——基于《中华医藏》的养生类古籍保护及知识挖掘示范研究	张华敏	374
27	国家科技基础条件平台	2015	国家人口与健康科学数据共享平台——心脑血管、肿瘤专项资源后补助协议书	崔　蒙	39
28	国家科技基础条件平台	2016	国家人口与健康科学数据共享平台数据资源整合加工后补助——中医药学科学数据中心	崔　蒙	13
29	科技部——藏医药产业技术创新服务平台公共服务体系建设子任务	2016	藏医药知识产权服务平台建设	李海燕	117
30	国家科技基础条件平台	2016	国家人口与健康科学数据共享平台——专题服务后补助协议书——中国方剂数据库	崔　蒙	45

序号	项目来源	立项年度	项目名称	负责人	批准经费（万元）
31	国家科技基础条件平台	2016	国家人口与健康科学数据共享平台——数据中心后补助协议书	崔　蒙	84
32	国家科技基础条件平台	2016	国家人口与健康科学数据共享平台数据资源整合加工后补助——中医药学科学数据中心	崔　蒙	84
33	国家社会科学基金后资助项目	2016	中日接受西方解剖学之比较研究	牛亚华	20
34	国家科技基础条件平台	2016	国家人口与健康科学数据共享平台——名老中医学术传承知识的大数据分析研究	崔　蒙	10
35	国家自然科学基金青年基金项目	2016	古今类方衍化关系知识体系构建研究	高　博	21
36	国家自然科学基金青年基金项目	2016	基于项目反应理论和混合值差度量的中医个体化诊疗疗效评价方法研究	王俊文	21
37	国家重点研发计划“云计算和大数据”重点专项	2017	大数据驱动的中医智能辅助诊断服务系统	李宗友	1794
38	国家自然科学基金青年项目	2017	基于语义表达的中药概念数据模型构建研究	刘丽红	18
39	国家重点研发计划	2018	阴虚证辨证规范化及辨证新方法研究	张华敏	60
40	国家自然科学基金青年基金项目	2018	基于穴位皮区模型和体表空间分析的中医皮肤科临床数据挖掘探索性研究	朱　彦	24

序号	项目来源	立项年度	项目名称	负责人	批准经费（万元）
41	国家科技基础条件平台	2018	国家人口与健康科学数据共享服务平台——中医药学科学数据中心	李宗友	91
42	国家科技基础条件平台	2019	国家人口与健康科学数据共享服务平台——中医药学科学数据资源建设	李宗友	80
43	国家自然科学基金青年项目	2019	中药组分协同增效的靶点模块识别与功能相关性研究	李　兵	20
44	国家自然科学基金面上项目	2019	基于群体协同计算的痰瘀同治方抗心肌缺血再灌注损伤的处方优化研究	张华敏	56
45	国家自然科学基金面上项目	2019	基于深度学习的脾胃病关键诊疗要素发现与临床优化决策研究	李敬华	56
46	科技基础资源调查专项课题	2019	“一带一路”国家传统草药数据库与共享平台建设	张华敏	200
47	国家重点研发计划	2020	新冠肺炎恢复期中医药干预的数据管理与诊疗模式研究	刘保延	80
48	国家自然科学基金面上项目	2020	基于药——靶结合动力学的黄嘌呤氧化酶靶点占有率模型研究	潘艳丽	66
49	科技基础资源调查专项	2020	中医药学领域汉语主题词表编制	刘　静	44
50	中华医藏工程	2020	《中华医藏》编纂项目	李宗友	800

国家级项目一览表（参与）

序号	项目来源	立项年度	项目名称	负责人	批准经费（万元）
1	国家科技支撑计划十一五支撑项目	2006	亚健康基础数据库及其数据管理共性技术的研究	张早华 刘　明	50
2	国家科技支撑计划十一五支撑项目	2006	基于临床文献数据独立评价中医临床效应的方法研究	曹洪欣 崔　蒙	100
3	国家科技支撑计划十一五支撑项目	2006	基于信息数据的中医临床优化方案与疗效评价平台研究	崔　蒙	40
4	国家高技术研究发展计划（863计划）	2006	中国中医药科学数据网格服务应用	崔　蒙	570
5	国家重点基础研究发展计划（973计划）	2006	中医各家学说及其理论创新	张华敏	20
6	国家科技支撑计划十一五支撑项目	2007	中医疾病分类代码基础标准示范研究	崔　蒙	245
7	国家科技支撑计划十一五支撑项目	2007	中医药标准数据库、知识库建设关键技术研究	张相勇 尹爱宁	50
8	国家科技支撑计划十一五支撑项目	2008	本草学相关古籍数字化及示范库构建	曹洪欣 牛亚华	20
9	国家科技支撑计划	2008	中药上市后安全性监测与再评价标准规范的研究——中药安全性影响因素的文献回顾研究	童元元 杨金生	2
10	国家科技重大专项	2009	中药新药发现、新药设计和信息平台	陈可冀 崔　蒙	281
11	中医药行业科研专项	2009	中医药防治甲型H1N1流感、手足口病及流行性乙型脑炎的诊疗规律与机制研究	潘桂娟 崔　蒙 赵英凯	228

序号	项目来源	立项年度	项目名称	负责人	批准经费（万元）
12	国家科技基础性工作	2009	350种传统医籍整理与深度加工——中医善本典籍整理	范为宇	100
13	国家科技重大专项	2010	重大新药创制——新药信息技术平台研究——新药信息化研究技术平台	崔　蒙	44
14	公益性行业科研专项	2012	中医药科技信息公共服务平台及文献数据库规范建设研究	崔　蒙	180
15	国家科技重大专项	2012	重大新药创制——新药信息技术平台研究——新药信息化研究技术平台	崔　蒙	44
16	国家科技支撑计划	2012	维医药治疗慢性前列腺炎等5种优势病种特色疗法临床疗效评价研究	崔　蒙	10
17	国家科技支撑计划	2012	民族医特色疗法疗效评价及平台技术研究	崔　蒙	10
18	科技部基础性工作专项项目计划	2015	常用道地药材及其产区的特征、标准及数字化	李园白	94
19	科技部科技创新战略研究专项	2017	国外国立科研机构领导人员管理的主要模式及经验——科研事业单位领导人员管理问题研究子课题	李鸿涛	6
20	国家重点研发计划	2018	基层中医馆健康信息平台的研发与实施	李海燕	40
21	国家重点研发计划	2018	多源异构中医科学数据汇交系统的研发	李海燕	80
22	中华医藏工程	2018	《中华医藏》养生类医籍调研、复制和内容提要编纂	张华敏	137

序号	项目来源	立项年度	项目名称	负责人	批准经费（万元）
23	国家重点研发计划	2018	中医药治疗溃疡性结肠炎的临床诊疗辅助决策支持系统	朱　玲	18
24	国家重点研发计划	2019	疗效导向下中医辨证论治能力提升数字化关键技术及平台构建	朱　彦	51
25	国家重点研发计划	2019	中医药优势病种全信息自动获取与理解的关键技术	刘丽红	30
26	国家重点研发计划	2019	中医药语义信息国际标准研制	崔　蒙	182
27	国家重点研发计划	2020	中医药优势病种证据系统的智能化构建及应用示范——10个中医药优势病种临床与基础数据库构建	佟　琳	22
28	国家科技重大专项——重大新药创制	2020	清心解瘀颗粒及相关技术研究	杨　阳	82
29	中华医藏工程	2020	《中华医藏》温病医籍调研、复制和内容提要编纂	李鸿涛	70

附：重点项目介绍

1100 种中医药珍籍秘典的整理抢救

（科技基础性工作专项资金项目）

项目负责人：刘国正

项目经费：130 万元　立项年度：2001 年

中医药古籍是中医药学伟大宝库的物质载体，是我们的祖先几千年来与疾病作斗争的科学记录。多年来，我国在中医药学领域所取得的重大成果，许多都得益于古医书的启迪，如我国中药新药的重大成果之一的一类中药青蒿素即来源于古籍“青蒿截疟”的记载。因此，中医药古籍是真正的知识源泉和科技宝库，是中医药现代研究和知识创新的源头。中医药古籍的数字化抢救整理，对加速中医药的科技创新意义重大。

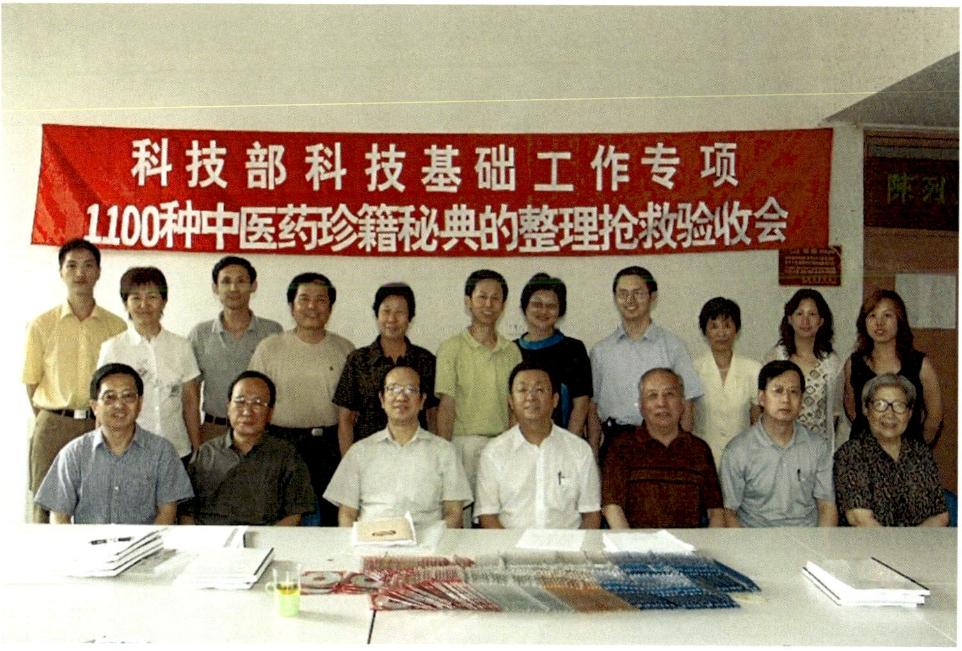

科技基础性工作专项资金项目“1100 种中医药珍籍秘典的整理抢救”课题验收会

该项目利用现代信息技术对散存于全国各地的最急需抢救保护的 1100 种珍善本中医药古籍进行整理保护，建立全国“有重大学术价值和历史意义的珍善本中医药古籍档案”管理系统和具有现代文本检索功能的“中医药珍善本古籍多媒体数据库”，为实现中医药古籍资源的有效利用和资源共享奠定基础。

该项目于2002年1月正式立项，2004年7月结题。经专家鉴定验收，一致对该项目成果做出如下评价：

1. 项目建设成果具有广泛扎实的文献资源调查基础，资料真实可靠，有重要的学术价值。

2. 文献调研深入细致，纠正了重要目录学著作的不少错讹。档案管理系统将计算机技术应用到古籍保护管理领域，在同行业中尚属首创。

3. “中医药珍善本古籍多媒体数据库”利用现代多媒体信息技术对重要的珍善本典籍进行了全面的抢救整理，建成的多媒体数据库拥有两方面的重要意义：它既完好地保存了典籍的原书原貌，又能极其方便地进行检索，实现了中医学术界多年来的愿望，对现代中医药文献、古籍整理研究起到了示范作用。

4. 项目研究科学规范，虽然工作量较大，但可操作性强，工作步骤严谨，结论、数据真实可靠，超额完成了任务书规定的工作内容，专家一致同意通过验收。成果实用价值大，达到国内同类研究的领先水平。

此项目获2005年中国中医研究院科技进步二等奖、2009年中华中医药学会科学技术二等奖。

建立国家药用植物资源开发保护监测预警系统的研究

（科技基础性工作专项资金项目）

项目负责人：曹洪欣、陈珞珈

项目经费：50 万元　立项年度：2003 年

目前，我国已经启动了自然灾害监测系统、水资源和沙漠化监测预警系统，同时还将启动全国湿地与珍稀濒危动植物保护与监测网络体系、国家食品安全（保障）及早期预警系统、农村市场信息分析预测系统等。但到目前为止，针对中医药行业还未见有关药用植物资源开发保护监测预警系统的方案。2003 年，中国中医研究院曹洪欣教授与陈珞珈研究员共同中标科技部课题“建立国家药用植物资源开发保护监测预警系统的研究”，曹洪欣教授任课题组长，陈珞珈任副组长。该课题通过科学的实地调查和信息采集，掌握监测预警系统建立的条件和技术，同时对国内涉及药用植物资源开发保护的各种信息资源（包括网络）进行整合和技术改造，通过信息技术、网络技术，建立一个动态、数据共享、情报分析和研究的信息系统。主要任务：一是通过调研探索掌握当前最先进的监测预警系统技术；二是开展调查了解掌握涉及药用植物资源开发保护的各类数据库，研究信息采集的途径和手段；三是对现有药用植物资源数据库进行整合和技术改造；四是对药用植物种植、贸易等市场信息进行整理、分析；五是搭建药用植物数据库群关联检索及统计分析平台；六是探讨共建共享的运作机制和监测预警系统建立的模式。该系统通过发布信息实时指导我国中药的生产、贸易和出口，有重要经济和社会效益，是我国国民经济预警体系之一。

中医药珍贵典籍的保护技术及相关问题研究

（科技基础性工作专项资金项目）

项目负责人：刘国正、符永驰

项目经费：90 万元　立项年度：2005 年

中医典籍是中华文化的珍贵遗产，经历千百年的风雨沧桑和天灾人祸，在现存万种中医药典籍中，有 4000 余种已经沦为孤本。由于目前国内各级图书馆的保管条件根本达不到保护古籍的要求，有的甚至将珍贵的中医古籍置放在简陋的书库中，任由虫蛀湿侵。因此，现存中医药珍贵典籍的保护现状十分危急，如不采取及时有效的措施加以抢救，就将面临绝本的危险，造成无可挽回的巨大损失。因而急需对这些宝贵遗产进行抢救与保护，使之得到永久的保存与利用。

该项目通过对现存的 300 余种中医药珍贵典籍进行再生性数字化保护，研究中医药珍贵典籍的数字化保护技术，以及在数字化处理中各环节对古籍的影响，制定切实可行的数字化保护技术标准和操作规范，为现存中医药典籍的全面数字化保护与利用奠定基础。同时，将经过数字化处理的珍贵典籍，建成可供检索的多媒体共享系统，使其得到永久保护的同时，实现电子阅览并通过网络提供服务，为进一步挖掘、整理和利用这些珍贵的历史遗产提供条件。

该项目取得以下成果：

1. 中医珍贵典籍数字化保护研究报告；
2. 中医珍贵典籍数字化保护技术标准及操作规程；
3. 中医电子版古籍标引规则研究；
4. 中医珍贵典籍阅览管理系统。

该系统收录典籍 300 余种，80% 为明代以前版本，孤本占 20%，并保持典籍原貌。项目发表研究论文 2 篇；制定相关技术标准及操作规程；典籍阅览管理系统具有多种途径检索等功能。

本项目的完成，旨在研究中医珍贵典籍的再生性数字化保护以及数字化过程中对古籍的再损伤等诸多问题，从而解决长期以来困扰学术界的中医珍贵典籍保护与利用的矛盾，研究制定统一的数字化保护古籍的技术标准和操作规范。本项目研究成果在同行业中处于领先水平。

中医药古籍保护技术体系研究与利用

（科技基础性工作专项资金项目）

项目负责人：刘国正、裘俭

项目经费：100 万元　立项年度：2006 年

中华文化博大精深，源远流长。珍贵的中医药古籍是中华民族文化瑰宝，是不可再生的珍稀资源，是中医药学存在和发展的重要基础，也是当代中医药学继承和创新工作的源头。为了更好地保护和利用这些资源，中国中医科学院中医药信息研究所于 2006 年 2 月至 2008 年 12 月承担国家科技部课题——科研院所社会公益研究专项：中医药古籍保护技术体系研究与利用。

该项目通过对 40 家中医专业图书馆及部分公共图书馆在中医药古籍资源、古籍保护与修复、保护环境与场所、温湿度控制、防盗、防火、防虫、防尘措施及效果等多方面的调研、分析、研究，建立适合中医专业图书馆的古籍保护技术体系，旨在全面展示中医及全国各级各类图书馆中医古籍保护的历程和成果，揭示目前中医古籍保护工作面临的严峻形势，号召中医图书馆界及全社会关注和开展古籍保护工作，从而使中医古籍保护事业走上规范化、科学化的发展道路。

该项目取得的成果：

1. 较为全面地了解了中医古籍保护现状

通过调研，对全国中医专业图书馆及部分公共图书馆在古籍保护与修复、古籍保护环境与场所、温湿度控制、防盗、防火、防虫、防潮、防尘措施及效果等方面，尤其是中医专业图书馆的古籍规模、古籍的残破率、是否设有专业修书技术人员、是否采用了相应的保护技术措施等方面的情况有了较为全面的了解和掌握，从中总结出不少古籍保护的好方法，为研究建设适合中医专业图书馆的古籍保护技术体系奠定了基础。

2. “中医古籍保护体系规范”的建立为古籍保护工作提供了实施依据

本项目在认真调研的基础上完成中医专业图书馆古籍保护体系的构建，为全国中医专业图书馆各项古籍保护工作的开展提供了统一的规范。

3. 较好地实现了中医行业古籍修复等方面专业技术人才的培养

本项目通过开办培训班、名师讲课、以师带徒、实地实习，为全国中医图书馆培训了多名专业古籍修复和古籍保护人员，并帮助指导有条件的中医专业图书馆建立了古籍修复室。

4. 开发形成中医古籍阅览系统

中医古籍阅览系统实现了书目检索和图文关联的内容检索，此网络平台容纳不同地区、不同类型的古籍资源，从而满足不同领域、不同层次研究者的使用需求。这是目前古籍数据库最理想的构建模式。

该项目的实施，拥有良好的工作基础和经验。项目主持单位中国中医科学院中医药信息研究所，多年来从事中医古籍的调研、出版和数字化保护工作，因而对项目的工作量及工作步骤均能很好地把握。同时，该所是全国中医药科技信息工作委员会主任单位，尽管项目涉及面颇广，但都能很好地予以协调。项目整体规划科学合理，目标明确，可操作性强，工作开展顺利，较为圆满地完成了预定的目标。

项目形成的相关技术资料与成果包括：中医专业图书馆古籍保护调研数据统计表，省市公共图书馆古籍保护调研数据统计表；中医专业图书馆古籍保护现状及分析报告，历代中药防虫、防潮等古籍保护技术报告；中医专业图书馆古籍保护体系规范；55 种中医濒危珍善古籍修复档案数据库，55 种中医濒危珍善古籍阅览系统。

科技部基础性工作人口与健康科学数据共享平台

（国家科技基础条件平台）

项目负责人	立项年度	项目总经费（万元）
刘保延、崔　蒙	2006 年	1120
崔　蒙	2011—2017 年	477
李宗友	2018—2019 年	171

中国中医科学院中医药信息研究所是国家人口与健康科学数据中心（中医药）的依托单位。自 1984 年开始进行中医药科技信息数据库建设工作。2000 年 10 月进行建立传统医学数据中心申报工作，进行中药科技数据库群组的数据库建模和资源建设工作，研发了远程同步数据加工平台。2002 年开始联合 30 余家单位，共 200 多位科研人员，成立中医药数据虚拟研究院。2004 年，在医药卫生科学数据网的统一部署下，建立了中医药学科学数据管理和共享服务中心。2011 年作为人口与健康科学数据共享服务平台——中医药学科学数据中心开展数据资源建设和共享服务工作。2019 年更名为国家人口与健康科学数据中心（中医药）。主要负责中医药大型数据库的共建、共享服务以及中医药领域的科学数据汇交审核工作，形成共 60 个数据总量约 140G 的结构化数据库，具体包括：疾病和证候分类代码；疾病、证候和治法术语；32 个中医防治各类疾病数据；疾病诊法和疗法、古今方剂、中药、少数民族医药、针灸方法、海外古籍、民国中医药文献等中医药领域各项内容，均在国家人口与健康科学数据中心仓储官网（https://www.ncmi.cn，PHDA，被国际 re3data.org 和 FAIRsharing 数据仓储目录认证并收录）上为国内外用户提供不同级别的 7 × 24 小时不间断共享检索或下载服务，为政府卫生决策、医疗、保健科学研究提供数据共享服务，为用户提供可靠的中医学信息检索服务。依托中医药学科学数据中心资源建立了四个联合实验室，分别：与浙江大学计算机学院建立了中医药数字化联合实验室，与中国中医科学院西苑医院建立了中药新药（药理数据）筛选联合实验室，与新疆维吾尔自治区维吾尔医药研究所建立了中医 / 维医科学数据应用联合研究室，与中国科学院大连化学物理研究所建立了中药新药（药化数据）筛选联合实验室。

基于临床文献数据独立评价中医临床效应的方法研究

（国家科技支撑计划十一五支撑项目）

项目负责人：曹洪欣、崔　蒙

项目经费：100 万元　立项年度：2006 年

基于临床文献数据独立评价中医临床效应的方法研究项目搭建了中医药临床研究文献评价平台，可以进行期刊评价、文献评价、临床治疗方案评价、临床疗效评价、文献分级等。

该项目取得的成果：

建立了中医药期刊的评价标准。评价指标组成由定性指标和定量指标两部分组成。定量指标部分参考现行通用的指标，同时自建两个评价指标，即二级影响因子及五年二级影响因子。定性指标主要是专家评议和用户满意度调查两个方面。

建立了中医药文献的评价方法。建立了中医治疗文献证据等级的划分原则：从中医临床实际出发，以循证医学的基本思想、基本方法为指导思想，以中医辨证论治理论为核心评价原则，兼容现代严格临床试验评价方法学，提高充分体现中医特色的非严格试验类证据的价值利用，建立了适用于中医临床实际并促进中医循证实践的证据等级体系。

构建了临床研究方案评价体系。整理有关数据库中十年中医临床试验文献，运用 Delphi 法和词频分析提取、规范有效数据，形成评价指标。指标群包括：5 个一级指标（试验对象、试验设计、试验干预、试验结局、质量控制），涵盖 22 个二级指标。以 Delphi 法获得主观权重，以最大熵法获得综合权重，形成一个较完整的评价体系。为具体的科研方案提供评价服务，为中医临床试验普适性设计提供一种参考模式。

进行中医药疗效指标评价方法研究。以临床文献为研究对象，根据各层次指标频次及稳定性界定指标范围，结合关联规则、聚类分析，明确各层次指标之间关系，进行取舍。通过战略坐标图、时间序列，分析入选指标发展趋势。最后参考突发词监测，选取可能具有发展潜力的指标纳入指标体系。为临床及科研提供参考性疗效评价指标和方法，辅助制定新的诊疗标准和评价方案。

中国中医药科学数据网格服务应用

［国家高技术研究发展计划（“863”计划）］

项目负责人：崔　蒙

项目经费：570 万元　立项年度：2006 年

中医药数据网格应用以分布在全国各地，由国家中医药管理局中国中医药文献检索中心及其分中心研制的中医药科技信息数据库群，以及若干中医临床医院实时采集数据为数据基础，在 GOS 平台和 DartGrid 平台上进行中医药数据网格工程的二期建设；以中医个体化诊疗临床决策支持和中药创新开发等中医药 E-Science 应用为需求背景，研究面向中医药的语义数据网格的若干关键技术，支持中医药数据库网格平台的应用示范，重点展示新一代互联网，对于从整体上提高中医药行业信息资源的整体利用能力和推进中医药现代化将发挥的重大作用。

建立的 DartSpora 平台，包含了 6 个中医药数据定制算法和 209 个常用数据挖掘算法，形成一个数据挖掘算法资源库，并在计算集群上以计算服务的方式对外提供算法服务，方便科研人员重复利用，可大量减少科研前期准备工作，有效节省准备时间，将科研人员从重复、低效性资料收集中解放出来。对这些数据挖掘算法本身进行推广，可以应用于更多科研领域，为建设相关领域的大型关系型数据库提供技术支持和保障。在该共享平台上集成的数据库包括：中医药文献数据库、中药数据库、临床医学数据库、中药化学成分数据库、非处方药数据库、国家基本药物数据库、方剂数据库、医药企业数据库、医药产品数据库、藏药数据库及新药品种数据库等，服务于来自美、日、英、韩、台湾等数十个国家或地区的科研人员。实现并部署了一个基于语义的大型中医药数据库搜索系统，直接部署于中国中医科学院，整合了 100 多个大型的中医药数据库，提供数据库全文搜索，以及基于中医药本体的关联搜索等服务。

中医疾病分类代码基础标准示范研究

（国家科技支撑计划“十一五”支撑项目）

项目负责人：崔　蒙

项目经费：240 万元　立项年度：2007 年

中医药学是一门有着悠久历史的医学，其在发展过程中，形成了独特的理论体系和诊疗方法，有着流派众多、时间空间跨度大等特点，这些因素造成的术语使用不规范、古现代汉语之间的差异，以及与现代医学分类体系兼容等问题，是中医药现代化发展首先需要解决的问题。“中医疾病分类代码等基础标准示范研究”项目主要研究中医名词术语标准、中医计量标准和中医信息分类与代码标准三大类中医基础标准，最终形成了 4 项国际组织标准、3 项国家标准、9 项行业标准的标准报批稿、送审稿及标准草案。在中医标准领域中，该研究首次探讨中医计量标准的方法学研究，研制了针灸骨度数值标准、仲景方用药剂量古今折算标准等；其他标准，包括中医药学主题词表编制规则、中医药数据资源分类标准与代码、中医药学语言系统分类标准与代码、中药学术语标准、中医内科学术语标准、中医临床术语分类标准与代码、中医药元数据标准、方剂名词术语标准、中医外科术语标准、脏腑病机术语标准等，也均为首次提出。

中医药创新发展战略研究

（国家软科学研究计划）

项目负责人：赵英凯

项目经费：10 万元　立项年度：2008 年

由于疾病的慢性化、人口结构的高龄化、致病因素多样化和病理变化的复杂性等因素的影响，现代医学已在理论上确立了从单纯的生物医学模式向生物–心理–社会医学模式的转变。基于对当前现代医学界的发展动态和所面临的实际问题的分析以及近年来普通民众在诊疗、保健方面需求变化的了解和把握，探讨并阐明未来的中医发展方向，以便为相关政府部门、决策机构及时调整现代医疗环境下的中医发展方向和战略提供客观、准确的科学依据是本研究主要内容和目的。

该研究重点针对中医药科技创新领域，从发展角度探讨掣肘中医药创新的问题之所在；结合对中医理论特点和临床优势，以及未来的医学发展方向和重点、热点的分析、判断，从学术角度发现、探讨中医药创新发展的前沿和重点领域，最终从促进东西方医学优势互补、相互融合和建立具有中国特色的新医药学体系高度，研究、探讨并提出中医药创新发展战略和相关对策与建议。该研究完成《中医药创新发展战略研究》主报告 1 篇，调研报告《国内外传统医学发展现状调研报告》一篇，以及科研论文《世界卫生组织的传统医学政策回顾》1 篇。

中医古籍与方志的文献整理

（科技基础性工作专项资金项目）

项目负责人：曹洪欣

项目经费：800 万元　立项年度：2009 年

该项目运用古籍目录学、版本学、文献学、中医药信息组织和挖掘等技术方法，多维度地对中医药古籍与地方志文献进行了优选性、示范性整理研究。项目形成学术著作、工具书、调研报告、数据库、标准规范、学术论文等一系列开放共享的研究成果，包括对孤本古医籍存世现状调研，抢救出版濒临失传并具有较高学术价值的孤本古医籍 105 种；对欧美 37 家藏书机构稀见中医古籍进行系统研究，构建欧美收藏中医古籍资源库；对历代 48 位著名医家的学术思想与诊疗经验进行分析与凝练，出版专著 48 部；对无文字记录的仫佬、毛南、京族的民族医药进行系统整理并出版专著 3 部；同时对江苏、上海等 7 省市地方志中医药学术文献进行整理，挖掘地方志中医药知识。这些研究成果既对国内外珍稀古医籍、民族医药及地方志中医药文献进行了有效的保护和整理，又对其中宝贵的中医学术经验和诊疗技术进行了发掘，填补了现有中医药文献之不足，丰富中医药知识体系，为中医药知识传承与创新提供了支撑。同时，通过古医籍抢救保护、整理和挖掘研究，促进国家古籍保护与研究平台建设，发挥了中医药行业古籍整理与研究引领作用，培养出一批古籍研究专业人员，加强了中医药行业古医籍研究人才队伍建设，全面提高了中医药行业古籍研究能力与水平。

基于领域本体方法构建中医概念信息模型的研究

（国家自然科学基金面上项目）

项目负责人：谢　琪

项目经费：31 万元　立项年度：2009 年

该研究提出中医药概念信息模型对中医药知识表达的重要意义；对信息模型的概念与内涵进行综述，明确模型、信息模型的概念、分类及其构建原则与方法；对本体方法的研究进展进行综述，明确本体定义、分类与基本特性、研究现状、开发方法、表示语言与工具，并对本体研究存在的困难进行了综述与讨论；明确了相关的基本概念。

具体包括：（1）研究首先对中医药概念信息模型的研究意义和应用前景进行了分析，提出研究目标，即目标是用面向对象的方法刻画中医学对概念信息的需求，确定中医基础理论的关键概念信息，进行本体方法构建中医药概念信息模型的方法学探讨与示范性研究，为中医信息系统集成奠定基础。提出本研究拟解决的关键问题，即指导中医药概念信息模型构建的原则、中医药概念信息模型的核心组成。中医药概念信息模型的结构及其表达、中医药概念信息模型与西医信息模型的关系和差异。（2）中医药概念信息模型构建的方法。阐述了中医药概念信息模型的构建方法，明确提出了构建原则、方法与技术路线。（3）进行中医基础理论概念信息模型的应用示范研究。选取《中医基础理论术语》（国家标准 GB-T 20348-2006）概念术语；采用领域本体描述语言 MDOSL（Multi-Disciplinary Ontology System Language）作为建模表示语言；明确了模型框架的构建依据，以推荐顶层合并本体（Suggested Upper Merged Ontology，SUMO）的结构框架为借鉴，构建中医基础理论概念信息模型的基础框架；通过文本分析的方法提取、抽象、分析、论证，提出了 26 个 UMLS 所没有的中医基础理论概念关系。（4）进行了本体方法与其他知识组织方法的比较分析研究，阐述了中医本体概念信息模型与基于范畴学分类、信息过程模型、本体方法构建的三种不同的医学术语集之间的关联。（5）对构建中医药概念信息模型的中医药本体研究方法进行了系统地总结，展望中提出推荐顶层合并本体（SUMO）在中医药领域的应用推荐意见。

该研究尝试用领域本体方法构建中医基础理论概念信息模型，进行了方法学探索，借鉴推荐顶层合并本体，提出中医基础理论概念模型的基础框架，同时以中医基础理论为示范性研究的关键概念信息进行了实例研究，为通过信息建模解释中医概念间的关联关系的探索研究奠定基础。结果表明，本体方法是中医药领域知识分析与组织的可行方法。遵循中医基础理论，通过本体建模解释中医概念及其关联关系，对以中国传统哲学为指导、以整体观念和辨证论治为特色的中医药概念知识体系，应用现代信息技术进行还原与诠释，将为中医药信息组织与数据挖掘分析利用奠定基础，对中医药领域知识的表达及中医药信息的交换与利用起着积极的促进作用。

我国中医药标准国际化与知识产权的协同战略研究

（国家软科学研究计划）

项目负责人：李海燕

项目经费：10 万元　立项年度：2010 年

该研究通过跟踪近五年来 ISO/TC249、ISO/TC215 以及 WHO 的中医药国际标准化动态，总结归纳了中医药国际标准化现状、竞争焦点与发展动向；通过调研 ISO、IEC、ITU 等标准化组织的相关导则，分析了标准与知识产权之间的关系；并通过检索德温特国际专利数据库，以当前受国际关注度较高的针灸及其相关产品的国际专利数据和国际标准开发实例为切入点，分析中医药国际标准与知识产权协同发展的现状与存在的问题。基于上述分析结果，结合专家咨询意见，提出了中医药国际标准与知识产权协同战略构想，明确了战略指导思想、指导原则、总体思路、战略目标，提出四项战略重点：加大投入，促进中医药国际标准化；关注热点，把握专利技术研发趋势；自主创新，实现核心专利技术突破；强化管理，推进中医药“技术专利化、专利标准化、标准国际化”战略，形成战略上的立体保护网。研究还提出了战略实施的七项保障措施，以期为国家中医药管理部门制定中医药国际标准发展战略提供参考。

中日接受西方解剖学之比较研究

（国家社会科学基金后期资助项目）

项目负责人：牛亚华

项目经费：20 万元　立项年度：2014 年

历史上一直是中国向日本输出科学文化，甲午战争以后，中国反过来要向日本学习科学文化。中日两国同属汉文化圈，在近代又有相似的经历，之所以出现这种逆转，是因为日本在吸收西方科学文化方面取得了成功，在近代化的道路上远远走在了中国前面。而解剖学在日本吸收西方科学文化的过程中又扮演了重要角色，因此，中日接受西方解剖学的比较研究也是中日近代化比较研究的一个重要课题。

西方解剖学的传入对中日两国传统医学的发展均产生了重要影响，在西方解剖学的刺激之下，在日本出现了汉兰折衷派，中国出现了中西医汇通派，推动了传统医学的多样化发展；日本汉方医学的衰亡和中国废止中医论的喧嚣均与解剖学直接相关；民国以后中医脏腑学说的发展也受到解剖学的影响。研究中日接受西方解剖学的过程对于理解两国传统医学的结局和走向有重要意义，对于理解现今中医学、中西医结合的发展亦有价值。

中日接受西方解剖学的比较研究还涉及中日医学文化交流、东西方医学文化的交流与冲突、传统与现代的交融与冲突等多方面的人文社会学问题，具有广泛的社会性。

该课题在梳理两国古代解剖学知识的基础上，以西方解剖学传入中日两国为起点，探讨了两国接纳西方解剖学的过程，以西方解剖学在两国的发展为线索，从一个侧面展示了中日两国近代化过程的异同，以及东西方文化、传统与现代的冲突与互动。

该课题共发表论文 4 篇，出席国际会议并作会议报告 4 次，应邀开展专题讲座 6 次。完成专著一部，已和社会科学文献出版社签订出版合同，预计 2022 年出版。

藏医药知识产权服务平台建设

（科技部——藏医药产业技术创新服务平台公共服务体系建设）

项目负责人：李海燕

项目经费：117 万元 立项年度：2016 年

该研究建成“藏医药知识产权信息管理系统”，系统收录了 1985—2020 年 6 月期间申请的与藏医药相关的专利数据 2670 条，其中发明申请专利（已申请尚未授权状态专利）615 项，发明授权专利 549 项，外观设计专利 345 项，实用新型专利 138 项；收录二十五味驴血丸、安儿宁、八味獐牙菜丸等藏药成方制剂相关专利 353 项；企业申请专利 898 项，个人申请专利 464 项，院校 / 研究所申请专利 201 项，医院申请专利 79 项，其他类型申请人申请专利 5 项，包括专利检索、专利预警、专利专题库、专利申请、专利转让等功能模块。开展了藏医药知识产权管理状况研究，形成《藏医药知识产权管理调研报告》并协助 10 家藏医药企业和事业机构建立了知识产权管理制度；开展知识产权宣传 6 次，在浙江嘉兴、青海西宁、江西南昌等地开展藏医药知识产权培训 3 次，培养了知识产权专业人才。

大数据驱动的中医智能辅助诊断服务系统

（科技部国家重点研发计划“云计算和大数据”重点专项）

项目负责人：李宗友

项目经费：3794 万元　立项年度：2017 年

该项目从中医药大数据采集、汇聚与管理服务技术、中医药本体知识图谱体系与时空演化模型建设、基于机器学习的中医辨证论治规律与模型构建、中医擅长诊治疾病的临床智能辅助诊断与决策推荐技术、中医药大数据资源咨询服务云平台等方面开展深入理论技术研究与应用服务体系建设，旨在围绕中医药的“辨证论治”和“整体观”思想，采用人工智能技术实现基于辨证论治的个性化诊疗，并解决在临床应用中的场景化应用问题。研究目的是利用现代信息技术有效解决中医药的“传承、发展和创新”问题。

该项目由我国中医药权威研究机构——中国中医科学院牵头，中国中医科学院中医药信息研究所、中国科学院软件研究所、北京科技大学、东方灵顿、杭州中软公司、中国中医科学院广安门医院、中国中医科学院西苑医院等 20 多家单位参与，整合了中医药理论与临床、中医药国医大师与专家、高品质中医药数据与知识资源，以及中医药相关知识工程、人工智能、大数据深度学习等技术优势，通过强强联合承担本项目，协同攻关以保障研究目标达成。

项目通过多模态异构中医药大数据高效获取与资源库建设，数据覆盖类型包含至少 7 大类数据（包括古籍、文献、专利、病案、临床、化验、互联网等），20 小类数据（包括冠心病、糖尿病等各类代表性疾病数据），行业数据达到 PB 级。中医药知识体系与中医药知识图谱及时空演化研究，覆盖中医药行业知识 90% 以上（参照 ISO/TS 17938）。将基于机器学习的多尺度认知与辨证论治分析模型应用于场景化的中医临床智能辅助诊断决策与推荐系统，对冠心病、糖尿病、妇科等疾病中医智能辅助诊断准确率超 80%。建成 PB 级中医药大数据云服务平台，服务中医医疗、保健、科研、教育、产业、文化等六位一体行业注册客户 100 万。研究过程中在国内外发表学术论文 41 篇，其中 SCI 收录 7 篇，EI 收录 7 篇。申请软件著作权 17 项，申请发明专利 19 项，发表著作《智能中医信息处理技术及应用（Intelligent Informatics and Application in Traditional Chinese Medicine）》。

"一带一路"国家传统草药数据库与共享平台建设

（科技基础资源调查专项）

项目负责人：张华敏

项目经费：200万元　立项年度：2019年

面对"一带一路"倡议前所未有的历史机遇，借助与沿线国家的传统医药合作和融合，让传统中医药走出去，将其他传统医药请进来，梳理并构建"一带一路"沿线国家传统草药数据库，形成"一带一路"传统医药体系国际医药产业合作机制，提升中医药的国际地位，同时有利于提升"一带一路"国家人民健康水平，促进并形成传统医药体系人类命运共同体。该项目在"一带一路"沿线国家传统草药数据调研、采集的基础上，制定传统草药数据的采集、著录和加工处理规范，建立以中医药、印度阿育吠陀传统医药和阿拉伯—伊斯兰传统医药体系为核心的传统草药中英文综合数据库，搭建数据汇交与共享利用平台，全面收录"一带一路"沿线国家传统草药的基源、实物图片、地理分布、化学成分、药效药性及相关国家历史典籍、药典、药品目录、植物志等文献记载信息，并实现数据的整合、汇交、可视化检索及共享应用；集成相关的数据统计与分析工具，实现对"一带一路"沿线国家传统草药数据的检索、统计、分析与服务；建立"一带一路"沿线国家传统草药数据库的资源共享与服务机制，实现数据的共享与互通，形成国际化传统草药科学数据中心与应用平台，满足各国对传统草药数据的需求，服务国家中医药"一带一路"战略，引领和主导"一带一路"沿线国家传统草药合作与发展。

基于群体协同计算的痰瘀同治方抗心肌缺血再灌注损伤的处方优化研究

（国家自然科学基金面上项目）

项目负责人：张华敏

项目经费：56 万元　立项年度：2019 年

中药复方是中医药临床用药的主要形式和手段，是在中医药理论指导下按照“君臣佐使”的组方原则，选择适宜的药味及剂量配伍而成。目前，中药新药研发的处方主要来源于历代的经典方剂及临床医生集多年临床经验形成的自拟方，而基于临床医生经验形成的验方多数药味比较多，成分比较复杂，难以科学地阐明其药效物质基础和作用机理，在向新药转化的过程中困难重重。该研究以课题组前期已证实对心肌缺血再灌注损伤有确切疗效的痰瘀同治方为示范，整合各类组学数据和前期研究数据，从方剂的物质基础和作用机理的网络构建及计算的角度，探讨中药复方优化的方法。该研究将中医君臣佐使方剂配伍理论引入到网络模型的构建中，以群体协同计算为核心建立处方优化方法，进行多层异质网络模块识别，结合网络拓扑属性，筛选核心成分群，从而反向推导出核心药物组合，完成对痰瘀同治方药味的精简；复方药味确定后，采用均匀实验设计，确定最优药物剂量配伍比例，形成新的处方组成；对比观察新的痰瘀同治方与原方的疗效及作用机制，证实中药复方优化方法的科学性，深化痰瘀同治方的研究。

基于深度学习的脾胃病关键诊疗要素发现与临床优化决策研究

（国家自然科学基金面上项目）

项目负责人：李敬华

项目经费：56 万元　立项年度：2019 年

该研究广泛收集中医临床领域的纸书文献、期刊文献、指南规范、网络资源等文献资源的全文，经过人工及机器深度学习等处理方式，构建中医药域本体和语料库，完成中医药文献大数据平台的搭建。基于该平台，通过 BERT、贝叶斯、python 语言、Noe4j 图数据库、TF-IDF 等算法及工具，完成脾胃病临床辅助决策模型的构建（包含基于 BERT 的证素辨证模型、贝叶斯中医疾病辨证模型、脾胃病知识图谱、脾胃病中成药推荐系统）。

中医药文献大数据平台开发了图书元数据管理、期刊元数据管理、医案全文管理、医案结构化及标注、词网、统计等功能模块。依托该平台，完成了包括 143.2 万余条题录和 101.9 万余篇 pdf 全文文档等类型基础数据的管理，其中包含消化领域优势病种的题录和 pdf 全文文档共 7875 篇；上传加工图书 481 本，完成审核 140 本，词网导入 12.6 万词条。在该平台上，同时招募了 30 余名医学生进行数据的加工审校处理，形成多人协作的加工平台，并完成了 13 家医院单位的循证评价在线协同工作，包括文献信息提取、临床文献评价等。该研究完成了基于规则的结构化抽取的开发，对医案全文进行结构化抽取，并进行人工审校测试和数据标注；完成了中医药文献大数据平台中中医药词网的平台建设，已经实现了导入、分类展出、全局搜索、语义关系反向添加等功能。

基于 BERT 的证素辨证模型可实现从证素到证候的重新组合与呈现，准确率达到 85%。贝叶斯中医疾病辨证模型采用基于中医经典辨证思路以及改良的朴素贝叶斯算法，提出主症加权的算法改进方法，准确率达 84.2%。

对中医药文献大数据平台中众多的资源进行过滤、抽取、去重，使之结构化、系统化、术语规范化，实现知识获取、知识表示、知识存储以及知识可视化，从而完成全面、高质量的脾胃病知识图谱的构建。该图谱可实现智能问答与推荐功能，为患者提供自助查询服务。在已构建的脾胃病为中心的知识图谱基础上，设计、研发基于知识图谱路径查询的脾胃病中成药推荐系统，包括自动构建、推荐、问答、语料库等内容；研究图嵌入的知识分类、基于语义的匹配模型推荐、知识图谱自动构建、智能诊断算法中最短路径等相关技术，并探索实现。目前推荐系统已基本研发完成。

基于药—靶结合动力学的黄嘌呤氧化酶靶点占有率模型研究

（国家自然科学基金面上项目）

项目负责人：潘艳丽

项目经费：66 万元　立项年度：2020 年

基于靶标结合的作用机制是小分子化学实体药物体外药效活性筛选的主要技术手段。近年来药物研发进程发现传统的药物与受体靶标结合研究存在明显的缺陷，体外试验数据（IC50 值）与体内药效活性相关性较差。且最新研究表明：与体内药效密切相关的关键参数是药物—靶标结合动力学的靶点占有率。

该项目首先以黄嘌呤氧化酶作为靶标，以 3 个上市药物为模型药物，建立基于黄嘌呤氧化酶药—靶结合的药物细胞靶点占有率的数学模型与算法；再以 3 个潜在抑制剂化合物对模型进行验证；最后采用建立的数学模型评价中药成分的细胞内靶点占有率，并通过细胞试验加以验证，探索小分子化学药体外药效验证的方式和新药发现的方法。

《中华医藏》编纂

（国家重大基础文化工程）

项目负责人：中国中医科学院中医药信息研究所牵头

项目经费：4000 万元　立项年度：2020 年

为全面贯彻党的十九大精神，以习近平新时代中国特色社会主义思想为指导，贯彻落实习近平总书记希望广大中医药工作者要“切实把中医药这一祖先留给我们的宝贵财富继承好、发展好、利用好，在建设健康中国、实现中国梦的伟大征程中谱写新的篇章”的重要指示精神，切实做好中医古籍保护传承与整理利用工作，国家古籍保护中心和全国中医行业古籍保护中心于 2012 年规划设计《中华医藏》编纂出版项目，2018 年国家相关部委将《中华医藏》编纂出版工作纳入“中华古籍保护计划”正式实施。此项工作将成为推动中医药传承发展的重要抓手，对促进中医药保护传承与原始创新，弘扬中华优秀传统文化，以及坚定中华民族文化自信具有重要意义。

《中华医藏》编纂出版工作由文化旅游部牵头，国家中医药管理局具体推进，全国中医行业古籍保护中心（中国中医科学院中医药信息研究所）组织具体实施，重点对中医古籍进行系统调研选目、书目提要编纂出版、数字资源库建设和原书影印出版。该项工作集保护、传承、整理、利用中医古籍为一体，并着力推动中医古籍的学术研究与资源开放共享，是继“道藏”“大藏经”“儒藏”之后，又一项全面揭示中医药发展源流、系统复兴中华优秀传统文化的重大基础性学术建设工程。

《中华医藏》编纂出版工作遵循统筹规划、部门协作、统一标准、分步实施、社会参与、资源共享的原则。《中华医藏》编纂出版工作实施周期为 6 年，主要任务为：

1. 通过调研和版本核对，遴选历代重要中医古籍形成《中华医藏》选目，并整理调研信息、扩充深化调研范围和成果，编撰《中华医药古籍总目》；

2. 对入选医籍进行原书影印出版，编纂出版《中华医藏》（共计 2289 种中医古籍，其中包含 224 种民族医药古籍），实现中医古籍的再生性保护；

3. 对入选医籍书目提要和分类著录编纂整理，出版《中华医藏总目提要》和《中华医藏书目索引》，以深化中医古籍学术研究与利用；

4. 对《中华医藏》历代经典医籍训诂整理，影校对照整理出版《中华医藏经典医籍影校对照整理丛书》；

5. 建设《中华医藏》数字资源库和中华医药古籍总目数据库，推动中医古籍资源更好地向社会开放共享。

习近平总书记对中医药工作有重要指示，“要遵循中医药发展规律，传承精华，守正创新”。《中华医藏》编纂是有关民族大业、中医药发展战略的大事，《中华医藏》编纂的立项体现了党中央和国务院对于中医事业的高度关怀，是盛世修典的重要体现。在新时代，在实现中华民族伟大复兴的征程中，更加凸显出其重大的历史、科技、文化和社会意义。

广义中医经典名方智能辅助遴选系统关键技术研究

（国家自然科学基金面上项目）

项目负责人：朱　彦

项目经费：66 万元　立项年度：2021 年

经典名方是中药方剂中最为杰出的代表，是中医药传承发展的重要突破口之一。由于现有经典名方的遴选标准缺失客观量化指标，人工遴选过程难以确保可持续性和一致性，有可能遗漏掉部分有潜在开发价值的方剂，难以满足后续批次经典名方发布、知识产权保护和新药研发的现实需要。

该研究在已有工作基础上，以官方发布的经典名方目录为核心和参照，设计广义经典名方的评价指标集；研究自然语言处理技术，高效采集基础数据抽取证据信息；探索使用本体技术计算语义相似度指标，使用条件生成对抗网络深度学习模型构建综合评价模型，克服广义经典名方筛选评价的指标量化难、样本小等难题。基于这些关键技术的研究，提出一套广义经典名方智能辅助遴选系统建设方案，并开发示范应用系统，以期为经典名方的持续性研究与发布、经典名方知识产权保护和新药研发等方面提供支持。

第三节 科技奖励

自1986年以来，中医药信息研究所共获得国家级科技奖励7项（含参与完成2项）、省部级科技奖励14项、院级科技奖励23项、其他奖励1项。

一、国家级奖励（含参与获奖2项）

序号	成果名称	主要完成人	主要完成单位	研究来源	获奖年度	获奖名称	获奖级别
1	中医药国际情报分析研究	侯召棠 刘兴华 张　浩	中国中医研究院图书情报研究所		1986	全国科学技术情报成果奖	三等奖
2	中国医学文摘：中医		中国中医研究院图书情报研究所		1986	全国科技情报成果奖	二等奖
3	针灸针麻文献分析和检索系统（中英文版）	吴兰成 刘兴华 邓青青 任其霞 刘　静	中国中医研究院图书情报研究所	国家中医药管理局	1992	国家科委全国科技情报优秀成果奖	三等奖
4	建立中国中医药文献分析与检索系统的研究	吴兰成 陈贵廷 周继贤 尹爱宁 崔　蒙	中国中医研究院中医药信息研究所	国家中医药管理局	1996	全国科技信息系统优秀成果奖	二等奖

序号	成果名称	主要完成人	主要完成单位	研究来源	获奖年度	获奖名称	获奖级别
5	《全国中医图书联合目录》全国中医古籍资源普查与研究	薛清录 王树芬 刘振远 傅景华 王庆福 陆寿康 伊广谦 刘国正 金　立 胡　滨	中国中医研究院中医药信息研究所	国家中医药管理局	1996	全国科技信息系统优秀成果奖	二等奖
6	促进中医药出口创汇战略与政策研究	徐绍颖 贾　谦 文翠兰 吴伯平 周志宽 任　旭	中国科学技术信息研究所、中国中医研究院中医药信息研究所	国家科委	1996	全国科技信息系统优秀成果奖	一等奖
				国家中医药管理局	1996	国家科委科学技术进步奖	二等奖
7	中药现代化发展战略研究	甘师俊 李振吉 邹健强 许有玲 贾　谦 洪　净 王北婴 崔　蒙 陈　峰	国家科学技术部农村与社会发展司、国家中医药管理局科技教育司、国家自然科学基金委员会生命科学部、中国科学技术信息研究所、中国中医研究院中医药信息研究所、国家科委生命科学技术发展中心、中国医学科学院药用植物研究所	国家“九五”攻关软科学研究项目	1998	科技部科技成果奖	二等奖
					1999	国家科技进步奖	二等奖

全国科学技术情报成果奖三等奖（1986 年）

中医药国际情报分析研究

完成单位：中国中医研究院图书情报研究所

主要完成人：侯召棠、刘兴华、张 浩

以往中医药国际情报工作，基本停留在内容的报道、介绍及翻译等分散、初级阶段，缺乏全面系统地搜集、调查和深入分析研究。该课题自 20 世纪 70 年代后期开始，在国内最先开展了全面系统地搜集、调查中医药及针灸等方面的国际情报，并进行现状、动态及趋势的分析研究，获得大量信息，基本上掌握了以日本为首的亚洲、以美国为首的美洲、以法德英苏为首的欧洲各国中医药等方面教学、医疗和科研之历史、现状和动向；主要国家中的知名学者、研究机构、学术团体、近年来的研究方向、重点课题及成果水平等。五年来共提供约 150 篇（次）的战略、战术情报服务，起到参谋、耳目和尖兵作用，获得各类用户好评，取得明显的社会效益。例如：① 1983 年提供的《国外中医药学发展动态》一文曾被卫生部采用作为参考文件，在有关会议上分发；卫生部领导在澳大利亚及法国等国参加会议期间所作的报告《中医药学的历史、现状和展望》、在英文版《中国医学》中发表的文章《日益发展的中医药事业》，以及中国中医研究院领导访问日本所作的报告《中医药学发展的历史回顾及展望》等，均多处引用了该文提供的对比、分析和预测资料。② 1983 年及 1984 年提供的《日本有关“证”的研究概况》《日本汉方医学动向的研究》等文，曾多次被中华中医学会所引用。③ 1983 年及 1985 年提供的《国外针灸针麻概况》一文，两次被全国针灸针麻学术会议特约大会发言，并作为制订“七五”规划的参考文件。④ 1985 年提供的《美国针灸事业的现状和趋势》《日本等国学者对我国第二届针灸针麻会议的评论》等文，亦被全国针灸学会作为会议文件分发。⑤ 1983 年提供的《国外中西医结合研究的思路与方法》一文，被《中西医结合研究三十年汇编》收载；1986 年提供的《百年来日本汉方医学的沉浮》《世界性中医热及祖国医学的发展》更是受到部分名老中医、广大中医药界，特别是教学、医疗、科研第一线的专业人员以及研究生、在校生的欢迎；同年提供的《中国传统医学再度走向世界》一文，是《北京周报》的特约稿，被译成几国文字向国外传播。另外，“关于日本汉方医学兴衰的基本因素和经验教训的分析”“对日本汉方医学发展趋势的预测”“关于美国针灸及中医药事业历史、现状、特点的判断和归纳以及对其发展前景的展望”“关于世界性中医热发生发展的原因以及我国传统医学走向世界必然性的分析和预测”“在世界性中医热大好形势下，促进祖国医学走向世界之战略方案的建议”等战略、战术情报均具有较高的质量水平。

该课题为中医药国际情报的分析研究工作奠定了基础、开拓了道路，为继承发扬祖国医学及中医药国际情报学的深入发展做出了重要贡献。

鉴定评价：该课题在国内最先开展了全面系统地搜集、调查中医药及针灸等方面的国际情报，并进行现状、动态及趋势的分析研究，掌握并提供日、美、欧各国中医药教学、医疗及科研的历史、现状和动向以及知名学者、研究机构、学术团体等方面战略、战术情报，多次为部、局、院领导涉外报告采用、纳入学会会议文件分发，深受名老中医、广大中医药界技术人员好评。该课题为中医药国际情报分析研究奠定了基础、开拓了道路，为继承发扬祖国医学及中医药国际情报学的深入发展做出了重要贡献，取得了明显的社会效益。鉴定委员会认为：该项研究在国内居领先水平。

全国科学技术情报成果奖二等奖（1986 年）

中国医学文摘・中医

完成单位：中国中医研究院图书情报研究所

主要完成人：吴兰成、龚淑仙、肖淑春

检索工具（检索期刊、检索工具书）的编制技术水平是通过生产检索工具的质量加以评估的。《中国医学文摘・中医》是中医药学科的国内外唯一的检索期刊，具有科学性、实践性、专业性，其编制技术水平高，达到国家标准化标准，在同行业中居领先水平。其特色如下：

1. 报道性强：一次文献的覆盖面广，其中引用中医药（含中西医结合）期刊达 100%。以报道性最强的文摘形式报道，其中报道性文摘占总报道量的 98% 以上，指示性文摘不足 2%。每条文摘款目内容均忠实原主题，不仅对其外部特征的描述、著录格式等达国家标准，而且对其内部特征有详细的描写，同时写作的体例、风格均保持统一性。在此基础上，每条款目都有标明供检索的标识。

2. 检索性强：标志的重点在编制年度主题索引，采用国际医学最先进的主题法进行标引，力争达到标引的一致性，提高了检索率。

3. 时差短：本刊时差 3~5 个月，较国家规定缩短半年。

4. 发行量大：发行于国内各省市及国外几十个国家和地区，是国内仅有获经济效益的检索期刊。

该刊以其收录全、时差短、使用方便而著称，为中医药科研、临床和教学工作者的良师益友。

鉴定评价：该项研究工作达到了国家规定的“全、便、快”标准化标准，并且在实际应用中取得了较好的社会效益和经济效益。鉴定委员会认为：该检索期刊的编制技术达到国内领先水平。

国家科委全国科技情报优秀成果奖三等奖（1992 年）

国家中医药管理局中医药科学技术进步奖二等奖（1991 年）

针灸针麻文献分析和检索系统（中英文版）

完成单位：中国中医研究院图书情报研究所

主要完成人：吴兰成、刘兴华、邓青青、任其霞、刘　静

该课题的主要任务是进行建库总体设计、确定文献收录范围、对文献进行中英文标引并编制中英文文摘，然后录入计算机，分别建立中英文针灸文献数据库并开展检索服务。该系统采用 UNESCO MICRO CCDS/ISIS 软件，在 IBMPC/XT 及 AT 微型计算机运行，具有以下特点：

1. 覆盖面广：收录 1984—1988 年国内外出版公开发行的 503 种生物医学期刊中有关针灸、针麻经络等内容文献 1.2 万余篇，以及重要专业会议论文。

2. 具有中英文两种版本，可以分别用中、英文进行检索。

3. 文摘比例大：中文版高达 72%，英文版超过 50%。

4. 标引方法专指性、准确性强，力求规范化，突出了针灸专业特点，采用专业词表（针灸主题词表），遵照专指性强的（针灸文献标引手册）规则标引，做到与国际通用的权威词表 MeSH 及其标引方针和原则兼容，有利于资源共享。

5. 数据库的记录格式化及名词术语力求标准化。

6. 科学的作业流程及较严格的质量管理。

7. 翻译水平高，名词术语规范统一。

8. 具有多途径快速检索功能。

9. 注重数据库的实用性，边建库边提供检索服务，并根据用户检索效果不断修订标引规则及增添新主题词，同时相应维护数据库使之逐步完善。

10. 易于推广使用：标引方法、词表、检索软件、硬件设备都是国际、国内通用者，易为国内外用户接受，便于推广。

世界针灸学会联合会（WFAS）已指定该系统作为向世界各国提供针灸资料的数据库，世界卫生组织（WHO）也对该系统大力支持，安排人员出国培训、提供硬件设备。近百名英、美、荷、德、日、加拿大等国家外宾参观了针灸针麻文献分析和检索系统的检索示范，他们对该系统的检索功能和速度表示满意。针灸针麻文献分析和检索系统全面推广使用后，能为临床、教学、科研

人员快速提供完整的针灸、针麻研究的国内外动态和信息，大大节省科研人员查找资料的时间，为领导决策作参谋，避免科研课题的重复，为成果鉴定提供客观依据，并促进国际学术交流，有利于保持我国针灸、针麻在世界上的领先地位，为针灸进一步走向世界创造一个有利条件，有着深远的社会效益。针灸已成为世界医学的一部分，有很大的市场，可出售数据库软盘并开展检索服务，能获得很好的经济效益。

鉴定评价：该系统收录范围广，文献全，文摘比例大，标引浓度适当，数据库记录项目全，能满足各类用户检索需求，适应性强，并可与国内外重要数据库兼容，便于推广。它采用分类和叙词两种标引方法，中英文版各具特色，提高了检索的专指性和查准率。该系统总体设计合理，技术先进，收集文献全，检索途径多，具有权威性，为国内外首创。鉴定委员会认为：该项研究属国际先进水平。

全国科技信息系统优秀成果奖二等奖（1996 年）

建立中国中医药文献分析与检索系统的研究

完成单位：中国中医研究院中医药信息研究所

主要完成人：吴兰成、陈贵廷、周继贤、尹爱宁、崔　蒙

该系统是中国中医研究院中医药信息研究所于 20 世纪 80 年代开始研制的中医药信息计算机联机检索系统，收录了中医药学及其他生物医学期刊 922 种，贮存 1984 年以来文献题录 31.3 万余条，其中 30% 附有文摘。该系统采用 TRIP 软件在 VAX4500 小型机上开发，可提供远程拨号登录联机检索、国际互联网 Web 版联机检索和光盘检索。系统具有下列特点：

1. 覆盖面广。收录 922 种国内公开出版发行的中医药学期刊及生物医学期刊中有关中医、中药、中西医结合等方面文献 31.3 万余条，其中针灸数据库尚收录部分国外相关期刊中的针灸文献。

2. 多途径快速检索。系统有很强的检索功能，可从刊名、出版日期、语种、国别、作者、特征词、主题词、副主题词、文本词等途径进行快速检索，还有截词和扩展检索功能，仅需几分钟即可查到用户所需资料。

3. 提供专题及定题服务。系统收录内容涉及医药学史、基础研究、临床各科、中药学、针灸针麻、气功、养生等中医药学各个领域，可根据用户具体要求进行专题定题服务。

4. 针灸数据库系中英双语并收录了部分国外期刊文献，可分别用中英文检索。

5. 采用了先进的文献标引方法，并使用标准化的名词术语，如穴位用国际标准化名称和编号。

6. 系统与国际权威数据库 MEDLINE 有很好的兼容性。

中医药学文献分析与检索系统是世界上第一个大型中医药学文献数据库，属国内外首创。系统采用先进的计算机和网络技术处理古老的中医药学文献，为我国中医药学信息的传递提供了现代化的手段，因而改变了传统手工检索文献的落后局面，大大节省了人力，提高了检索效率和准确性。该系统用于中医药科研课题的立项、鉴定、评奖的检索查新，保证了科研质量，避免了低水平重复，取得了很好的社会效益和经济效益。

全国科学技术情报成果奖三等奖（1986年）

全国科技信息系统优秀成果奖二等奖（1996年）

《全国中医图书联合目录》全国中医古籍资源普查与研究

完成单位：中国中医研究院中医药信息研究所

主要完成人：薛清录、王树芬、刘振远、傅景华、王庆福、陆寿康

伊广谦、刘国正、金　立、胡　滨

中医古籍是我国历史文化和医药科学的宝贵遗产，是中医药学绵延数千年发扬光大的物质载体。它不仅在历史上为中华民族的繁衍昌盛做出过伟大贡献，其所保存的医药科技信息还将在今后的人类保健事业中发挥重要作用。在20世纪70年代末，当时全国科技文化事业经过10年动乱，正处于百废待兴的局面，中医药事业迅速发展，世界性的“中医热”“针灸热”正在形成，中医古籍的整理研究已提到议事日程。但可惜的是，当时中医古籍分散收藏在全国各地区、各部门，究竟有多少中医古籍存世？现存的书又收藏分布在哪些地区和哪些单位？是当时亟待解决的问题。基于这种形势和需求，中国中医研究院图书馆于1979年自立研究项目，开展全国性的中医古籍资源调查工作。这一工作于1985年获国家中医药管理局资助。

研究内容：项目启动后，中国中医研究院图书馆向全国三大系统图书馆（公共图书馆系统、大学图书馆系统、科研单位图书馆系统）发出征集1949年以前出版的以古籍为主的中医书目的函件，得到全国13家图书馆的回应和支持，获得各馆提供的中医书目资料10万余条，在资源普查基础上完成了下列研究工作：

1. 完善和确立了中医古籍分类体系。

2. 对历代重要中医著作的发展源流进行比较系统的研究和归纳。

3. 对古籍的著作人和成书年进行了核实、考证和研究。

4. 对中医古籍纷繁复杂的版本进行梳理、归纳、鉴定和研究。

研究结果：在中医古籍资源调查的基础上，编辑出版了《全国中医图书联合目录》。该书收录了1949年以前历朝历代所出版的中医图书1.2万余种，是迄今为止的一部调查面最广、收书量最大的一部中医专科联合目录。

创新点：该项目最主要的创新点有二，其一是《全国中医图书联合目录》的编写体例用的是分类编年法，因为这种体例虽然学术性强，但难度太大，故

未见古籍目录有采用此法者；其二是拟定了中医古籍的分类法，这个分类法在修订《中国图书馆图书分类法》(国家标准）中产生了重要影响。

成果推广情况:《全国中医图书联合目录》出版后，在国内外中医学术界、汉学界引起广泛重视，已经成为研究中医文献、医学史、中国科技文化发展史的重要参考书、工具书。

《全国中医图书联合目录》是在全国性古籍资源调查基础上完成的。该书调查范围之广、收集资料之多在中医专科目录编写史上是空前的。通过对全国各省市各类型图书馆所做的调查，共收集 25 个省 41 个市 113 家图书馆馆藏中医图书 1.2 万余种，3.7 万多个版本，全面系统地反映了全国中医古籍资源的收藏分布情况。该书把传统目录学方法和现代检索工具书编纂技术有机地结合起来，能够在目录整体结构上反映出各种学派间的传承关系，在目录学研究方面亦有颇多可借鉴之处，因而具有很高的学术价值。

全国科技信息系统优秀成果奖一等奖（1996 年）

国家科委科学技术进步奖二等奖（1996 年）

促进中医药出口创汇战略与政策研究

完成单位：中国科学技术信息研究所、中国中医科学院中医药信息研究所

主要完成人：徐绍颖、贾　谦、文翠兰、吴伯平、周志宽、任　旭

该课题由国家科委与国家中医药管理局共同主持并资助，中国科技信息研究所和中国中医研究院中医药信息研究所具体执行。

课题组在对国内外中医药市场进行了大量调查研究的基础上，完成了题为“弘扬祖国传统医药学积极参与国际竞争与开拓”的研究报告。报告对国内中药生产现状、问题及对策，以及国际中草药市场现状、问题及对策等进行了分析阐述；对与我国中药出口密切相关的三个国际市场，即以华商及华裔社区为主的传统中药出口市场，以日韩为代表的传统中药出口市场，以及北美、西欧的西方草药市场的规模、各国政府对草药的有关法规、市场上的主要产品、销售渠道、影响销售的因素、采用的普及情况、我国占有的市场份额及发展前景进行了分析研究。研究表明，中草药国际市场十分广阔，我国中医药应利用自身独特的优势，加大市场力度，提高竞争能力，占据更大的市场份额。

研究建议实施国家级的“弘扬祖国传统医药学工程”（简称弘扬工程），并对该工程的战略目标、内容和措施以及管理与资金来源提出了具体建议。包括推动全行业的科技进步，开发中药名牌产品，健全质量保证及控制体系；加强资源保护，提高中药材的质量；以医带药，建立国外诊疗基地，提高当地中医水平；逐步建立国际营销网络，形成国际化的经营规模和集团优势；加强中医药国际化人才队伍的培养等。

该项研究对我国制定国家级中医药发展及出口政策有很大参考价值，有助于中药生产企业及出口部门了解国际市场，与国际市场接轨，对促进中医药出口创汇，推动中医药在世界范围内进行竞争与拓展起到了积极作用。

科技部科技成果二等奖（1998 年）

国家科委科学技术进步奖二等奖（1999 年）

中药现代化发展战略研究

完成单位：国家科学技术部农村与社会发展司、国家中医药管理局科技教育司、国家自然科学基金委员会生命科学部、中国科学技术信息研究所、中国中医研究院中医药信息研究所、国家科委生命科学技术发展中心、中国医学科学院药用植物研究所

主要完成人：甘师俊、李振吉、邹健强、许有玲、贾　谦、洪　净
王北婴、崔　蒙、陈　峰

中药现代化就是将传统中医药的优势、特色与现代科学技术相结合，以适应当代社会发展需求的过程。1996 年 7 月，国家科委（现科技部）与国家中医药管理局共同组织开展了国家“九五”攻关课题——中药现代化发展战略研究。

课题首先对我国中药产业发展的现状和存在的问题进行了分析，认为我国中药资源非常丰富，研究与开发能力较强，规范建设已经起步，中药产业初具规模；但是产品水平亟待提高，规范建设有待完善，基础研究亟待加强，产业规模需要扩展，应用市场需要开拓。

课题研究指出：中药现代化面临良好的发展机遇，这是由于疾病谱和医学模式的变化，国际天然药品市场的不断扩大，中医药正在全世界范围得到逐步接受，从天然产物中研究开发新药已成为一种重要手段，同时，现代科学技术的发展为药物研究提供了更多的手段，我国经济的发展也为中药产业的振兴提供了广阔的市场空间。但是，中药现代化也面临严峻的挑战，这是由于国外医药生产企业及其产品冲击国内市场，中药知识产权面临流失的威胁，国际医药产业竞争日益激烈，文化背景和理论体系的差异使中医药在西方国家较难被理解和接受。为此，课题组通过研究提出了中药现代化的目标和对策。

中药现代化的基本目标是：“九五”期间开发出一批符合国际市场需求的现代中药，争取其中 2~3 个进入国际医药市场，同时建设和完善我国中药现代研究开发体系和标准规范体系。到 2010 年，基本建成我国中药的研究开发体系，形成国际认可的中药现代标准和规范体系，推动以我国民族医药产业为主体、具有国际竞争能力的跨国医药产业集团的形成和发展，使我国中药在国

际中草药市场的占有率从目前的3%提高到15%。

为此需要进行以下几个方面的工作：（1）研究开发符合市场需求的现代中药。进行优良品种的筛选与评价。中药复方的二次研究与开发、现代中药新剂型研究和以国际市场为导向进行产品开发。（2）建立我国中药现代研究开发体系。加强中药的基础性研究，制定和完善标准规范，建设中药现代评价体系，建立中药信息网络系统。（3）形成我国科技先导型中药产业。针对国际医药市场的发展趋势和我国中药产业的现状，引导我国的中药生产企业向科技型、规模化的方向发展，提高中药生产企业科技水平，逐步形成若干个以科技为先导、产品为依托、有国际竞争能力的中药产业集团。（4）推进我国中药进入国际医药市场。加强知识产权保护，促进民族医药跨国产业集团形成，提高中药产品国际竞争力。

依据上述研究和分析，该课题建议实施中药现代化科技产业行动计划。主要内容如下：（1）中药现代化、国际化示范研究；（2）中药应用基础研究；（3）建立中药系列标准规范；（4）组建中药规范化研究中心；（5）建立中药信息系统；（6）组建中药工程技术研究中心和产业基地；（7）培育中药跨国产业集团；（8）拓展中医药进入国际医药市场的渠道；（9）强化中药知识产权保护；（10）培养新型中医药人才。

课题研究指出，为了达到上述目标，必须在中药现代化科技产业行动的全过程中，在各个方面提供保障措施，包括政策措施、机制措施、人才措施、资金措施等。

二、省部级奖励

序号	成果名称	主要完成人	主要完成单位	研究来源	获奖年度	获奖名称	获奖级别
1	针灸针麻文献分析和检索系统（中英文版）	吴兰成 刘兴华 邓青青 任其霞 刘　静	中国中医研究院图书情报研究所	国家中医药管理局	1991	国家中医药管理局中医药科学技术进步奖	三等奖
2	国家“七五”攻关重点课题情报分析与预测研究	杜如竹 李　霞 孙国华	中国中医研究院中医药信息研究所	科技攻关计划	1994	国家中医药管理局中医药科学技术进步奖	三等奖
3	中国中医药学主题词表	吴兰成 方　玲 尹爱宁 陈贵廷 肖淑春 周继贤	中国中医研究院中医药信息研究所	国家中医药管理局	2004	中华中医药学会科学技术奖学术著作奖	一等奖
4	基于本体论体系的中医药一体化语言系统	刘保延 崔　蒙 尹爱宁 张汝恩 范为宇 贾李蓉 苏大明 施　毅	中国中医科学院中医药信息研究所、上海中医药大学、成都中医药大学、福建中医学院、陕西省中医药研究院	科技部基础性工作专项	2006	中华医学科技奖	三等奖

序号	成果名称	主要完成人	主要完成单位	研究来源	获奖年度	获奖名称	获奖级别
5	面向Internet的中医药异地、远程、同步数据共建平台	崔　蒙 吴朝晖 尹爱宁 刘　静 刘　红	中国中医科学院中医药信息研究所、上海中医药大学、成都中医药大学、福建中医学院、陕西省中医药研究院	科技部基础性工作专项资金项目	2006	北京市科学技术奖	三等奖
6	1100种中医药珍籍秘典的整理抢救	刘国正 符永驰 裘　俭 薛清录 李　斌 程　英 郑金生 刘培生 康小梅 段逸山	中国中医科学院中医药信息研究所	科技部基础性工作专项	2009	中华中医药学会科学技术奖	二等奖
7	中医药科学数据的共建与共享	崔　蒙 刘保延 吴朝晖 尹爱宁 刘　静 范为宇 温先荣 刘　红 陈华钧 李海燕	中国中医科学院中医药信息研究所	科技部基础性工作专项	2010	中华中医药学会科学技术奖	二等奖

序号	成果名称	主要完成人	主要完成单位	研究来源	获奖年度	获奖名称	获奖级别
8	辅助中药新药研发的文献分析系统的建立与应用	崔蒙 尹爱宁 刘静 雷蕾 刘丽红 温先荣 李园白 林丹红 张竹绿 杨阳	中国中医科学院中医药信息研究所	科技部基础性工作专项、国家中医药管理局、中国中医科学院自主选题	2011	中华中医药学会	二等奖
9	中医药密集型数据利用模式及应用	崔蒙 吴朝晖 李海燕 陈华钧 张华敏 雷蕾 李园白 胡雪琴 刘静 姜晓红 贾李蓉 尹爱宁 施毅 林丹红 田文敬	中国中医科学院中医药信息研究所、浙江大学、上海中医药大学、福建中医药大学、河南省中医药研究院	国家863项目、科技部基础性工作专项、国家“十一五”科技支撑计划项目	2013	中国中西医结合学会科学技术奖	三等奖

序号	成果名称	主要完成人	主要完成单位	研究来源	获奖年度	获奖名称	获奖级别
10	语义网环境下中医药信息标准化方法	崔　蒙 李海燕 贾李蓉 杨　硕 刘　静 董　燕 朱　玲 李敬华 高　博 于　彤 焦宏官	中国中医科学院中医药信息研究所	国家“十一五”科技支撑计划子课题项目、中国中医科学院自主选题、中国博士后科学基金资助项目	2015	中华中医药学会科学技术奖	二等奖
11	名医传承信息化关键技术与中医医案知识服务	李宗友 王映辉 李敬华 于　琦 于　彤 田　野 朱　玲 王一萌	中国中医科学院中医药信息研究所	中国工程科技知识中心建设项目、国家自然科学基金项目、中国中医科学院自主选题项目	2020	中华中医药学会科学技术奖	三等奖
12	民国名中医临证教学讲义选粹丛书	孟凡红 杨建宇 李莎莎 侯酉娟 郎　朗	中国中医科学院中医药信息研究所	中国中医科学院自主选题项目	2020	中华中医药学会科学技术奖·学术著作奖	三等奖

序号	成果名称	主要完成人	主要完成单位	研究来源	获奖年度	获奖名称	获奖级别
13	中医药文献传承创新体系构建与应用	曹洪欣 崔蒙 张华敏 李鸿涛 郑金生 诸国本 张伟娜 李兵 佟琳 刘思鸿 薛清录 张志斌 段青 李斌 王蕊	中国中医科学院中医药信息研究所、中国民族医药学会、中国中医科学院中医临床基础医学研究所	科技部基础性工作专项、国家中医药管理局、中国中医科学院自主选题	2021	中华中医药学会科学技术奖	二等奖
14	大数据智能环境下中医药科技知识组织体系构建与应用	李海燕 崔蒙 刘静 贾李蓉 朱彦 刘丽红 高博 任冠华 聂莹 朱玲 董燕 杨硕 亢力 于彤 张秀梅 陈超 徐建武	中国中医科学院中医药信息研究所、中国标准化研究院、北京万方数据股份有限公司、浙江省华卫智慧医疗研究院	国家自然科学基金、国家中医药管理局、国家标准化管理委员会、中国中医科学院自主选题	2021	中国中西医结合学会	二等奖

注：1.《针灸针麻文献分析和检索系统（中英文版）》项目介绍请见国家级奖励部分。
2.《1100 种中医药珍籍秘典的整理抢救》项目介绍请见重点项目部分。

国家中医药管理局中医药科学技术进步奖三等奖（1994 年）

国家“七五”攻关重点课题情报分析与预测研究

完成单位：中国中医研究院中医药信息研究所

主要完成人：杜如竹、李　霞、孙国华

该课题属国家“七五”攻关项目，由“中医‘七五’攻关课题情报研究与情报服务探讨”和“国外中医药学（传统医学）组织机构、学者计算机检索系统研制”两部分组成。

1. 中医“七五”攻关课题情报研究与情报服务探讨

为了及时掌握攻关课题国内外研究动向、水平、趋势和进展，促进中医攻关课题进程，首先对国家“七五”中医重点攻关课题（证候、中医急症、四诊检测方法、针灸针麻经络、著名老中医诊治经验及中医中西医结合防治恶性肿瘤、乙型肝炎、心脑血管病等）的情报进行搜集、整理、分析及提供服务。五年来，完成、超额完成课题标书各项内容及指标：①在全国范围建立具有 241 个户头的用户网。遍及 21 省、市、区和解放军的 61 个中、西、中西医结合的医药科、教及医疗单位，联系专家 152 名。以《中医药研究资料》《中医“七五”攻关动态》为载体，向用户提供上万册情报产品服务，含各类论述、评述、综述、报道、消息动态、文摘、题录等约 5000 篇（条），计 300 余万字。其中，调研报告近 90 篇，动态 50 余篇。编写《中医“七五”攻关课题情报分析预测专辑》（一、二）两本，编写《中医药研究资料》42 期，《中医“七五”攻关动态》8 期，并参加统编《脾虚证候发生机理研究（75-64-01-01）论文汇篇》（约 15 余万字），获各类反馈信息 278 条。②专题调研。围绕辨证论治规律探讨、重大疾病中医诊治经验研究、针刺、经络研究及中药开发研究等，进行文献资料和客观事实的搜集、整理加工、分析研究。③动态研究。通过多种渠道，基本上掌握各攻关专题研究动态、进展，并做到及时整理、分析及提供。④在管理决策中发挥参谋作用。调研报告公开发表 13 篇，在全国 8 省市授课 26 人次，应邀出席论证会、评审会 15 人次。本研究为广大中医药科技人员从宏观、微观、战略、战术上通过口头和书面形式提供了大量信息、交流经验，推动课题攻关进程，为领导及管理部门决策提供一定的科学依据，为中医药“八五”攻关提供丰富的基础情报资料，具有明显的社会效益。尽管根据本课题性质及上级精神要求（给用户提供无偿服务）直接经济效益不明显，但必须看到，其巨大的社会效益正逐步转化为明显的经济效益。本项研究填补此领域空白，其研究的综合性、涉及面的广泛性及时间持续之长，在国内外无先例。它对继承发扬我国传统医药学、振兴中医药事业、发展中医学术、探讨中医药情报调研规律，具有现实及长远意义。

2. 国外中医药学（传统医学）组织机构、学者计算机检索系统研制

本检索系统收录中医药学术机构2121个，研究学者3508人。本系统分"国外中医药学术机构库"（简称机构库）和"国外中医药知名学者库"（简称学者库）。"机构库"著录14项，含国别、机构译名、原名、地址、成立时间、负责人姓名、译名、性质（学院，学会，医院，诊所，研究机构，其他）、级别（国家，地区，公立，私立，民间团体，世界组织）、工作范围（或主要科研项目）及特色、工作范围分类（针灸，中医，中药，其他）、主要学者、出版物、备注等。本系统可从国别、性质、级别、工作范围分类等入口进行快速准确的逻辑组配检索。"学者库"著录11项，含姓名、国籍、原名、城市、职称、专业、单位、职务、地址、代表著作、著作数、附注等。本系统可从国籍、城市、职称、专业、著作等入口，进行快速准确的逻辑组配检索。本系统是目前国内外唯一的国外中医药组织情报检索系统，它为我国中医界开展国际交流、为领导制定有关政策及了解国外中医药发展概况均起到重要作用。

鉴定评价：该课题发挥了中医药科技情报的作用，在中医药文献情报研究（建立用户网、专题调研、动态研究及为管理决策服务）及情报检索方面具有创造性、开拓性，填补此领域空白。该系统的内容丰富、信息量大，用户评价高，对发展中医学术、探讨中医药情报调研规律具有重要的现实及长远意义。鉴定委员会认为：该项研究处于国内领先水平。

中华中医药学会科学技术奖学术著作奖一等奖（2004 年）

《中国中医药学主题词表》

完成单位：中国中医研究院中医药信息研究所

主要完成人：吴兰成、方　玲、尹爱宁、陈贵廷、肖淑春、周继贤

该词表是建立中医药文献检索数据库必不可少的工具。

由于主题标引具有直接性、专指性、灵活性等优点，所以一经出现就成为文献检索中最主要的手段。我国科技情报编译委员会规定，所有检索性刊物都必须编有主题索引，许多科技期刊现在也开始纷纷采用主题法作为编制年终或累积索引的主要方法。世界上各著名的计算机文献数据库几乎无一不以主题检索作为检索途径。进行主题标引和检索，首先必备一本主题词表。其作用主要是：①保证不同人员描述同一情报内容的一致性。②保证科技文献的标引人员和查找文献的读者之间在用语上的一致性。③通过主题词表的体系结构、参照关系等，起到编排资料、组织检索工具的作用。

作为建立汉字信息处理系统的第一个项目，在 1976 年我国的第一部主题词表——《汉语主题词表》问世。但因这部词表是综合性的大型词表，所以无论在词量、选词、编排等各方面，都难以适应建立专业科技文献数据库的需要和特点。为此，其后各专业科技情报部门又都纷纷对本专业的主题词表进行研究。在医学系统，由中国医学科学院医学情报研究所主导，主要使用美国国立医学图书馆编制的《医学主题词表》（简称 MeSH）。该词表是目前世界上具有权威性的医学词表，但其中中医药的词量非常少，组配规则也不能体现中医特点，无法用以标引中医药文献。因此，本课题在开始筹建中医药文献检索数据库时，首先着手研制中医药学主题词表。

中医药学主题词表是在《汉语主题词表》的基础上，兼取主题法的直接性、专指性、灵活性和体系分类法的系统性，借鉴了美国 MeSH 词表的优点并充分考虑中医药学的学术特点，经过大量的标引和索引编制的实践，在中医药专家的指导或参与下完成的。

该词表共选录主题词 4444 条，其中正式主题词 3223 条，非正式主题词 175 条，类称词 16 条，按词义分列于 12 个学科范畴，并配以索引表、范畴表、简表、附表及标引手册等，构成了一套完整的系统。

该词表具有以下主要特点：

1. 突出了中医药特点，保持了中医传统，同时也反映了新学科、新技术的进展，收录中医药词语较全而精，按照中医理论体系形成具有中医特点的词表范畴体系；在 MeSH 所设副主题词之上增加了 7 个有关中医药的副主题词；标引规则中突出了对中医药内容的标引要求，着重规定了中医药概念的标引原则和方法。

2. 坚持按照国家标准，力求与《汉语主题词表》和 MeSH 词表兼容，适应于中西医、国内外信息交流的需要。

3. 科学性和实用性较强。该词表是在收词、结构、编排、标引规则等各个方面吸取了国内外词表和各种标引方法的优点，经大量标引工作实践，反复试验，不断修改完善而成，其适用范围十分广泛，既可用于建立计算机文献检索系统，又可用于组织手工编制的卡片或书本式主题目录或索引；既适用于专指性的定题检索，又适用于灵活地进行扩展检索；既能用以标引中文文献，也能用以标引英文文献，或对文献进行英文标引；较多地用于组织情报文献目录索引，也可用于组织图书目录索引。该词表出版后，经全国中医药图书情报工作委员会推广，已为全国绝大多数医学情报单位采用，在中医药信息存储、传播、交流中发挥了重要作用。

鉴定评价：该课题按照国家标准，做到与《汉语主题词表》和美国 MeSH 词表相兼容。在两表的基础上，经过大量文献标引工作的实践，反复试验、不断修改完善而编成，它既保持了中医药特点，又反映了新学科、新技术的进展，科学性和实用性均较强，不但解决了建立《中医药学文献检索数据库》的专业性词表问题，而且在中医药信息的及时、正确地存储、传播和交流中发挥了重要作用，同时也促进了中医药的国际交流。

中华医学科技奖三等奖（2006 年）

基于本体论体系的中医药一体化语言系统

完成单位：中国中医科学院中医药信息研究所、上海中医药大学、成都中医药大学、福建中医学院、陕西省中医药研究院

主要完成人：刘保延、崔　蒙、尹爱宁、张汝恩、范为宇、贾李蓉、苏大明、施　毅

当利用现代信息手段，对中医药所发现的人体现象、规律与相关物质进行重现与认识，形成各种类别的数据库和数据仓库，利用数理统计、数据挖掘等方法，对中医药学进行整体、动态、个体化的研究，已经成为中医药学发展的重要道路时，中医药临床实践与科学研究中产生的大量信息快速准确地利用和知识转化与多样化的中医药概念、术语的规范化不够、系统化程度低、机读效能低下的矛盾，已经成为现代社会中医药发展中必须解决的关键科技问题之一。如何解决中医药概念、术语的规范化不够、系统化程度低、机读效能低下的矛盾，以及国内外发达国家的激烈竞争，国内外任何学科与机构的不可替代性，都成为构建中医药一体化语言系统的重要依据。

项目目的在于利用现代信息手段，解决中医药临床实践与科学研究中产生大量的中医药概念、术语的规范化不够、系统化程度低、机读效能低下的矛盾。

该系统的研究思路：（1）借鉴本体论的方法，对中医药的概念、术语进行研究梳理与完善；（2）引进与改进美国统一医学语言系统（UMLS）的方法，根据中医药语言学特点，建立大型语料数据库以及语义类型与语义关联关系；（3）将语言学与中医药学知识体系有机的结合在一起。

主要研究内容包括五个方面：（1）设计词条属性结构的研究（四种可控词表的结构比较、概念词属性定义）；（2）建立中医药一级分类体系（16 类以中医五、六版教材的学科分类为依据）；（3）中医药概念语义类型共 127 种，分为事件和实体两大类；（4）中医药语义关系共有 58 种（包括 UMLS54 种），分为等级关系和相关关系，相关关系下又分为时间上相关、空间上相关、概念上相关、功能上相关、物理上相关。

特点：（1）建立了以 16 个一级类目为主干的中医药一体化语言系统的树状结构；（2）通过 127 种语义类型和 58 种语义关系建立了中医药语言系统的

语义网络，勾画出中医药概念间的关联关系;（3）研制了中医药概念、术语数据加工软件;（4）已采集词条术语 40 万条，完成概念词语义加工 11 万条;（5）组建了 100 余名由各专业人员组成的专家队伍。

应用推广:（1）出版《中国中医药学术语集成》（九个分册）;（2）中医药一体化语言系统网上在线浏览应用;（3）该系统支持了国家重大科研项目——个体化诊疗平台的研制;（4）为临床电子病历服务（目前已用于广安门医院的名老中医电子病历的模版的规范及病历信息的采集）。

项目取得的经济社会效益：该系统建立了超级检索语言系统的语料基础数据库，通过一体化语言系统的结构特点与关联关系，完整体现中医药学科的体系特点及关联关系，其社会效益主要表现在以下几点:（1）利用中医药一体化语言系统，实现中医药词表、MeSH 词表、中国图书馆分类法等词表的关联，形成一体化查询工具;（2）中医药一体化语言系统对数据库建设的支持;（3）中医药一体化语言系统对检索查询的支持;（4）中医药一体化语言系统对数理统计与数据挖掘的支持;（5）该系统作为建立中医药数据库的基础工具，满足了大量用户的需求;（6）在国内外传统医学术语集的建立中，成为唯一的核心术语集中心；在 2005 年中日韩三国术语标准化研究中，占据了领先与核心的位置；为我国自主知识产权的创新发展打下了基础。

北京市科学技术奖三等奖（2006 年）

面向 Internet 的中医药异地、远程、同步数据共建平台

完成单位：中国中医科学院中医药信息研究所、上海中医药大学

成都中医药大学、福建中医学院、陕西省中医药研究院

主要完成人：崔　蒙、吴朝晖、尹爱宁、刘　静、刘　红

该项目是国家科技部 2000 与 2003 年度科技基础性工作（中医药科技信息数据库）立项中的子项目，由中国中医研究院中医药信息研究所尹爱宁、崔蒙负责实施，实行课题制管理。在上级领导与主管领导的支持与关怀下，在课题组成员的共同努力下，按时并超额完成了工作任务，达到了课题目标，建立的中医药远程加工平台为获取其他重大项目与支持起到基础作用。

为适应中医药信息化、数字化的需求，中医药主体数据库群组必须向多类型、多结构、快速信息存储与高度集成方向发展，最终形成全方位的系统工程。在组织了全国 20 余家分中心参与数据加工与数据合成后，面临的问题是如何保障多中心每个成员单位在不同优劣硬件设备上，利用同样的软硬件环境、统一的加工界面、一致的加工方式，实现高速率的数据集成。于是，基于 Web 的数据库技术，成了保障科技部基础性工作完成的关键。构筑中医药主体数据库的加工平台，成为基础工程。

为保证系统的安全与稳定性，采用成熟先进的 Internet 技术、数据库技术，提供一套较为完整的远程异地分布式中医中药信息采集、维护与管理功能，并且提供友好、快速和直观的信息检索界面，以及多角度多视点信息统计功能。

系统体系结构为：（1）面向 Internet 的、多层的、B/S 结构的系统构架。采用浏览器的方式，支持分中心的灵活的、可扩展的数据采集，分层次的数据维护以及集中式的数据监控和加工管理。（2）安全可靠的集中式数据库架构设计。采用隔离缓冲的前后台数据库架构，提供了可靠的数据安全机制；集中式的数据架构设计大大降低了系统的运行维护和管理成本。

系统实现的关键技术为：（1）协同数据采集技术。（2）数据库隔离缓冲技术。（3）多级化的、多角色的数据管理和审查机制，保证了数据内容的一致性与安全性。（4）面向中医药特点的多视图、多角度数据库浏览导航系统，为信息检索者提供了快速、准确的信息检索浏览功能。（5）基于 OLAP 的中医药

实验数据仓库的实现。

该课题提供两个主要创新点：一是根据中医药主体数据库群的需求，研发了满足多类型数据库（结构型、关系型、图像型以及数据仓库）的结构设计，将数据库技术与 Web 技术很好地融合在一起，使数据库系统成为 Web 的重要有机组成部分的数据库，能够实现数据库与网络技术的无缝有机结合的平台，目前国内外尚无应用先例。二是提供一套较为完整的远程异地分布式中医中药信息采集、维护与管理功能与技术；国内外同行业中尚未发现本系统与技术。

基于 Web 技术的中医药数据共建平台的建立，实现了中医药数据库群的科技信息高度集成，2 年内的数据扩充量是以前 16 年数据总量的 4 倍，数据加工人员也从原来的十余人，发展为近 200 人的队伍。工作效率提高了，数据时差缩小了，加工方式规范了，20 多家单位共同组建的虚拟研究院为加入国家科技基础数据中心打下了基础，也为中医药行业数据库的建设提供了一整套的系统工程与应用系统。该平台为科学数据共建与发布提供了重要的工具，也为持续争取国家级项目起到了重要作用。

中华中医药学会科学技术奖二等奖（2010 年）

中医药科学数据的共建与共享

完成单位：中国中医科学院中医药信息研究所

主要完成人：崔　蒙、刘保延、吴朝晖、尹爱宁、刘　静、范为宇
温先荣、刘　红、陈华钧、李海燕

中医药科学数据是指在中医长期医疗实践活动及科学研究过程中所产生的原始性、基础性数据，以及按照不同需求、系统加工的数据。它既包括了中医在几千年医疗实践活动中长期积累与整理编纂的海量数据，也包括国家及各级政府部门科技计划项目实施与科技工作者长年累月科学实践所产生的大量数据。它是中医药科学研究的结晶，是中医理论继承与创新发展、中医临床决策支持与中药新药研发的重要源泉。本项目对中医药科学数据的共建与共享进行了深入系统的研究，揭示了科学数据之间存在的关系，推动了科学数据的创新性应用。

项目的主要研究内容和成果：在对中医药科学数据资源深入调查分析研究的基础上，从顶层设计上规划了数据建设的目标，将中医药科学数据分为 5 个一级类、39 个二级类、124 个三级类；研制了元数据标准、39 个数据加工标准术语表；创新性地研发了中医药学语言系统。该项目构建了 61 个结构型数据集，共 75 万条数据，总数据量达到 110G，囊括中医药行业科学数据的各个领域。

该项目集成了基于语义本体的数据加工、协同数据采集、数据库隔离缓冲、多级化与多角色的数据管理和审查、面向中医药特点的多视图与多角度数据库浏览导航、基于 OLAP 的中医药实验数据仓库等技术，研制了异地、远程、同步数据共建平台；以及集多库集成、多模式检索、多种数据分析工具集成应用于一体的数据共享平台，在具有虚拟机构、协同工作与汇聚共享功能的网格平台上构建了中医药科学数据的共建与利用体系。

项目取得的经济社会效益：该项目所构建的中医药科学数据体系日均访问人次达 1.3 万次，访问量达 3000 万次；已为多个国家科技重大专项、973 项目、863 项目及一批国家及部局级项目的开展提供了数据支撑。共建系统在国内 35 家科研、医疗单位得到应用，共享系统应用于国家科技部科学数据共享工程的中医药科学数据中心平台，在临床决策支持与辅助新药开发方面取得了新的突

破，在应对突发公共卫生事件中提供了数据支撑。

该项目在全国中医药行业中凝聚了一支稳定的超过 300 人的研究与建设队伍，创立了由 35 个单位参与的中医药信息数字化虚拟研究院、形成了纵横结合的管理机制，发表论文 82 篇，其中 SCI 8 篇，EI 3 篇，培养博士后 5 名、博士研究生 8 名。

中华中医药学会二等奖（2011 年）

辅助中药新药研发的文献分析系统的建立与应用

完成单位：中国中医科学院中医药信息研究所

主要完成人：崔　蒙、尹爱宁、刘　静、雷　蕾、刘丽红、温先荣

李园白、林丹红、张竹绿、杨　阳

该项目以中药新药研发人员需求为导向，以中医药科技文献为基础，运用先进的数据库与数据挖掘技术，建立了中药新药辅助研发系统，为中药新药研发中的先导物筛选，处方优化等关键科学问题提供技术支撑，对提高中药创新能力，推动中药现代化具有重要意义。

该项目来源于四个课题：国家科技部科技基础性工作专项资金项目——中医药科技信息数据库（2001DEA30039）；国家中医药管理局课题——“有毒中药”质量控制及有毒成分限量示范研究——子项目建设“有毒中药共享服务平台”（2004ZX05）；两个中国中医科学院自主选题：基于文献的中药组分配伍模式的探索研究（ZZ2006057）和方剂信息知识服务平台（ZZ2006047），分别于 2003 年 1 月、2007 年、2008 年 11 月完成鉴定与验收。

该项目开发的“基于文献数据的中药新药辅助研发系统”（简称系统）包括中药基础知识平台、中药药理研究数据仓库平台、中药化学展示与统计应用平台，中药化学组分配伍辅助平台、方剂信息知识服务平台和有毒中药平台等六个平台，实现了数据查询与展示、数据分类与统计、数据导航与关联、数据分析与聚类、数据知识发现等五大功能，为新药开发提供了一个完整的数据应用系统。系统从建立以来能够为科研课题提供 7×24 小时全天候免费信息服务，固定实名用户统计 1368 个，为多项国家 973 课题和国家中医药管理局级课题提供了数据支撑。

系统具有以下几个方面的创新优势：

1. 针对中药新药研发中的“选方”环节，提供与疾病、方剂、中药、西药和化学成分有关信息检索，为先导物筛选和处方优化提供支撑。系统具体包括：方剂、中药的组成、中药化学成分、功效、主治相关数据的自动结构化处理；适合新药研发的文献数据库建模与数据 ETL 处理体系。建立了面向中药新药研发的数据信息服务平台，实现了六项一体的功能服务。

2. 建立了统一的元数据描述和解释运行机制及各数据库群的同步机制，保

证了系统在应用层上的数据的一致性。

3. 系统整体采用了 Web Service 的服务，采用标准的、规范的 XML 描述操作的接口，以便与各个新药研发的机构使用软件对接。为保证整个系统具有良好的易维护性与易扩展性，系统设计过程采用三层架构方式。现行的三层结构分为：数据层、业务逻辑层以及页面表现层。与之对应的系统的结构如下：数据访问：新药研发辅助设计层，方剂知识系统层，有毒中药层；业务逻辑：Web 应用服务器，Java Beans，COM 组件；页面表现：由 Web 应用服务器解释发布模板、JSP/Servlet 调用业务逻辑 Java Beans 生成标准的 HTML 页面。

系统具有以下几个特点：

1. 项目开创性地集成数据库的隔离缓冲技术、多级化与多角色的数据管理和审查技术、面向中医药特点的多视图与多角度数据库浏览导航技术、基于 OLAP 的中医药实验数据仓库技术等先进技术，通过前台粗模型、无关联型数据集模型，提供了数据容错能力和数据安全机制，保证了数据库的准确、一致和安全。

2. 加工平台采用了面向 Internet 的、多层的、B/S 结构的系统构架和安全可靠的集中式数据库架构设计，支持多分中心灵活、可扩展的数据协同采集，分层次数据维护，以及集中式数据监控和加工管理。

3. 系统集成了远程建库、数据质量控制、综合系统性管理、文档权限管理、模块权限管理、信息分组管理、个人权限管理、加工人员在线管理、数据管理、数据任务分配管理、数据浏览等多种功能。

系统解决的实际问题：

1. 辅助中药研发的数据采集标准与字段设计模式在辅助中药科学数据研究与建设的实际过程中，支撑了科学数据研究、建设、管理、利用与服务的全过程，为科学提取数据、利用数据奠定了基础。

2. 先进的结构型数据库与数据仓库模型依据中医药数据特点进行结构化与关联化处理，为信息检索工作中存在的“相同中医概念具有不同表达方式”“有用信息分散在不同的数据库中无法有效检索”等问题，提供了一种以高度专业化、综合化的超级知识库为基础的、集各种功能于一体的检索模式。

中国中西医结合学会科学技术奖三等奖（2013 年）

中医药密集型数据利用模式及应用

完成单位：中国中医科学院中医药信息研究所、浙江大学、
上海中医药大学、福建中医药大学、河南省中医药研究院

主要完成人：崔　蒙、吴朝晖、李海燕、陈华钧、张华敏、雷　蕾
李园白、胡雪琴、刘　静、姜晓红、贾李蓉、尹爱宁
施　毅、林丹红、田文敬

中医药科学数据是指在中医长期医疗实践活动和科学研究过程中所产生的原始性、基础性数据，与其他学科形成的“数据密集型”科研模式不同，中医药科学数据属于“知识密集型”数据，其特点是知识密集度高，特别是传统中医产生的文献数据是历代医家在临床诊治中心得体会、科研学者对实验结果的探索总结的一种智慧体现，大量的隐性知识蕴含其中，具有很强的知识发现潜力，但中医药知识密集型数据的描述和表达是粗糙的，数据语义与内在逻辑没有明确表达或根本就没有逻辑性，这为中医药数据的利用以及知识的转化带来巨大障碍。

项目基于中医学本体，形成了中医药知识密集型数据建设与服务应用的模式，利用中医药数据网格技术、中医药学语言系统、中医药语义网络技术等基本解决了中医药知识密集型数据从采集、规范、数据库建设、数据挖掘到知识发现等环节的关键科学技术问题；组建了全国 37 家中医药院校参加的虚拟研究院，实现了中医药知识密集型数据库集群的共建，完成了 61 个结构型数据集建设，数据量 75 万条，达到 230G，数据收录年代跨越 50 年，覆盖了包括中医药事业、中医、中药、针灸、古籍、民族医药等中医药行业科学数据的各个领域。并首次在构建的中医药知识密集型数据库集群的基础上，以中医药 E-Science 应用为需求背景，提出了中医药知识密集型数据的应用模式，研究面向中医药语义数据网格的若干关键技术，开发了适用于高性能计算集群的并行计算方法，构建了中医药数据挖掘与知识发现应用平台，申请专利 13 项，形成发明专利 3 项。

项目首次提出中医药知识密集型科学数据应用模式和中医药信息数字化虚拟工作模式，构建了中医药文献结构型数据库、中医药学语言系统、中医药数据挖掘与知识发现应用平台，提供 7×24 小时免费信息服务，日均访问人次达

1.3 万次，总访问量达 3000 万次，有效地促进了中医药科学数据的利用，已为多个国家科技重大专项、“973” 项目、“863” 项目、科技支撑计划项目及部局级项目的开展提供了数据及技术支撑。

项目首先对中医药行业的科学数据资源进行深入系统的调查分析与研究，对中医药科学数据进行明确定义，通过对中医药科学数据特点的分析比较和多年的数据建设经验，提炼出中医药文献数据的核心价值，创立中医药科学数据的利用模式。第一步，采用基于科学数据网格构建中医药知识协作平台（DartOnto），完成动态、分布式、异构中医药知识资源的集成、共享与搜索。第二步，基于科学数据网格，构建中医药学语言系统（TCMLS），建立中医药术语和概念间的语义关联，实现中医药科学数据间的知识关联。第三步，基于科学数据网格，构建中医药知识发现应用平台（DartSpora），完成中医药复杂知识的发现方法。本项目最终目的是实现并提高中医药科学数据利用的质量，保证中医药知识发现的可靠性。

中医药知识密集型科学数据网格建设与服务应用的总体思路

项目构建的中医药知识协作平台实现了数据的远程、异地、同步汇聚，首次实现了多用户群组（全国 37 家分中心）在统一格式与标准下、完成不同类型数据与不同数据库的大规模协同加工工作。该知识协作平台采用浏览器的方式，支持多个分中心的灵活的、可扩展的数据采集，实现了分层次的数据维护以及集中式的数据监控和加工管理；支撑了超过 300 多名中医药信息科研人员长达 5 年以上的数据汇聚与集成，保障了数据安全；为中医药科学数据中心与各分中心提供了具有虚拟机构、协同工作、汇聚共享功能的数据网格平台，保证了 61 个不同类型的结构型数据库的数据汇聚与集成。

项目构建的中医药学语言系统汲取 UMLS 人工语言和自然语言相结合的成功经验，创建先控与后控于一体的超级叙词表，对概念词汇进行多级水平控制，如形态学控制、词汇学控制、语义控制、语用学控制等，有助于情报检索语言的自然语言理解和自然语言处理，使情报检索语言趋于自然语言化。TCMLS 根据中医药学科特点建立特殊性的结构与语义关联：中医药学科体系涉及医学、人文科学、社会科学、哲学等范畴，因此单纯使用树形结构模式，不能适应中医药学科体系所具有的学科跨越、多维关联等复杂性分层结构与网状立体结构，因而必须根据中医药学科的特点，建立该学科特有的语义类型与结构。

项目构建的中医药知识服务平台 DartSpora 提供了一个统一的数据挖掘与知识发现平台，在该平台之上，此项目着重开展一系列的数据挖掘与知识发现应用开发，典型的应用包括：中药复方挖掘与分析系统、中药化学组分挖掘系统、中医个案挖掘与分析系统。

中华中医药学会科学技术奖二等奖（2015 年）

语义网环境下中医药信息标准化方法

完成单位：中国中医科学院中医药信息研究所

主要完成人：崔　蒙、李海燕、贾李蓉、杨　硕、刘　静、董　燕
朱　玲、李敬华、高　博、于　彤、焦宏官

新兴的语义网技术能实现各种数据资源的互联互通和全球共享，支持机器推理、知识发现和智能问答。实现语义网环境下的中医药知识组织与知识服务，对中医药发展具有重要意义，但必须有中医药信息标准的支撑。目前，语义网环境下中医药信息标准化的方法是亟待解决的关键科学问题，也是发挥标准引领作用的关键问题。

该项目综合利用本体工程、语义网、网格计算等技术，设计了面向中医药领域的语义网框架，开发了本体服务、语义集成、语义搜索、知识发现等创新性技术，构建了专门面向中医药领域的语义网环境，重点研究了该环境下中医药信息标准化的方法，并应用这些方法搭建了基于语义网的中医药知识服务系统。该项目构建的基于本体的中医药语义网顶层框架是由 96 种语义类型和 58 种语义关系相互联结而成的错综复杂的网状结构。该网状结构符合中医药学科知识特点，为所有中医药概念提供层次分类与相互关系结构，是中医药学知识服务系统的核心标准。该标准解决了计算机语义网环境下中医药术语系统标准化的难题，为相关知识库语义网络的建立提供模板，为中医药术语系统的融合提供范式。

该项目根据中医药文献自身特点和语义网环境下中医药文献数字化的需求，提取中医药文献特征元素集并进行规范化描述，形成了中医药文献元数据标准，该标准明确了中医药文献元数据标准化的基本原则和方法，有助于构建明晰、全面、统一、易懂的文献描述性记录，对中医药文献资源的系统保护和深度利用具有重要意义。该项目以面分类法和线分类法相结合的方法实现语义网环境下中医药科学数据集的编码，采用“业务流程分析法”制定中医药公用数据元目录，建立中医药数据元提取原则及标准编写规则，解决中医药数据元一级分类框架问题，为数据集的组织、整合、存储、交换、共享和利用奠定基础。

该项目提出并构建完成的中医药语义网络框架、中医药数据集分类与编码

方法、元数据描述方法以及数据元提取方法已形成 2 项国际标准和 3 项行业标准草案，并应用于 60 多个大型信息系统或数据库的开发，从方法学上解决了语义网环境下中医药信息标准之间的不统一、不兼容等问题，实现了中医信息标准与国际标准的兼容。该项目用于指导中医药信息标准的规划、开发，从而达到最大程度的数据交换与信息共享符合我国标准化战略部署，是中医药信息化发展的需要，提升了我国中医药信息标准研发的国际竞争力。

该项目在中医药学语言系统语义框架的基础上，构建了中医古籍语言系统。该系统主要基于中医古籍知识体系，参照分类注解《内经》的杨上善和张介宾的分类，以规范中的语义类型为模板，尽可能尊重古籍特色，将之分为十二大类（阴阳、五行、藏象、疾病、诊断、治疗、本草、方剂、针灸、相关知识、医疗器具、摄生），大体上可以包含古籍中涉及的概念知识点。并且基于中医药学语言系统的文献检索服务平台是以中医药学语言系统为基础，提供中医药文献检索、术语检索，以及相关检索等多种功能，将中医药文献进行关联检索以及关联性研究，为使用者提供思路。其具体功能即在文献检索方面提供同义检索和相关检索。同义检索即在进行文献搜索时，搜索结果经过语言系统的同义处理，显示所有同义概念的文献。

该研究共发表学术论文 27 篇；形成中医药学语言系统语义网络与分类代码、中医药文献元数据以及中医药数据资源分类代码 3 项行业标准草案；在此基础上形成的 2 项国际标准“ISO/TS 17938 中医药语言系统语义网络框架”和“ISO/TS17948 中医药文献元数据技术规范”已于 2014 年由 ISO 发布，这是 ISO 首次发布的 2 项中医药信息国际标准，已入选 2014 年世界中医药十大新闻，被 30 余家媒体报道。

该项目应用效果明显，取得了显著的社会效益。本项目研究了中医药数据资源分类标准，为临床电子病历提供了术语支撑，为中医药相关数据库提供元数据规范等，在全国十余家中医药学图书馆、中医院和相关软件公司得到应用，在中医药信息框架、资源分类、术语标准等领域取得了新的突破，减少了中医药信息和数据的重复和冗余，帮助信息和数据实现最大程度的交换与共享，促进了各中医药信息系统间的“互操作”。该项目是在中国工程科技知识中心建设项目——“中医学专业知识服务系统”、国家自然科学基金项目——“医案相似性计算模型及辅助临床应用研究”、中国中医科学院自主选题项目——“温病整体医案相似度比较研究”“基于本体的名老中医临床验案知识获取方法研究”“医案相似性计算模型及应用研究”“基于人工智能技术的古今医案云平台构建研究”等课题资助下开展的面向名医经验传承的信息化技术服务。项目获 2018 年度中国中医科学院科学技术奖二等奖。

该项目获科技部“十一五”支撑计划项目、中国博士后基金、中国中医科学院基本科研业务费等 7 项课题资助，培养硕士 3 名、博士 1 名、博士后 4 名，推进了高层次人才培养。

中华中医药学会科学技术奖三等奖（2020 年）

名医传承信息化关键技术与中医医案知识服务

完成单位：中国中医科学院中医药信息研究所

主要完成人：李宗友、王映辉、李敬华、于　琦、于　彤、田　野

朱　玲　王一萌

该项目是在中国工程科技知识中心建设项目——“中医学专业知识服务系统”、国家自然科学基金项目——“医案相似性计算模型及辅助临床应用研究”、中国中医科学院自主选题项目——“温病整体医案相似度比较研究”“基于本体的名老中医临床验案知识获取方法研究”“医案相似性计算模型及应用研究”“基于人工智能技术的古今医案云平台构建研究”等课题资助下开展的面向名医经验传承的信息化技术服务。项目获 2018 年度中国中医科学院科学技术奖二等奖。

项目通过研究人工智能技术、移动互联网技术、大数据技术在中医药领域的应用，面向临床科研开展名医传承信息化及中医医案知识服务，解决了名医经验学习传播共享困难的关键技术问题；解决了名医经验挖掘中数据规范与分析挖掘的通用技术性问题；解决了中医临床采集效率低，信息获取困难的问题。

项目利用大数据的技术方法，结合自然语言处理技术、深度学习技术，在中医医案研究与临床术语研究的基础上，对 40 余万古今医案进行了结构化的抽取和规范化的标注，形成可理解、分析、应用的知识，实现了自然语言与术语之间的智能转换，解决了因时空局限性导致的名医经验学习传播困难，临床表述不一致导致的经验共享困难的通用关键技术问题。项目从中医临床医案分析需求出发，研究“病—证—症—治—方—药（穴）—效”等多角度分析方法，整合集成聚类分析、关联分析、复杂网络分析、社团分析、贝叶斯分析等多种数据挖掘算法，通过云计算方式提供海量数据分析服务；解决了名医传承过程中由于处理、规范医案效率低，成本高，临床医生难以把握合理的挖掘分析方法而导致的名医经验客观化挖掘分析程度低，难以推广应用的关键技术问题。项目通过发明脉诊手套，利用语音识别、图像识别的技术，模拟中医临床场景，客观化采集中医四诊信息，提高临床信息采集效率，解决中医四诊客观化信息获取的关键技术问题。

该项目主要研究成果集中体现在“古今医案云平台”这一集医案查询检索服务和医案数据挖掘服务为一体的临床科研信息化平台上。平台利用云计算技术、移动互联网技术，提供个人电脑客户端服务、机构 IP 服务、大数据分析 WEB 服务及手机 APP 服务等多种服务形式，面向中医临床医生、名医工作室及传承人、科研工作者、医学生等提供高质量医案数据知识服务、医案大数据挖掘分析服务和智能化临床病例采集服务。如帮助传承人整理已故名老中医散落在书籍、期刊以及各弟子手中的医案，进行数字化整理，结构化加工，智能化分析，可视化呈现，完整再现名老中医临床病案，发掘临证经验，继承发扬名医思想。如在名医临证的同时通过手机 APP，以拍照识别、语音录入、舌面脉仪器客观化采集等方式采集临床病例，提高采集效率，降低二次整理成本，提高可靠性与准确性，提升临床、科研和学习的效率和水平，促进名医经验传承。

古今医案云平台主要进行客户端服务、web 网页服务和手机端服务。目前拥有个人客户端用户 3000 余人，用户服务微信群 10 个，web 数据分析平台用户近 1500 人，为中医临床医生、名医传承人员等提供医案采集及分析挖掘服务。古今医案云平台的机构版已经在全国 17 个省市自治区的 36 家高校医院进行使用，为高校师生提供医案检索学习、分析挖掘等服务。微信关注用户 5000 余人，为中医从业者及爱好者提供医案推广服务和咨讯服务。APP 用户近 500 名，为中医从业者及爱好者提供手机移动端的医案采集、医案检索、医案学习等服务。该平台在业内具有较好的口碑和影响力。

古今医案云平台自 2016 年至 2019 年期间在全国共举办了 14 次规模不等培训班，在全国范围内进行平台技术与使用培训，现场培训人数近 700 人。在全国范围内进行平台技术与使用培训，完成国家级继续教育项目 3 项、中国中医科学院继续教育项目 3 项。2018 年起开展了古今医案云平台进高校活动，在全国七个省市的高校图书馆和附属医院进行了有针对性的校园培训，现场培训人数近 500 人。与用户积极互动，反馈升级，得到很好的评价。目前已为近 20 个名医工作室开展名医经验分析挖掘服务，帮助打造信息化名老中医传承团队。已经有全国 4000 余名研究者，40 余家中医药高校、医院、科研机构等使用该平台，用户利用该平台发表学术论文及硕博士毕业论文见刊者已达 200 余篇。

该平台协助十余个名医工作室建立名医经验传承工作组。项目团队亦以平台为主要工具为名老中医传承团队提供了名医经验的分析挖掘服务，分析结果得到名老中医传承人的肯定。

该项目研究期间培养硕士研究生 4 名，其中毕业 1 名，在读 3 名。团队晋升高级职称者 4 人。

中华中医药学会科学技术奖学术著作奖三等奖（2020 年）

《民国名中医临证教学讲义选粹丛书》

完成单位：中国中医科学院中医药信息研究所

主要完成人：孟凡红、杨建宇、李莎莎、侯西娟、郎　朗

《民国名中医临证教学讲义选粹丛书》是在 2013 年中国中医科学院自主选题项目“民国中医药教材调研及代表性教材整理研究”的研究成果上，进行更深入地策划和论证，在国内首次以“民国名中医临证教学讲义”为主题，进行遴选与整理点校而成，属原创性中医古籍整理著作。

课题通过对民国时期中医药教育机构、教材种类、编写者、出版机构等信息进行系统调研，建立了民国教育专题信息库（民国时期中医药教育机构信息库、民国时期中医药教材书目信息库）；用历史学方法对中医药教育机构创建原因、教材产生背景、受众群体等进行了分析研究，发表相关论文数篇。

民国时期是中医学发展独特的、多难的时期，然而，由于人为地分类，民国时期的中医典籍未被划到古医籍中，故而不被列入中医古籍整理出版之列，因此，民国时期的许多中医著作一直没能与广大读者见面，尤其是民国时期中医教学讲义，随着许多老前辈、老中医的退休、仙逝，很有可能就此湮没。现在，中医学教学模式、中医学教材的改革被提到当前中医教育改革重要的议事日程，此时此刻，选辑点校整理出版民国时期中医教学讲义，一可填补民国时期中医书籍讲义类出版之空白，二可为当前中医教改和教材编写提供参考、启迪思路。这也是这次选辑民国时期中医教学讲义的意义所在。

民国初期，由于当时的北洋政府将中医教育在整个国家教育体系中漏列，导致中医界的奋起抗争，中医界有志之士积极筹办中医学校，以期既成事实，希望当时的政府承认中医教育的合法性。由此，服务于学校面授及函授教育的教材就应运而生了。然而，由于历经国内战乱和抗日战争，再加之印刷技术的局限和信息交通不便，使许多优秀的中医学讲义未能幸存。

《民国名中医临证教学讲义选粹丛书》精选了民国时期活跃在中医教育、中医临床的大家恽铁樵、秦伯未、张山雷、陈伯坛、承淡安等近代著名中医学家所编撰和讲授的中医药教材 39 种，按类分为 15 个分册进行点校整理，以期尽可能地反映当时中医药教学的情况。这些讲义分属中医基础理论、针灸学、内科学、中医经典类、临床类等，还有充分体现衷中参西的内容。

15 分册包括：

1.《恽铁樵临证基础讲义》：含《脉学讲义》《十二经穴病候撮要》《医学入门》《病理概论》《病理各论》《神经系病理治要》；

2.《恽铁樵医学史讲义》：含《医学史》《医家常识》；

3.《恽铁樵内经讲义》：含《内经讲义》《群经见智录》《课艺选刊》《答问汇编》；

4.《恽铁樵伤寒论讲义：上》：含《伤寒论讲义》；

5.《恽铁樵伤寒论讲义：下》：含《伤寒广要》；

6.《恽铁樵金匮要略讲义》：含《金匮要略辑义》《金匮翼方选按》《金匮方论》；

7.《恽铁樵温病讲义》：含《温病明理》《热病讲义》《热病简明治法》《章太炎先生霍乱论》《霍乱新论》《梅疮见垣录》；

8.《恽铁樵临证各科与药学讲义》：含《杂病讲义》《妇科大略》《幼科讲义》《药物学讲义》《验方新按》；

9.《恽铁樵临证医案讲义》：含《药盦医案》《临证笔记》；

10.《秦伯未国医基础讲义》：含《生理学讲义》《诊断学讲义》《药物学讲义》；

11.《秦伯未国医临证讲义》：含《内科学讲义》《妇科学讲义》《幼科讲义》；

12.《张山雷脉学讲义》：含《脉学正义》；

13.《张山雷中风讲义》：含《中风斠诠》；

14.《陈伯坛金匮要略讲义》：含《读过金匮论》；

15.《承淡安针灸学讲义》：含《中国针灸学讲义》。

中华中医药学会科学技术奖二等奖（2021 年）

中医药文献传承创新体系构建与应用

完成单位：中国中医科学院中医药信息研究所、中国民族医药学会、
中国中医科学院中医临床基础医学研究所

主要完成人：曹洪欣、崔 蒙、张华敏、李鸿涛、郑金生、诸国本
张伟娜、李 兵、佟 琳、刘思鸿、薛清录、张志斌
段 青、李 斌、王 蕊

中医药文献蕴含着丰富的原创知识和宝贵的实践经验，凝聚着中华民族的博大智慧，是中医药科技创新的源泉。该项目在科技部基础性工作重点项目等课题的资助下，经过 10 余年研究，创建以资源目录系统为基础、术语规范系统为支撑、知识发现系统为主体的中医药文献传承创新体系，有效解决文献精华发现与守正创新的关键问题。该项目通过全面收集古今中外中医药文献资源，融合目录学、版本学、校勘学等传统文献学方法，构建资源目录系统，奠定中医药知识传承守正基础；梳理辑订概念术语，研究多元文献传承方法与应用规范，构建术语规范系统，支撑中医药文献知识精华发掘与应用；集成规范化的资源数据，利用知识图谱构建、语义网络、自动标引、自然语言处理等现代信息技术，构建知识发现系统，形成中医药学术知识发掘的主体，实现中医药文献知识全方位、多元化、多维度创新应用。该项目创建融“资源目录系统、术语规范系统与知识发现系统”于一体的中医药文献传承创新体系，已在全国部分高等院校、科研院所、医疗机构、企业等单位推广应用，获国际标准 1 项，软件著作权 15 项；发表论文 139 篇，出版著作 145 部；获中国中医科学院科学技术一等奖 1 项、中国出版政府奖图书奖提名奖 1 项、中国专利优秀奖 1 项。

主要创新点：

1. 首次构建中医药文献数字目录集成系统，实现中医药多元载体信息融合与资源碎片重组应用，推进全方位资源发现与文献传承创新。辑录国内古医籍 8795 种，欧美中医古籍 3290 种，民国时期图书 8545 种，现代图书约 3.7 万种，海外外文图书约 1.2 万种，构建纵贯古今、融合中外的中医药文献数字目录系统。有效重组与融合古代与现代、海内与海外、中文与外文、文献与口述、医书与方志的多元载体，构建系统完整的中医药文献资源集成平台，实现

主题信息全方位发现与利用。遴选中医古籍精华，《黄帝内经》《本草纲目》入选《世界记忆名录》，编制《中华医藏》书目 2289 种，成为国家重大文化工程项目。

2. 构建文献数据标准规范与中医药术语集成系统，创建中医古籍后控词表，实现中医药多源异构知识规范表达与有效关联。系统研制中医古籍、民国、现代、多媒体资源分类方法，实现分类主题一体化，创建科学、完整、规范的中医药文献分类体系。研制并发布《中医药文献元数据标准》（Health informatics-Traditional Chinese medicine literature metadata，ISO/TS 17948-2014），实现中医药文献数据国际共享。规范中医药名词术语，兼容自然语言与可控词的双重属性，研发中医古籍自然语言处理技术，创建中医古籍后控词表，首次实现古籍数据库的语义检索。

3. 构建中医药文献知识发现系统，突破中医药文献知识组织与创新应用瓶颈，深化专题文献与口述传承等多元领域研究，发掘古籍知识精华，推进中医药理论与诊疗技术的创新应用。创建基于 91 种语义类型和 36 种语义关系的中医古籍语义网络。研发中医药知识组织与知识图谱构建技术，实现理法方药与脉证诊治等复杂关系的关联表达，构建多维度中医古籍知识发现与利用平台。首次系统发掘古代温病、养生、地方志、走方医、无文字民族医药等专题文献精华，创新应用透邪解毒法防治病毒性呼吸道传染病，丰富中医药理论与实践体系。

推广应用：项目创建的中医药文献传承创新体系及其实践应用，极大地促进中医药古籍、方志等文献的抢救、保护、发掘与利用，对推进中医药文献原创知识科技创新与学术进步具有重要意义，对推动传承精华、守正创新具有引领示范作用。中医古籍书目、国医典藏、地方志等多个数据库与知识库及相关技术方法在 20 多所高等院校、科研院所、医疗机构、企业等单位推广应用，有效促进中医药文献保护、抢救、发掘与利用。《黄帝内经》《本草纲目》成功入选《世界记忆名录》，推进《中华医藏》编纂项目启动，对弘扬中医药文化，发挥中医药防病治病作用提供支撑。

中国中西医结合学会科学技术奖二等奖（2021 年）

大数据智能环境下中医药科技知识组织体系构建与应用

完成单位：中国中医科学院中医药信息研究所、中国标准化研究院、北京万方数据股份有限公司、浙江省华卫智慧医疗研究院

主要完成人：李海燕、崔　蒙、刘　静、贾李蓉、朱　彦、刘丽红、高　博、任冠华、聂　莹、朱　玲、董　燕、杨　硕、亢　力、于　彤、张秀梅、陈　超、徐建武

大数据环境下中医学发展模式从医生经验积累过渡到医学数据积累。本项目在国家自然科学基金委员会、国家科技支撑计划、国家标准化管理委员会、国家中医药管理局等资助的 20 项课题支持下，经过十余年研究，构建中医药知识组织体系，解决来自不同系统、形式多样、表达各异的中医药数据融合难题，借助人工智能从大数据中获取知识以提高中医诊疗效果，取得显著效益。

主要内容：

创建并发展中医药信息学，提出中医药信息学概念体系。出版了《中医药信息学概论》《中医药信息标准》，并被列入“十二五”国家重点图书出版项目。

创建中医药语义网构建方法、基于 GFO 的本体模型、结合 SWRL 规则的中医药知识智能推理技术。精确表达中医概念及其逻辑关系，建立中药、方剂、疾病及症状本体，实现基于症状集的证型推理计算、治疗方案智能推荐、用药禁忌及相互作用预警。获软件著作权 3 项，出版著作《中医类方衍化关系自动发现类方》《基于基本形式化本体的本体构建》。

创建中医药信息标准体系三维框架，牵头研发了 17 项标准：包括 ISO/TC215 和 ISO/TC249 联合发布的首个国际标准 ISO 18790-1：2015，以及首个中西医结合临床术语标准 ISO 22990：2019，实现标准体系的顶层设计与整体关联。

创造性重构形成全球最大的中医药知识组织系统并实现转化应用。基于项目组研制的 ISO 19465：2017、GB/T 38324-2019 等标准，重构和规范术语系统并实现术语自动筛选推荐，创新术语集成模式，覆盖中医药学科 96 种语义类型、58 种语义关系、近 30 万概念和术语，获软件著作权 9 项，广泛应用于大规模文献标注、临床数据分析、知识库和知识图谱构建，转化经济效益

8883 万元。

该项目形成 8 项国际标准、7 项国家标准、2 项团体标准，获 14 项软件著作权，出版 4 部专著，发表论文 64 篇，培养研究生 20 名，为多源异构中医药数据融合、文本挖掘分析、智能语义处理提供了理论、方法、标准、技术与平台。

三、院级奖励

序号	成果名称	主要完成人	主要完成单位	研究来源	获奖年度	获奖名称	获奖级别
1	中医药学主题词表	林平青 陆榕影 黄桂育 吴兰成 韩秀绒	中国中医研究院图书情报研究所		1986	中国中医研究院院级科研成果奖	三等奖
2	中医药学文献分析检索系统	陆榕影 史振武 韩秀绒 周继贤 傅　卓	中国中医研究院图书情报研究所、中国中医研究院中医基础理论研究所	中国中医研究院	1990	中国中医研究院科学技术成果奖	二等奖
3	针灸针麻文献分析和检索系统（中英文版）	吴兰成 刘兴华 邓青青 任其霞 刘　静	中国中医研究院图书情报研究所	国家中医药管理局	1991	中国中医研究院科学技术成果奖	二等奖
4	国家“七五”攻关重点课题情报分析与预测研究	杜如竹 李　霞 孙国华	中国中医研究院图书情报研究所	科技攻关计划	1992	中国中医研究院科技成果奖	三等奖
5	中国古代重大自然灾害和异常年表总集			国家自然科学基金	1994	中国科学院自然科学奖	二等奖

序号	成果名称	主要完成人	主要完成单位	研究来源	获奖年度	获奖名称	获奖级别
6	《全国中医图书联合目录》“全国中医古籍资源普查与研究”	薛清录 王树芬 刘振远 傅景华 王庆福 陆寿康 伊广谦 刘国正 金　立 胡　滨	中国中医研究院中医药信息研究所	国家中医药管理局	1995	中国中医研究院中医药科技进步奖	二等奖
7	中国中医药商品信息库	刘　红 储戟农 孙国华 陆嘉明 尹爱宁	中国中医研究院中医药信息研究所	国家中医药管理局	1995	中国中医研究院中医药科技进步奖	三等奖
8	建立中国中医药文献分析与检索系统的研究	吴兰成 陈贵廷 周继贤 尹爱宁 崔　蒙	中国中医研究院中医药信息研究所	国家中医药管理局	1995	中国中医研究院中医药科技进步奖	二等奖
9	中国医药学现代科技文献检索分析研究	薛清录 尹爱宁 毕俊英 周继贤 方　玲	中国中医研究院中医药信息研究所、辽宁中医学院图书馆等22个单位	国家中医药管理局重点研究室——中国中医药文献检索中心建设项目	1997	中国中医研究院科技进步奖	二等奖

序号	成果名称	主要完成人	主要完成单位	研究来源	获奖年度	获奖名称	获奖级别
10	红景天注射液临床前试验研究	张早华 储戟农 刘建勋 冯青然 吕爱平	中国中医研究院中医药信息研究所	中国中医研究院	2002	中国中医研究院中医药科技进步奖	三等奖
11	1100种中医药珍籍秘典的整理抢救	刘国正 薛清录 符永驰 裘俭 王树芬 刘振远 马芳莉 李斌 程英 孙一星	中国中医研究院中医药信息研究所	科技部基础性专项	2004	中国中医研究院中医药科技进步奖	二等奖
12	中医药一体化语言系统的研制	刘保延 崔蒙 尹爱宁 张汝恩 范为宇	中国中医科学院中医药信息研究所、中国中医科学院、上海中医药大学、成都中医药大学、南京中医药大学、北京中医药大学、浙江省中医药研究院、重庆市中药研究院、福建中医学院	科技部基础性专项	2005	中国中医科学院科技进步奖	二等奖

序号	成果名称	主要完成人	主要完成单位	研究来源	获奖年度	获奖名称	获奖级别
13	面向INTERNET的中医药异地、远程、同步数据库共建平台	崔蒙 尹爱宁 刘静 张晶 刘红	中国中医科学院中医药信息研究所、中国中医科学院、江西省中医药研究院、福建中医学院、河南省中医药研究院、陕西省中医药研究院、辽宁中医学院、广州中医药大学、湖北中医学院、吉林省中医药研究院、河南中医学院、上海中医文献馆、黑龙江中医药大学、湖南省中医药研究院、重庆市中医院、中国中医科学院中医医史文献研究所、中国中医科学院针灸研究所、浙江省中医药研究院、成都中医药大学、南京中医药大学、重庆市场中药研究院	科技部基础性工作专项资金项目	2005	中国中医科学院科技进步奖	二等奖

序号	成果名称	主要完成人	主要完成单位	研究来源	获奖年度	获奖名称	获奖级别
14	基于信息网格技术的中医药异质、异构、分布式、联邦型多库融合共享平台	尹爱宁 周雪忠 范为宇 何前锋 刘　红	中国中医科学院中医药信息研究所、中国中医科学院、浙江大学计算机学院	科技部科技基础性工作专项资金项目	2005	中国中医科学院科技进步奖	二等奖
15	中药基础与药理实验数据库的研制	崔　蒙 刘保延 尹爱宁 刘　岩 刘　静 范为宇 温先荣	中国中医科学院中医药信息研究所、上海中医药大学、成都中医药大学、福建中医学院、陕西省中医药研究院	科技部基础平台计划	2006	中国中医科学院中医药科学技术进步奖	二等奖
16	美国、日本、台湾等国家和地区传统医药研发动向分析及检索系统	谢　琪 苏大明 胡艳敏 范为宇 张　黎	中国中医科学院中医药信息研究所、上海中医药大学、成都中医药大学、福建中医学院、陕西省中医药研究院	国家中医药管理局科研专项、中国中医研究院苗圃工程项目	2006	中国中医科学院中医药科学技术进步奖	三等奖
17	基于网格技术的中医药信息数字化虚拟研究院示范研究	崔　蒙 吴朝晖 尹爱宁 刘　静 陈华钧	中国中医科学院中医药信息研究所	“863”计划“高性能计算机及其核心软件科学数据网格”	2007	中国中医科学院中医药科学技术进步	三等奖

序号	成果名称	主要完成人	主要完成单位	研究来源	获奖年度	获奖名称	获奖级别
18	基于文献数据的中药新药辅助研发系统的研制	崔　蒙 尹爱宁 刘　静 何前锋 刘丽红 雷　蕾 温先荣 刘　岩 张竹绿	中国中医科学院中医药信息研究所	科技部科技基础性工作专项资金项目	2008	中国中医科学院中医药科学技术进步奖	二等奖
19	基于文献的中医临床病证药数据整合及分析挖掘研究	崔　蒙 尹爱宁 刘　静 李园白 王　静 田　野 李敬华	中国中医科学院中医药信息研究所	科技部科技基础性工作专项、中国中医科学院自主选题	2009	中国中医科学院中医药科学技术进步奖	三等奖
20	中医文献资源评价方法及应用研究	崔　蒙 曹洪欣 李园白 李海燕 于　琦 潘艳丽 杨　硕	中国中医科学院中医药信息研究所	“十一五”国家科技支撑计划课题 中国中医科学院自主选题项目	2012	中国中医科学院科学技术奖	三等奖

序号	成果名称	主要完成人	主要完成单位	研究来源	获奖年度	获奖名称	获奖级别
21	语义网环境下中医药信息标准化方法	崔　蒙 李海燕 贾李蓉 杨　硕 刘　静 董　燕 朱　玲 李敬华 高　博 于　彤 焦宏官	中国中医科学院中医药信息研究所	国家“十一五”科技支撑计划子课题项目、中国中医科学院自主选题项目	2014	中国中医科学院科学技术奖	二等奖
22	中医古籍资源发现与知识组织研究	张华敏 李鸿涛 张伟娜 李　兵 佟　琳 符永驰 刘培生 李　斌 王　蕊 孙海舒 刘思鸿	中国中医科学院中医药信息研究所	科技部基础性工作专项、国家中医药管理局、中国中医科学院	2016	中国中医科学院科学技术奖	一等奖

序号	成果名称	主要完成人	主要完成单位	研究来源	获奖年度	获奖名称	获奖级别
23	古今医案云平台构建与服务关键技术研究	李宗友 王映辉 李敬华 于 琦 于 彤 田 野 朱 玲 王俊文 王一萌	中国中医科学院中医药信息研究所	国家自然科学基金项目、中国中医科学院自主选题	2018	中国中医科学院科学技术奖	二等奖

四、其他奖励

序号	成果名称	主要完成人	主要完成单位	研究来源	获奖年度	获奖名称	获奖级别
1	中国中医药科学数据系统	刘保延 崔 蒙 吴朝晖 尹爱宁 刘 静 范为宇 张汝恩 刘 岩 张 晶	中国中医科学院中医药信息研究所	科技部科技基础条件平台工作项目	2007	第二届中国数字出版博览会2006—2007年度数字出版推荐品牌奖	推荐品牌奖

第四节 标准、软件著作权与专利

一、牵头研制的标准

序号	标准号	标准名称	参加人	发布日期	标准类型
1	ISO/TS 17938:2014	Health informatics - Semantic network framework of traditional Chinese medicine language system	崔蒙，李海燕，杨硕，贾李蓉，董燕，焦宏官，于彤，朱玲，李敬华，高博，赵阳，刘静	2014-06-13	国际标准
2	ISO/TS 17948:2014	Health informatics - Traditional Chinese medicine literature metadata	崔蒙，李海燕，杨硕，贾李蓉，董燕，焦宏官，于彤，朱玲，李敬华，高博，赵阳，刘静	2014-07-11	国际标准
3	ISO/TS 18790-1:2015	Health informatics - profiling framework and classification for traditional medicine informatics standards development - part 1: traditional Chinese medicine	李海燕，崔蒙，于彤，刘静，贾李蓉，董燕，杨硕，朱玲，李敬华，高博，刘丽红，焦宏官	2015-05-08	国际标准
4	ISO/TS 16843-2:2015	Health Informatics -Categorial Structures for representation of acupuncture -Part 2: Needling	崔蒙，李海燕，刘静，朱玲，贾李蓉，董燕，高博，刘丽红，于彤，朱彦	2015-12-08	国际标准
5	ISO/TS 16843-4:2017	Health informatics- categorial structures for representation of acupuncture - part 4: meridian and collateral channels	崔蒙，李海燕，朱玲，董燕，刘静，贾李蓉，高博，刘丽红，朱彦	2017-12-07	国际标准

序号	标准号	标准名称	参加人	发布日期	标准类型
6	ISO 19465:2017	Traditional Chinese medicine - Categories of traditional Chinese medicine (TCM) clinical terminological systems	崔蒙，李海燕，董燕，贾李蓉，刘静，杨硕，朱玲，刘丽红，高博，于彤，朱彦	2017–02–23	国际标准
7	ISO/TS 22558:2019	Health informatics - Classification of traditional Chinese medicine data sets	李海燕，崔蒙，贾李蓉，聂莹，刘丽红，陈守鹏，李静，任冠华，尹科	2019–07–16	国际标准
8	ISO/TS 23030:2020	Traditional Chinese medicine - Clinical document specification for prescription of traditional Chinese medicine decoction pieces	李海燕，崔蒙，亢力，朱彦，李静	2020–12–16	国际标准
9	GB/T 38327-2019	健康信息学 中医药数据集分类	李海燕，崔蒙，任冠华，贾李蓉，王斌，陈守鹏，尹科，刘洋，聂莹，刘静，刘丽红，郝桂荣	2019–12–10	国家标准
10	GB/T 38324-2019	健康信息学 中医药学语言系统语义网络框架	崔蒙，李海燕，贾李蓉，刘丽红，任冠华，刘静，杨硕，董燕，焦宏官，朱玲，高博，聂莹	2019–12–10	国家标准
11	GB/T 40670-2021	中医药学主题词表编制规则	苏大明，范为宇，吴兰成，尹爱宁，李凤玲，刘静，张汝恩，储戟农，潘艳丽，郭宇博，苏祥飞	2021–10–11	国家标准
12	T/CIATCM 037-2019	中医医疗信息标准特征性描述框架	李海燕，尹科，崔蒙，聂莹，任冠华，李静，黄满婷，温川飙	2019–03–20	团体标准
13	T/CIATCM 089-2020	中医医院管理信息基本数据集分类	李海燕，王映辉，聂莹，贾李蓉，王斌，鲁嵒，牛晓暐，刘扬，王雪莹	2020–10–15	团体标准

二、软件著作权

序号	著作权名称	主要完成人	登记号	出版日期
1	中医脾系证候知识库系统 V1.0	杨硕	2014SR007739	2013-08-10
2	方剂数据转化分析系统 V1.0	杨阳，李园白，朱晓博，亢力	2013SR158882	2013-12-26
3	方剂数据汇交与检索分析平台 V1.0	李园白，杨阳，朱晓博，田野，李萌	2013SR158234	2013-12-26
4	中医辅助诊断知识服务系统 V1.0	李园白，孙萌，杨阳，连超杰，朱晓博，亢力，曹存根	2013SR158242	2013-12-26
5	基于中医药学语言系统的文献检索服务系统（简称中医药文献服务系统）V1.3	贾李蓉，刘丽红，董燕，高博，杨硕，朱玲，刘静，李敬华	2014SR010873	2014-01-24
6	中医药基础数据元管理系统 V2.0	董燕，贾李蓉，杨硕，刘静，高博，朱玲，李敬华，于彤	2014SR042148	2014-04-14
7	中医药信息标准知识服务平台发布系统 [简称：TCMKSPP]V1.0	董燕，魏玉飞，贾李蓉，刘静，朱玲，李敬华，高博，于彤，池清萍，谢跃，褚晓梅	2014SR042827	2014-04-14
8	中医方剂可视化分析系统 V1.0	朱彦，刘丽红，董燕，高博，杨硕，朱玲，刘静，李敬华	2014SR107375	2014-07-29
9	中医药文献元数据标注与检索系统 V1.0	张竹绿，于彤，田野，雷蕾，储戟农，亢力，贾李蓉，张黎，潘艳丽，董燕，朱玲，邢雁辉，杨策	2014SR109930	2014-07-31
10	中医药学主题词表加工平台 V1.0	李海燕，刘静，贾李蓉，高博，刘丽红，朱玲，董燕，李敬华，连超杰	2014SR212312	2014-12-26
11	中医药学主题词表发布平台 V1.0	李海燕，刘静，贾李蓉，朱玲，高博，董燕，刘丽红，李敬华，连超杰	2014SR212307	2014-12-26

序号	著作权名称	主要完成人	登记号	出版日期
12	中医医案分析系统 V1.0	于琦，朱彦，李敬华，于彤	2015SR034478	2015-02-17
13	中医证候治法相似度比较系统 V1.0	于琦，王连心	2015SR045207	2015-03-13
14	中国中医药数据库检索系统（简称：中医药多库融合检索系统）V1.0	雷蕾	2015SR051649	2015-03-24
15	中医医案症状中药相似度比较系统 V1.0	于琦，杨策	2015SR078924	2015-05-11
16	中医药知识服务平台后台管理系统 V1.0	刘静，贾李蓉，于彤，董燕，刘丽红，朱玲，高博，朱彦	2015SR100648	2015-06-06
17	地方志信息管理系统	张伟娜，张华敏，李鸿涛，佟琳，李兵	2016SR031727	2015-07-08
18	新药创制重大专项统计分析展示平台 V1.0	崔蒙，李海燕，雷蕾，亢力，张黎，邢雁辉，杨策	2015SR147605	2015-07-30
19	温病古籍知识检索系统 V1.0	张华敏，李兵，符永驰，佟琳，李斌	2015SR158691	2015-08-17
20	本草古籍知识检索系统	李兵，张华敏，符永驰，李斌，王蕊	2015SR158937	2015-08-17
21	智能临床决策系统（简称：aiCDS）V1.0	李敬华，李宗友，王映辉，于琦，于彤，高宏杰，田野，孙晓峰	2015SR168743	2015-08-31
22	中医医案分析系统 V2.0	于琦，李敬华，于彤，田野	2015SR211975	2015-11-03
23	血糖助手移动应用软件 V1.2	亢力，雷蕾，李海燕，张黎，张竹绿，邢雁辉，杨策	2015SR234693	2015-11-26
24	糖尿病知识服务管理平台 V1.0	雷蕾，亢力，李海燕，张黎，邢雁辉，杨策，张竹绿	2015SR234692	2015-11-26
25	服务于老年公寓的健康知识服务体系 V1.0	于琦，李敬华，于彤，田野	2015SR245722	2015-12-05
26	基于循证的中医药知识服务平台 V1.0	苏大明，于彤，张华敏，王俊文，尚文玲，段青	2016SR083894	2016-04-22

序号	著作权名称	主要完成人	登记号	出版日期
27	数字中医古籍平台古籍全文数据库系统 V1.0	张伟娜，李兵，李斌，程英，王蕊	2016SR119631	2016-05-26
28	基于移动互联网的个性化中医知识推荐系统	张竹绿，于彤，雷蕾，李敬华，亢力，张黎，邢雁辉，刘红，杨策	2016SR329125	2016-06-01
29	中医养生移动应用软件 V1.0	于彤，李宗友，王映辉，李敬华，于琦，高宏杰，田野，孙晓峰，徐丽丽，朱玲，董燕	2016SR320241	2016-06-01
30	中医药复杂语义网络转换、融合与分析系统 V1.0	于彤，李海燕，刘静，杨硕，贾李蓉，高博，李敬华，朱玲，董燕，张竹绿	2016SR376588	2016-06-01
31	中医药文本语义关系发现系统	贾李蓉，于彤，高博，刘静，刘丽红，董燕，朱彦，张竹绿	2016SR399289	2016-06-01
32	中医药术语融合与抽取系统 V1.0	高博，于彤，贾李蓉，刘静，刘丽红，董燕，朱彦，张竹绿	2016SR399292	2016-07-01
33	中药分子机理研究平台 V1.0	雷蕾，亢力，李海燕，邢雁辉，杨策，张竹绿，张黎	2016SR165571	2016-07-04
34	中医药智能中文新词发现工具 V1.0	高博，刘静，贾李蓉，刘丽红，董燕，朱彦，于彤，张竹绿	2017SR058589	2016-10-28
35	养生古籍知识检索系统 V1.0	李兵，张华敏，张伟娜，李斌，王蕊	2017SR257283	2016-11-01
36	嵌入式中医临床决策支持系统 V1.0	李敬华，李宗友，王映辉，孙晓峰，田野，于彤，于琦，徐丽丽，朱玲，董燕，高宏杰	2016SR320112	2016-11-07
37	中医药论文影响力评价系统 V1.0	朱彦，童元元，刘扬，赵英凯，孟凡红，徐俊，杨坤杰，李霞，王俊文	2017SR034601	2016-11-10
38	中医药关联数据服务平台 V1.0	苏大明，李芹，李宗友，王映辉，尚文玲，段青	2016SR341315	2016-11-26

序号	著作权名称	主要完成人	登记号	出版日期
39	中医药智能中文新词发现工具软件 V2.0	高博，刘静，贾李蓉，刘丽红，朱彦，于彤，张竹绿	2017SR189632	2017-01-13
40	中国中医药数据库检索系统（android 版）V1.0	亢力，雷蕾，邢雁辉，张黎，张竹绿，杨策	2017SR336267	2017-03-07
41	中医药古籍孤本书目管理系统 V1.0	李鸿涛，佟琳，张伟娜，张华敏，程英	2017SR273942	2017-04-12
42	医案古籍知识加工管理系统 V1.0	张华敏，张伟娜，李鸿涛，佟琳，李兵，李斌，邱润苓	2017SR589001	2017-05-08
43	医案古籍知识检索系统 V1.0	张伟娜，李兵，张华敏，王蕊，孙海舒，卢鹤	2017SR589090	2017-05-08
44	中医药数据挖掘系统 V1.0	雷蕾，亢力，张黎，邢雁辉，杨策，张竹绿	2017SR312788	2017-06-27
45	中国中医药数据库检索系统（IOS 版）V1.0	亢力，雷蕾，邢雁辉，张黎，张竹绿，杨策	2017SR312775	2017-06-27
46	中国中医药数据库检索系统 V2.0	雷蕾	2017SR313611	2017-06-27
47	针灸现代文献研究数据服务平台（简称：针灸现代文献平台）V1.0	李海燕，童元元，刘扬，雷蕾，张竹绿	2018SR240954	2017-07-18
48	抗菌中药检索助手（IOS 版）软件 V1.0	李萌，王琳，张一颖，刘方舟，王静，杜昱，杨阳，李园白	2017SR661452	2017-07-20
49	抗菌中药检索助手（安卓版）软件 V1.0	杨阳，张一颖，李萌，王琳，刘方舟，王静，杜昱，李园白	2017SR661473	2017-07-20
50	抗菌中药检索助手数据管理系统 V1.0	杨阳，李萌，王琳，张一颖，王静，刘方舟，杜昱，李园白	2017SR661459	2017-07-26
51	全国中医古籍书目数据库系统 V1.0	佟琳，张华敏，李鸿涛，张伟娜，程英	2017SR403728	2017-07-27
52	中医疾病知识库系统 V1.0	王静，杨阳，刘方舟，王琳，张一颖，李萌，杜昱，李园白	2017SR661465	2017-08-03

序号	著作权名称	主要完成人	登记号	出版日期
53	民国中医药文献数字资源服务平台 V1.0	苏大明，段青，张华敏，李宗友，邱润苓，李敏	2017SR684617	2017-09-01
54	云医案 APP 软件 V1.0	李敬华，于琦，李宗友，王映辉，于彤，朱玲，田野，邢雁辉，王俊文，王一萌，张竹绿，王伟斌，田少磊	2018SR017984	2018-01-08
55	中医药战略决策知识库服务平台 V1.0	姜威，胡艳敏，李宗友，赵阳，李彦文，杨策	2018SR062738	2018-01-25
56	古今医案云平台 V1.4	于琦，李敬华，王映辉，李宗友，田野，于彤，朱玲，王俊文，王一萌，张竹绿，邢雁辉，王伟斌，田少磊	2018SR150135	2018-03-07
57	中医古籍知识加工与语义标注工具软件 V1.0	李兵，董燕，张华敏，李莎莎，刘思鸿，侯酉娟，李斌，张伟娜	2018SR233902	2018-04-08
58	冠心病古今文献数据库平台 V1.0	李园白，杨阳，李萌，刘方舟，王静，王琳，张一颖，杜昱	2018SR330143	2018-05-11
59	国医典藏中医古籍数据库系统 V1.0	张伟娜，李宗友，张华敏，李鸿涛，佟琳，李兵，李斌，王蕊	2018SR385458	2018-05-28
60	国医典藏中医古籍数据库系统 V2.0	李兵，李斌，侯酉娟，董燕，李莎莎，刘思鸿，张华敏，张伟娜，李鸿涛	2018SR589808	2018-07-26
61	中医方剂管理分析系统 V1.0	朱彦，高博，刘丽红，乔幸潮，刘静，贾李蓉，陈超，聂莹	2018SR879901	2018-11-02
62	“中医药检索助手”软件（网页版）	刘方舟，杨阳，李园白，李萌，张一颖，王静，王琳，杜昱	2019SR0251654	2019-03-15
63	“找对药”数据管理系统（网页版）软件著作权	杨阳，刘方舟，李园白，李萌，王静，张一颖，王琳，杜昱	2019SR0251706	2019-03-15
64	中医健康数据管理系统（PC 版）软件著作权	李萌，王静，李园白，刘方舟，张一颖，杨阳，杜昱，王琳	2019SR0252215	2019-03-15

序号	著作权名称	主要完成人	登记号	出版日期
65	“找对药”软件（安卓版）软件著作权	杨阳，王琳，李园白，杜昱，李萌，王静，刘方舟，张一颖	2019SR0264087	2019-03-20
66	“找对药”软件（IOS 版）软件著作权	杨阳，王琳，李园白，杜昱，张一颖，刘方舟，王静，李萌	2019SR0266094	2019-03-20
67	概率排序软件	刘方舟，杨阳，李园白，杜昱，王静，李萌，张一颖，王琳	2019SR0279798	2019-03-26
68	中医药文献结构化处理系统（临床版）	亢力，雷蕾，张黎，邢雁辉，杨策，杨乐	2019SR0381114	2019-04-23
69	基于中医药学语言系统的知识问答系统（简称：中医药知识问答系统）V1.0	贾李蓉，刘静，高博，刘丽红，陈超，聂莹，朱彦	2019SR0560942	2019-06-03
70	中医古籍养生知识库系统 V1.0	李兵，张华敏，李斌，佟琳，李莎莎，刘思鸿，侯酉娟，董燕	2019SR0574139	2019-06-05
71	中医药多媒体资源管理系统 V1.0	张伟娜，李宗友，张华敏，王蕊，包蕾，卢鹤，孙海舒	2019SR0582912	2019-06-06
72	中国历代医家传记专题知识库系统（简称：DBKB）V1.0	李兵，侯酉娟，董燕，张伟娜，李斌，李莎莎，刘思鸿	2019SR0595266	2019-06-11
73	中医古籍文献知识服务平台系统 V1.0	李兵，董燕，李斌，张伟娜，刘思鸿，李莎莎，王蕊，侯酉娟	2019SR0684531	2019-07-03
74	“中医健康管家”（安卓版）软件著作权	杨阳，李萌，李园白，张一颖，王静，刘方舟，杜昱，王琳	2019SR0716276	2019-07-11
75	“中医健康管家”（IOS 版）软件著作权	李萌，张一颖，李园白，刘方舟，王静，杨阳，杜昱，王琳	2019SR0716273	2019-07-11

序号	著作权名称	主要完成人	登记号	出版日期
76	“找对药”数据检索系统	王琳，杨阳，李园白，杜昱，刘方舟，李萌，王静，张一颖	2019SR0716284	2019-07-11
77	古代经典名方数据库系统 V1.0	张华敏，佟琳，李兵，李鸿涛，张伟娜，刘思鸿	2019SR0992035	2019-09-25
78	国际化中医药临床知识服务平台 V1.0	王映辉，于彤，李敬华，于琦，朱玲，田野，张竹绿，王俊文，王一萌，姜威	2019SR1011685	2019-09-30
79	中医药科技查新管理系统（简称：查新系统）V1.0	孟凡红，刘扬，李海燕，李宗友，杨坤杰，李霞，赵英凯，童元元，姚克宇，徐俊，高曼，亢力	2019SR1165001	2019-10-08
80	中医视界 APP 软件 V1.0.0	卢鹤，张伟娜，王蕊，包蕾	2019SR1039199	2019-10-14
81	中医妇科诊疗循证知识图谱系统 V1.0	杨硕，尹仁芳，张磊	2019SR1422683	2019-10-29
82	中医妇科诊疗循证服务平台 V1.0	杨硕，尹仁芳，张君冬	2019SR1422697	2019-11-02
83	古今流感防治方药数据库系统 V1.0	赵静，张伟娜，李皓月，崔鑫，刘佳妮，郝兰晔，赵振宇，李建良，党迎迎	2019SR1114275	2019-11-04
84	中医名家学术思想传承服务系统 V1.0	于彤，李宗友，王映辉，李敬华，于琦，姜威，朱玲，田野，张竹绿，王一萌，李菲	2019SR1145586	2019-11-13
85	肾系疾病古籍知识库系统	李兵，李斌，董燕，李莎莎，刘思鸿	2019SR1310284	2019-12-09
86	针刺临床 RCT 文献结构化处理系统 V1.0	雷蕾，李海燕，亢力，杨乐，邢雁辉，张黎，杨策，李小阳	2019SR1422465	2019-12-24

序号	著作权名称	主要完成人	登记号	出版日期
87	中医学专业知识服务系统V1.0	李宗友，王映辉，李敬华，于彤，于琦，姜威，朱玲，田野，张竹绿，王一萌，李菲，田少磊，张雨琪，黄燕，刘欣源，吴恙	2020SR0028232	2020-01-07
88	中医药文献元数据管理与服务平台 V1.0	侯酉娟，段青，邱润苓，李敏，郎朗，覃晋	20SR0040930	2020-01-09
89	中医视界 APP 视频管理系统 V1.0.0	包蕾，张伟娜，王蕊，卢鹤，刘吉星	2020SR0846209	2020-01-14
90	中医医案大数据分析平台（简称：医案大数据分析平台）V1.0	于琦，李敬华，王映辉，于彤，田野，张竹绿，朱玲，王一萌，李菲，姜威，田少磊，黄燕，刘欣源，张雨琪，吴恙	2020SR0074204	2020-01-15
91	中成药智能问答与推荐系统 V1.0	李敬华，于彤，朱玲，于琦，姜威，田野，张竹绿，孟焕，高荣旋，王梦茹，王佳慧，左冉，王一萌，李菲，田少磊，黄燕，张雨琪，吴恙，刘欣源	2020SR0310823	2020-04-07
92	中药新药研发辅助系统	雷蕾，李小阳，杨乐，亢力，杨策，邢雁辉	2020SR0493777	2020-05-22
93	基于云架构的中医科信云门诊系统 V1.0	李敬华，朱玲，田少磊，于琦，于彤，田野，张竹绿，王一萌，姜威	2020SR0544851	2020-06-01
94	已上市经典名方数据库系统 V1.0	刘思鸿，张华敏，李兵，佟琳，李斌，董燕，李莎莎	2020SR0570772	2020-06-04
95	“道地药材产地沿革生态地图”数据检索系统	刘方舟，李园白，杨阳，王静，张一颖，李萌，杜昱	2020SR0733185	2020-06-28

序号	著作权名称	主要完成人	登记号	出版日期
96	中医药知识服务平台V1.0	于彤，姜威，李宗友，王映辉，李敬华，于琦，朱玲，田野，张竹绿，王一萌，李菲，田少磊，祖雅琪，王梦茹，张雨琪，黄燕，吴恙，刘欣源，宋源	2020SR0897221	2020-07-01
97	“药材道地特征数据库”数据管理系统	杨阳，刘方舟，杜昱，李萌，王静，张一颖，李园白	2020SR0733177	2020-07-07
98	“药材道地特征数据库”数据检索系统	李园白，刘方舟，李萌，杜昱，张一颖，王静，杨阳	2020SR0733195	2020-07-07
99	中医药语义知识库	陈超，朱彦，高博，姜雪娇，刘丽红，刘静，贾李蓉，聂莹	2021SR0085820	2020-07-10
100	中医古今方剂搜索系统	朱彦，高博，刘丽红，刘静，贾李蓉，陈超，聂莹	2021SR0085817	2020-07-10
101	中医养生保健技术公众服务平台（管理端）V1.0	孙晓峰，徐丽丽，孙海舒，陈泽慧	2020SR1687789	2020-08-16
102	中医养生保健技术公众服务平台（移动端）V1.0	孙晓峰，徐丽丽，孙海舒，陈泽慧	2020SR1687788	2020-08-16
103	近代中医期刊联合目录数据系统 V1.0	李鸿涛，张华敏，佟琳，张伟娜，李兵，刘思鸿，段青，李斌，王蕊，陈广坤，李辰，李萌，张磊，葛政，孟凡红，侯酉娟，李莎莎，郎朗，邱润苓，张明锐，王柳青，包文亮，李林，李强，李紫慕，李诗雨，吴晓锋，邱浩，张卫，张丽君，张聪，张宝林，国华，孟永亮，党玉兰，曹宏梅，解博文	2020SR0959306	2020-08-20

序号	著作权名称	主要完成人	登记号	出版日期
104	近代中医图书联合目录数据系统 V1.0	李鸿涛，张华敏，佟琳，张伟娜，李兵，刘思鸿，段青，李斌，王蕊，陈广坤，李辰，李萌，张磊，葛政，孟凡红，侯酉娟，李莎莎，郎朗，邱润苓，张明锐，王柳青，包文亮，李林，李强，李紫慕，李诗雨，吴晓锋，邱浩，张卫，张丽君，张聪，张宝林，国 华，孟永亮，党玉兰，曹宏梅，解博文	2020SR0959312	2020-08-20
105	全国中医古籍书目数据系统 V1.0	张华敏，佟琳，李鸿涛，张伟娜，李兵，刘思鸿	2020SR1213006	2020-10-13
106	地方志中医药知识检索系统 V1.0	张伟娜，傅小欧，王蕊，包蕾，卢鹤，李兵，李鸿涛，佟琳，王腾飞	2020SR1755784	2020-10-23
107	中医院藏古医籍书目数据库系统 V1.0	佟琳，张华敏，李鸿涛，张伟娜，李兵，刘思鸿	2020SR1244766	2020-10-27
108	中医古籍书目数据检索系统 V1.0	佟琳，李鸿涛，李辰，李萌，陈广坤，张磊，葛政	2020SR1244765	2020-10-27
109	中医药语料库制作工具系统	亢力，雷蕾，张黎，杨乐，邢雁辉，杨策，吕依馨	2020SR1248595	2020-11-02
110	中成药合理用药查询系统 v1.0	高博，朱彦，刘静，贾李蓉，刘丽红，陈超，聂莹	2021SR0518776	2020-12-01
111	中医学专业知识服务系统后台管理子系统 V1.0	姜威，于彤，李宗友，王映辉，李敬华，于琦，朱玲，田野，张竹绿，王一萌，李菲，田少磊，祖雅琪，王梦茹，张雨琪，黄燕，吴羔，刘欣源，宋源，郑婉婷，孔静静	2020SR1824336	2020-12-16

序号	著作权名称	主要完成人	登记号	出版日期
112	云医案软件 V1.2	李敬华，于琦，王映辉，于彤，田野，朱玲，张竹绿，王一萌，李菲，姜威，田少磊，黄燕，刘欣源，张雨琪，吴恙	2020SR0074204	2021-01-15
113	穴位皮区模型临床数据可视化系统	朱彦，陈超，姚克宇	2021SR0119520	2021-01-21
114	中医医案文献服务平台 V1.1.0	徐丽丽，段青，侯酉娟，郎朗，李敏，邱润苓，覃晋	2021SR0271733	2021-02-22
115	药物信息检索系统 V1.0	刘丽红，朱彦，贾李蓉，高博，聂莹，陈超，刘静，杨硕	2021SR0372858	2021-03-11
116	药物信息加工系统 V1.0	刘丽红，朱彦，高博，贾李蓉，陈超，聂莹，刘静，杨硕	2021SR0379004	2021-03-11
117	医案古籍知识分析系统 V1.0	张伟娜，王蕊，包蕾，卢鹤，傅小欧	2021SR0451007	2021-03-25
118	中医术语分析系统 V1.0	刘丽红，贾李蓉，朱彦，高博，陈超，聂莹，刘静，杨硕	2021SR0518776	2021-04-09

三、专利

序号	专利名称	所属部门	专利发明人	专利类型
1	基于中医理论的健康状态监控装置及系统	中医药大健康智能研发中心	王俊文，李宗友，李敬华，于琦，于彤，朱玲，田野	实用新型
2	脉诊手套	中医药大健康智能研发中心	王映辉，王俊文，李敬华，于琦，于彤，朱玲，田野，田少磊	实用新型
3	多功能手杖	数据中心	刘保延，周洪伟	实用新型
4	多功能药盒	数据中心	刘保延，周洪伟	实用新型

第五节 成果转化与服务

为整合中医药行业大数据资源，促进中医药产品与服务转化，从而为中医药行业内外用户提供更加优质的中医药信息化服务，中国中医科学院中医药信息研究所进行了积极且深入的努力，目前中医药信息研究所已开发了一系列数据服务产品。依据产品服务特性，分为服务平台、辅助系统、手机 APP 三大类别，其中国医典藏、民国医粹、古今医案云平台等服务平台已拥有固定服务人群，具有一定行业影响力。

一、服务平台

（一）中国中医药数据库检索系统

访问地址：http://cintmed.cintcm.com/cintmed

1. 主要功能及特点

中医药信息研究所自 1984 年启动建设中医药学大型数据库，目前共有数据库 54 个，数据总量 120 余万条。

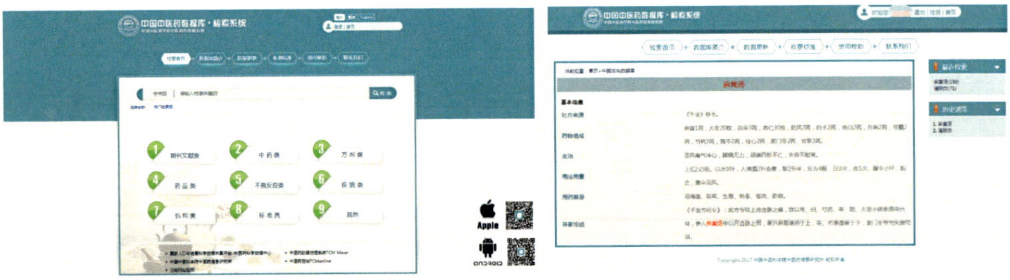

子数据库包括期刊文献、中药、方剂、药品、不良反应、疾病、机构、标准以及其他共计九大类数据库，具体包括中医药期刊文献数据库、疾病诊疗数据库、各类中药数据库、方剂数据库、民族医药数据库、药品企业数据库、各类国家标准数据库（中医证候、治则、疾病、药物、方剂）等。

该系统以充实的数据成为中医药学科雄厚的信息基础，并均可通过中医药数据库检索系统提供中文（简体、繁体）版联网使用，部分数据提供英文版，为国内外从事中医药教育及相关研究的高校、科研院所广泛使用。

（二）国医典藏中医古籍数据库

访问地址：http://v2.gydc.ac.cn:82

1. 主要功能及特点

精选历代具有较高实用价值、文献价值和学术价值的中医古籍 1500 余种，包括中国中医科学院图书馆藏精品古籍 1100 余种与《四库全书》子部医家类等专题古籍 400 种，涵盖自汉代至清末民国时期的历代典籍，其中不乏世所罕见的珍善本及孤本医籍。

按《中国中医古籍总目》分类法，分为医经、基础理论、伤寒金匮、诊法、针灸推拿、本草、方书、临证各科、养生、医案医话医论、医史、综合 12 大类，涉及 65 个二级类目。

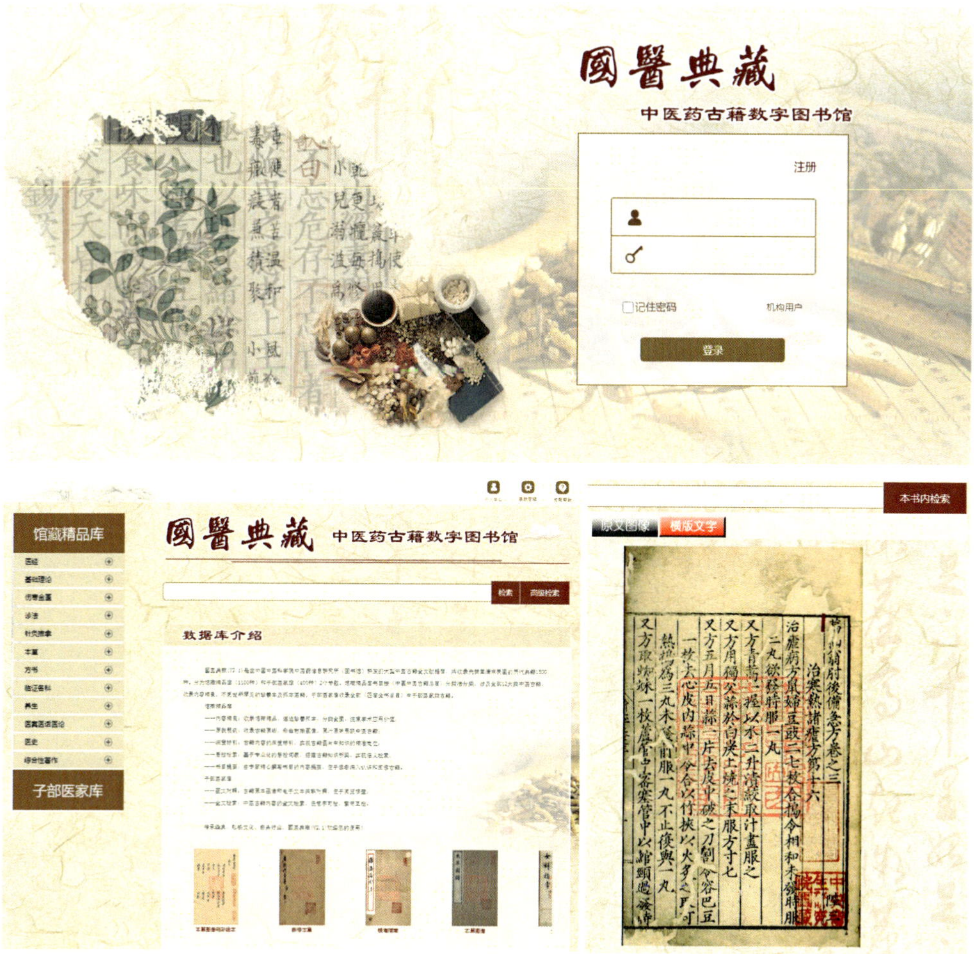

2. 馆藏精品库特色

内容精良：博采中国中医科学院图书馆藏精品，遴选珍善孤本，注重学术应用价值。

原貌展现：收录中医古籍原版，彩色扫描图像，原汁原味展现中医古籍。

深度标引：对中医古籍内容深度标引，可对古籍图片中的知识点精准定位。

后控检索：构建专业的中医古籍后控词表，搭建古籍知识桥梁，实现语义检索。

书目提要：邀请中医专家精心撰写内容提要，便于读者深入认识和阅读古籍。

3. 子部医家库特色

图文对照：古籍原本图像和电子文本关联对照，便于阅览核查。

全文检索：中医古籍内容全文检索，任意字可检，繁简互检。

（三）民国中医药文献数字资源服务平台——民国医粹

访问地址：http://mgyc.cintcm.com

1. 主要功能

资源学科导航：按照中图法中医学科分类，对民国中医药文献进行学科导航。

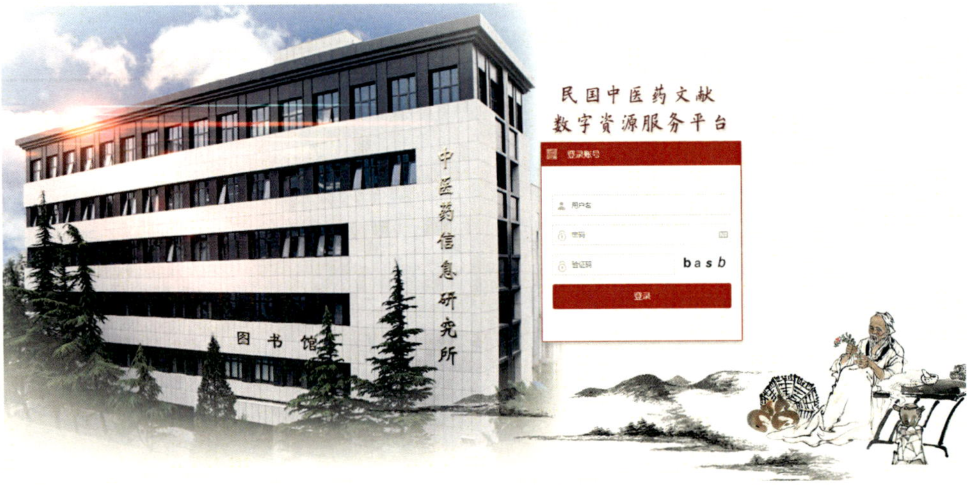

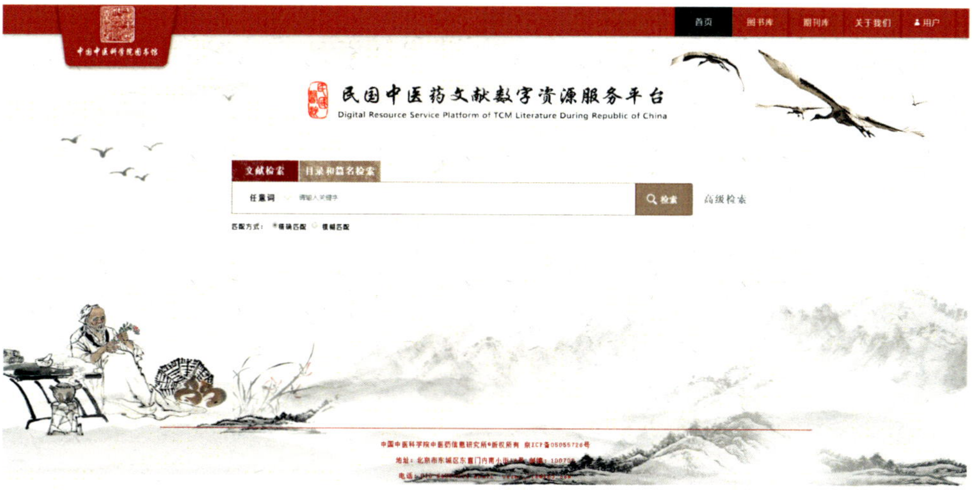

数据随心检索：跨库检索，一站式检索图书与期刊题录信息；快速检索，单独检索图书或者期刊题录信息；高级检索，多个字段组合检索；内容检索，检索书内目录和篇名，获取更多相关内容。

实用辅助工具：设立纪年换算、历史人物、地名、联机字典、官职词典等辅助阅读功能。

2. 产品特点

权威性：由中国中医科学院图书馆专业团队研制开发，精心撰写书刊内容提要。

全面性：民国中医药书刊应收尽收，现有图书 3830 种，包括民国时期出版的中医古籍图书，以及民国中医药期刊 205 种，部分民国图书和期刊为本馆独有，弥足珍贵。

系统性：系统收集民国时期中医药书刊，内容涉及医经、基础理论、伤寒金匮、针灸、本草、方书、临证各科、医案医话等。

易用性：除强大的检索功能外，还将推出全文检索与专题知识服务功能，内容丰富而简单易用。

（四）古今医案云平台

访问地址：http://www.yiankb.com

1. 主要功能及特点

古今医案云平台是中医药信息研究所在十多年中医医

案研究及40万医案数据积累的基础上研发的，集成诸多大数据、云计算等应用模式及智能信息处理技术，包含关联分析、贝叶斯、层次聚类等丰富的算法，为名医传承与经验总结中的方法学问题提供便利的数据挖掘分析工具。

古今医案云平台提供三种访问模式：古今医案云平台客户端、古今医案云平台WEB服务、云医案智能App。

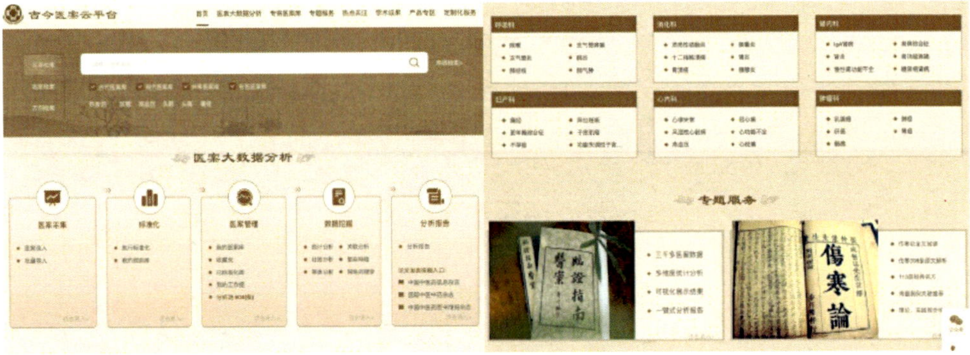

（五）中医古方数据库

访问地址：

http://zyygx.cintcm.ac.cn:9698/zyygx/

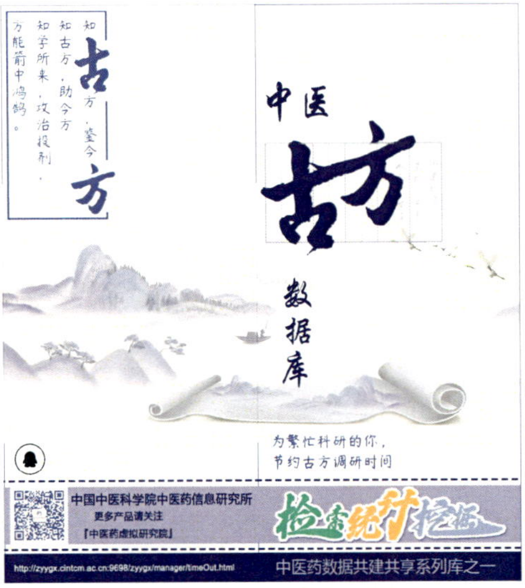

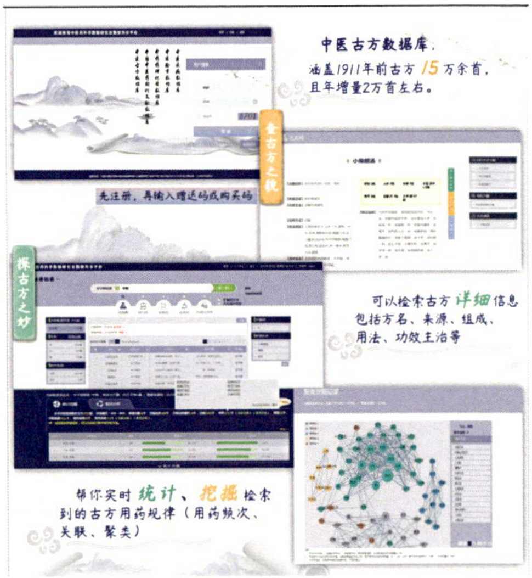

1. **主要功能**

数据库可以通过方剂名称、中药名称、疾病名称、证候名称等入口对自春秋战国至清代的中医古方进行检索，可以展示每一条古代医方的详细内容信息，可以对检索结果的不同信息进行统计及其相关关系的分析。

2. **产品特点**

数据品质优良，通过系统控制业务流程来控制管理，准确率达99%。

数据来源可靠，源于经典古籍，版本考究，包括《黄帝内经》《伤寒杂病论》《备急千金要方》《普济方》等权威巨著。

数据量大，且持续更新。现有数据量达8万余条，平均月更新量2000余条。

（六）中国中医药专利智库

访问地址：

http://tcmpatent.cintcm.ac.cn/subject-search/#/login

1. **主要功能**

专利检索：提供智能检索、高级检索，检索结果可筛选，并支持多种形式的专利查看，支持专利的原文下载。

专利分析：提供多种维度、多种图形的专利分析。

辅助工具：提供检索历史查询、专利收藏、专利预警、专利分享等工具。

2. **产品特点**

数据：涵盖全球104个国家的数据，收录国内外中医药相关专利数据90余万条，定期更新。

检索操作简单：检索功能操作简单，提供助手式的检索式编写功能，并支持对检索结果进行二次检索和筛选。

全面的辅助工具：提供专利收藏、检索历史管理、预警管理、下载管理、专利共享等辅助工具。

专业的数据分析：从多个维度进行专利数据的统计分析，并提供各类图形化的统计结果展现。

专利分类：将专利数据按照用途、治疗疾病、技术、来源等维度进行分类。

专利标引：选取 100 味常用中药名和中医证候进行内容标引，挖掘中药与证候之间的关系。

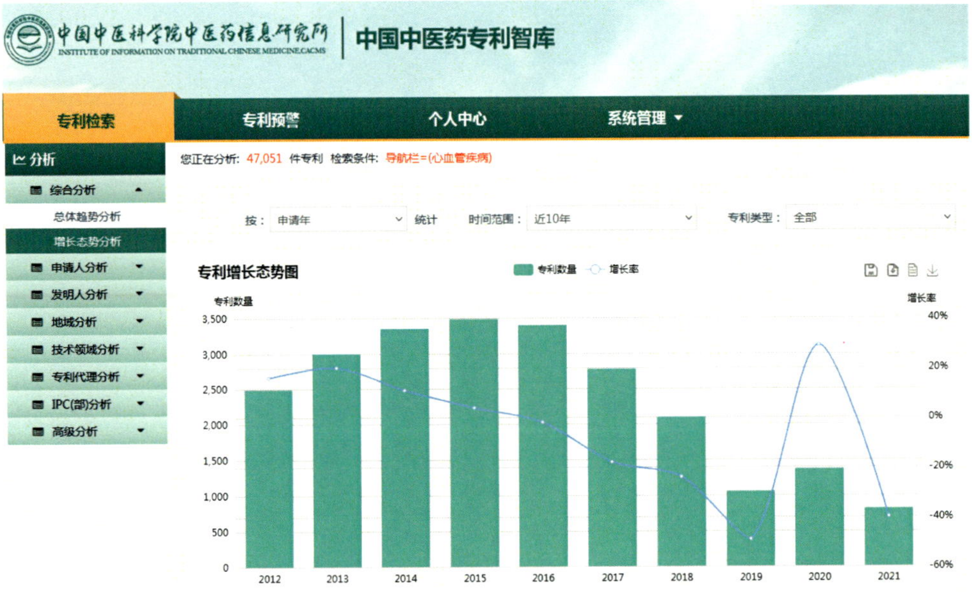

（七）中国历代医家传记专题知识库

访问地址：

http://www.gjkb.ac.cn:8080/frontend/page/appNew.html#newIndex

主要功能及特点

医家传记专题知识库收录中医人物 1 万余位，资料来自史志、古籍、人物词典等，利用多途径检索可便捷找到所关注的医家信息，可展示特定时期、地域的全部医家信息。

实现医家知识可视化展现，提供基于结构化的医家朝代、籍贯、职业、著作、学术、师承知识，可视化展示历代医家及其学术师承、社会关系等。

提供医家地域流派的时空展示，结合地理信息系统分析方法，可视化展示不同历史朝代、地域的医家分布情况，为分析医家的地域流派提供支持。

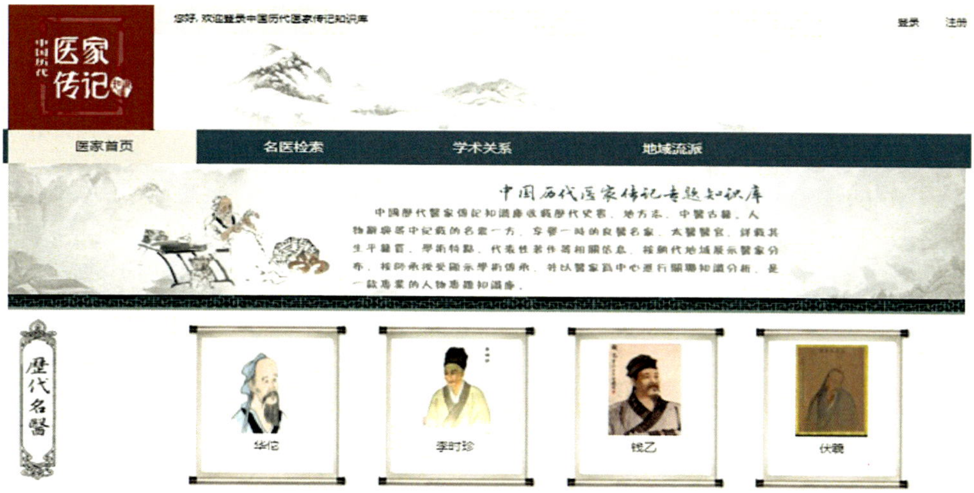

（八）道地药材特征数据库

访问地址：

http://210.73.61.109:8085/ddyc_portal/

1. 主要功能

道地药材特征数据库前台展示系统提供药材详情展示，包括 9 部分信息的展示、药材相关文献展示、古籍文献展示、产地分布展示，地图形式展示、药材鉴别功能、统计挖掘功能、高级检索及专业检索功能。

2. 产品特点

道地药材特征数据库涵盖文献及实验中的本草考证、药材性状、显微、中药资源的生态区划、产区土壤特征、化学成分、遗传、药理、临床应用评价、栽培、采收、炮制方面数据信息。

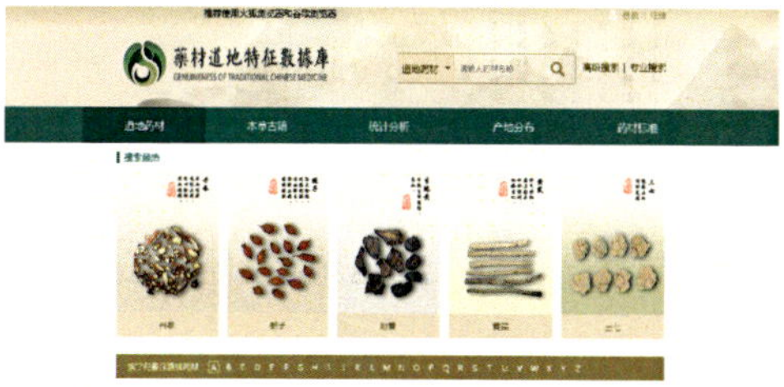

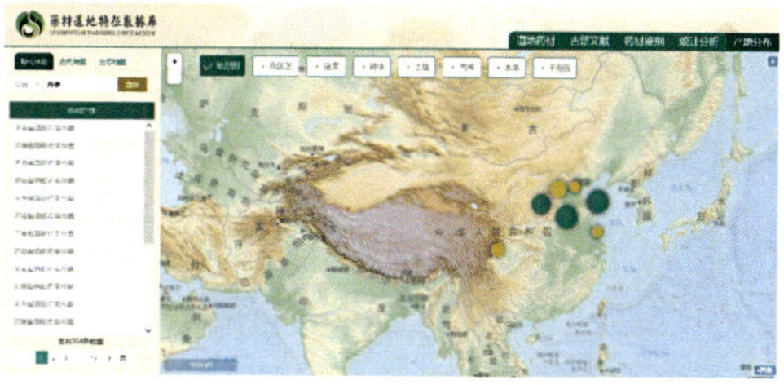

本草考证数据源自《神农本草经》《本草纲目》等 13 部经典古籍，目前数据库整合古籍、文献及实验数据总量 5.7 万余条。

数据采集单位包括中国中医科学院在内的全国 20 家科研院所，由中国中医科学院中医药信息研究所整合各单位提交的相关文献及实验数据，通过数据发布等方式，开发道地药材数据发布网站，对于可以公布的道地药材信息进行信息发布，实现道地药材多类型数据的共享。

（九）中医药多媒体资源管理与检索系统

访问地址：http://dmt.cintcm.ac.cn:82

主要功能及特点

收录整理了自中国中医科学院图书馆建馆以来在全国各地拍摄的名医名家、中医事件等特色中医药视频、图片等资源目录，具有目录检索（包括一站式检索、二次检索、组合检索、分类检索等）、查询统计、管理存储、数据加工、统计报表、系统管理等多种功能。

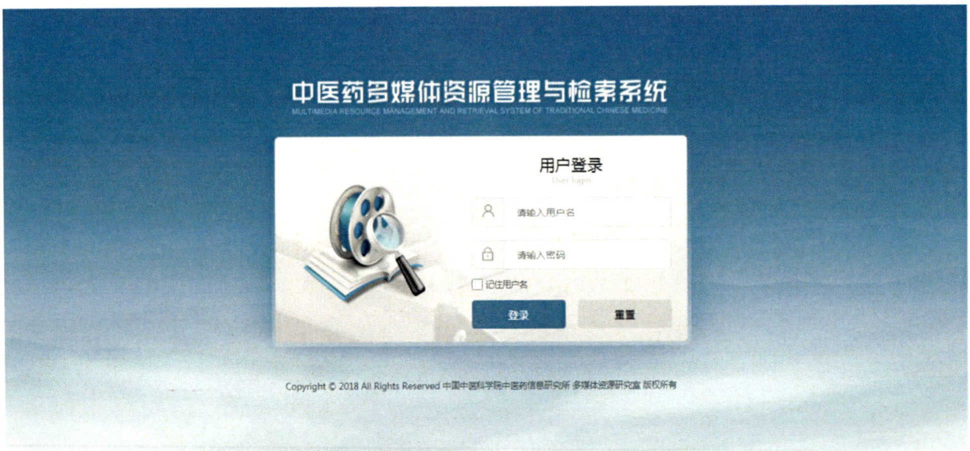

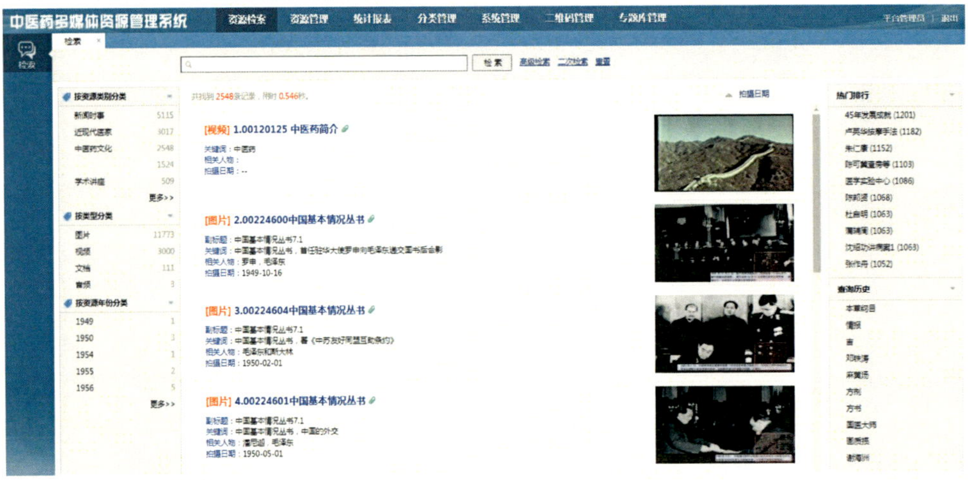

系统不仅能够及时准确地对资源目录进行更新和维护，而且能够让用户方便快捷地找到所需要的多媒体资源，有利于促进中医药多媒体资源的广泛利用和传播推广。

系统主要包括：国家领导、局领导相关中医药调研、活动、会议资料；中医中药中国行等中医药行业重大事件等新闻报道；中国非物质文化遗产等相关文化科普宣传资料；国医大师、近现代名老专家讲座、临床诊疗资料；中医药相关机构资料；中医药影视资料等。

（十）中医药知识服务平台

访问地址：

http://www.tcmkb.cn

主要功能及特点

中医药知识服务平台，集成中医药信息研究所历经 30 余年自主建设的大量中医药数据资源，涵盖中医药领域的本体、术语、文献、知识库等多种信息资源，通过一站式的知识检索与发布平台，面向用户提供知识检索、知识浏览、知识可视化等多种服务，满足用户文献检索、名医经验学习、临床辅助决策、科研热点追踪等需求。

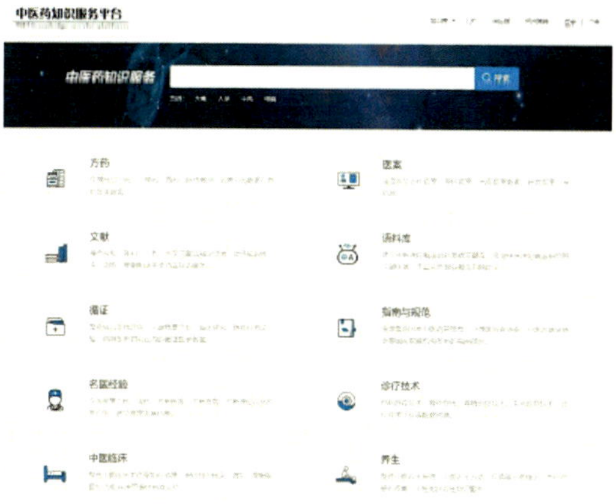

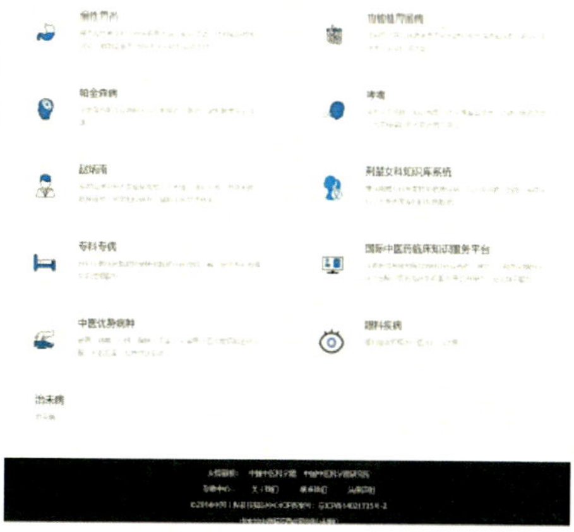

（十一）中医临床辅助决策系统

访问地址：

http://www.tcmcds.com

主要功能及特点

中医临床辅助决策系统 TCMCDS 有别于传统的服务于医院流程的医院信息系统（HIS）及电子病历（EMR），旨在完善医生大脑中的知识体系，包括医学指南、治疗方案、名家经验和医案、循证文献、医学本体等内容，增加医生思维广度和深度。

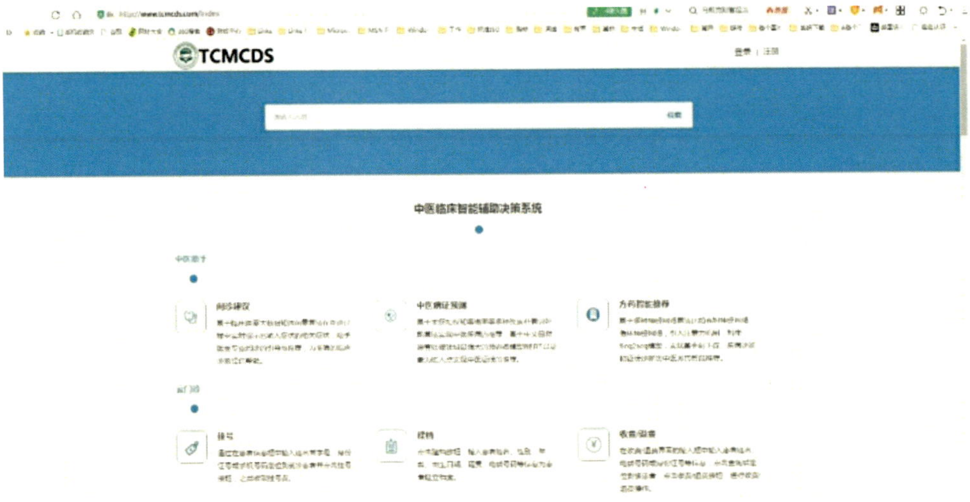

特点如下：

系统的智能语义技术，能够感知病历中的文字，智能判断医生需要哪些帮助，就像一个老专家在旁边指导医生诊疗。

全面的临床辅助决策，让患者有一个负责医生的同时，也有一个非常有效的治疗方案。

（十二）中医科信云门诊平台

访问地址：http://139.224.104.234/CloudZS

主要功能及特点

中医科信云门诊平台整合深度学习、朴素贝叶斯、知识图谱、规则引擎等前沿技术，兼容云端 HIS 系统架构和临床智能辅助决策功能，具备建档、挂号、病历录入、医嘱开立、收费、退费、药库管理、信息统计等基本门诊 HIS 功能，集成四诊信息客观化采集与应用、智能问诊导航、疾病与证候诊断推荐、常用模板调用、方剂校验等智能化临床信息应用场景，是面向各级医院与基层诊所的专业门诊管理与服务平台。

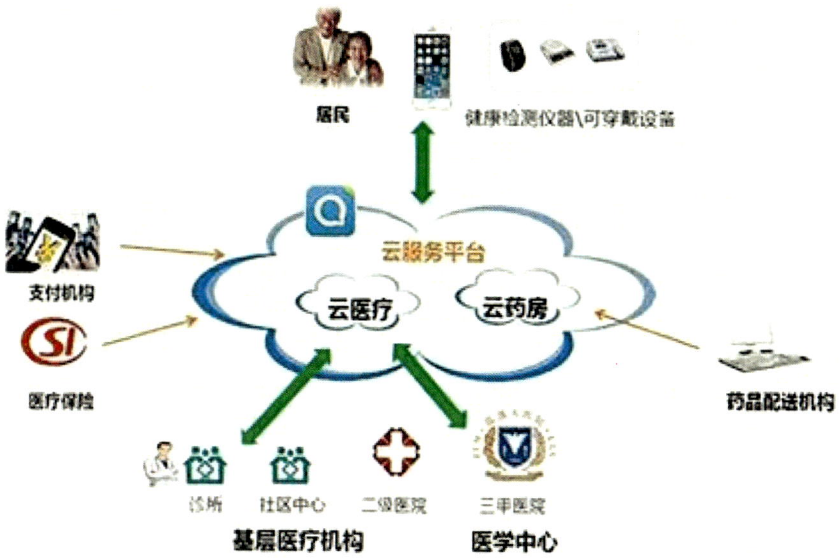

（十三）中医药科技查新管理系统

访问网址：http://cx.cintcm.ac.cn:8011/login

主要功能及特点

中医药科技查新管理系统是面向科技查新机构，实现科技查新工作自动化、规范化、网络化管理的服务软件，不仅适用于单独查新机构业务管理，也适用于所属分中心的查新业务管理。

中医药科技查新管理系统严格按照国家标准《科技查新技术规范》GB/T 32003-2015、科技查新管理条例的要求进行设计研发。依据查新工作业务流程，系统设置了多种角色（查新用户、查新员、审核员、查新机构管理员、系统管理员等），对每种角色设置不同的功能模块，且功能模块均具备检索功能。另外，系统还具有各种业务统计功能。

查新用户主要功能：填写查新委托、查新状态查询、查看查新历史、修改个人资料等。

查新员主要功能：查新委托的查看、修改、接受与处理，上传查新报告书，查新报告归档等。

审核员主要功能：审核查新员上传的查新报告，此外，还可以查看各个查新员的工作状态，并据此来为查新员分配查新任务。

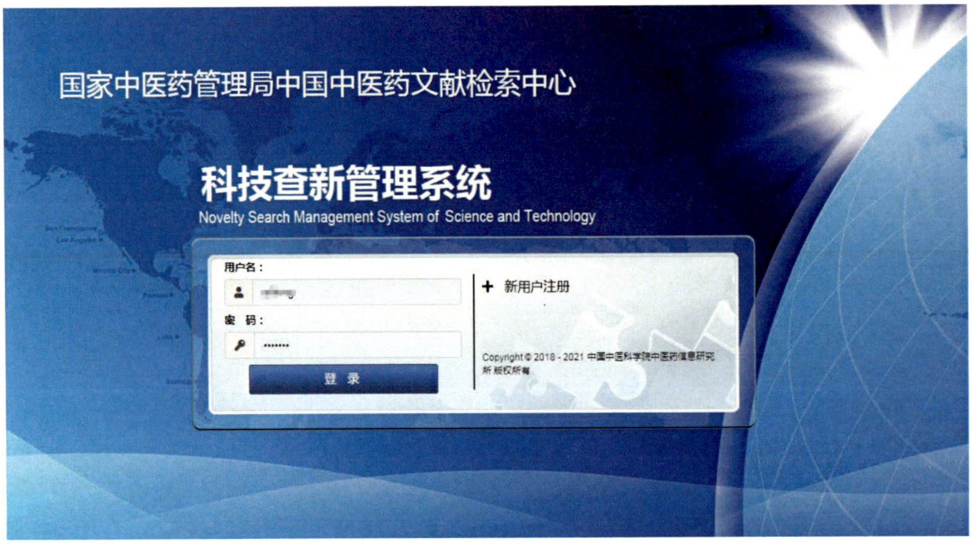

机构管理员主要功能：管理某一查新机构的查新人员，机构基本信息的增加、修改，生成查新机构的年度业务报表等。

系统管理员主要功能：对各个查新机构的基本信息、查新机构管理员和查新用户等的进行管理。

系统采用了 B/S 架构，并运用业界领先的 J2EE 技术进行设计开发，在服务器端采用 Apache Tomcat 作为应用服务器，底层使用了 MySQL 数据库存储数据。

目前，该系统已在国家中医药管理局中国中医药文献检索中心及多家分中心使用。

二、辅助系统

（一）中国中医药学主题词表

访问地址：http://www.tcmesh.cintcm.com

主要功能及特点

中国中医药学主题词表由中国中医科学院中医药信息研究所研制，1987 年问世，1996 年和 2008 年先后修订更新，随着计算机技术的发展，2015 年网络版正式发布，此后定期更新。

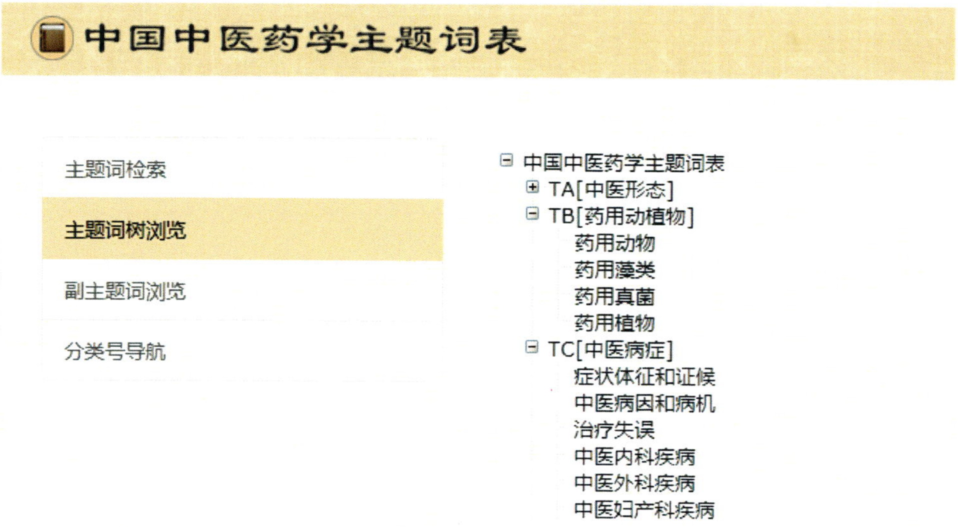

中国中医药学主题词表与医学主题词表 MeSH 兼容，共同应用于医药学领域文献主题标引和主题检索。目前中国中医药学主题词表共收录主题词 8466 条，入口词 1.3 万余条。

中国中医药学主题词表提供免费检索浏览，可以用于主题标引、主题检索、中医药文献数据规范、文献主题分类、文献关键词选定等方面。

（二）中医临床术语系统

访问地址：http://www.tcmcts.cintcm.com:8082

主要功能及特点

中医临床术语系统是中医药信息研究所历经多年研制的面向中医临床的大型术语系统，主体框架参照《ISO 19465：2017 中医临床术语系统分类结构》，2017 年以网络形式发布。

中医临床术语系统以临床实际应用为导向，目前共有一级类目数据库 18 个，基本涵盖中医临床所需类目，既保证了中医药学科的完备性，也保持与 SNOMED CT 的兼容性。已收录概念 4 万余，术语 12 万余，采用逻辑注释概念，通过概念间关联关系进行概念定义，建立关联关系 22 万余。

系统提供在线查询和检索服务，并以可视化形式展示概念间关联关系。

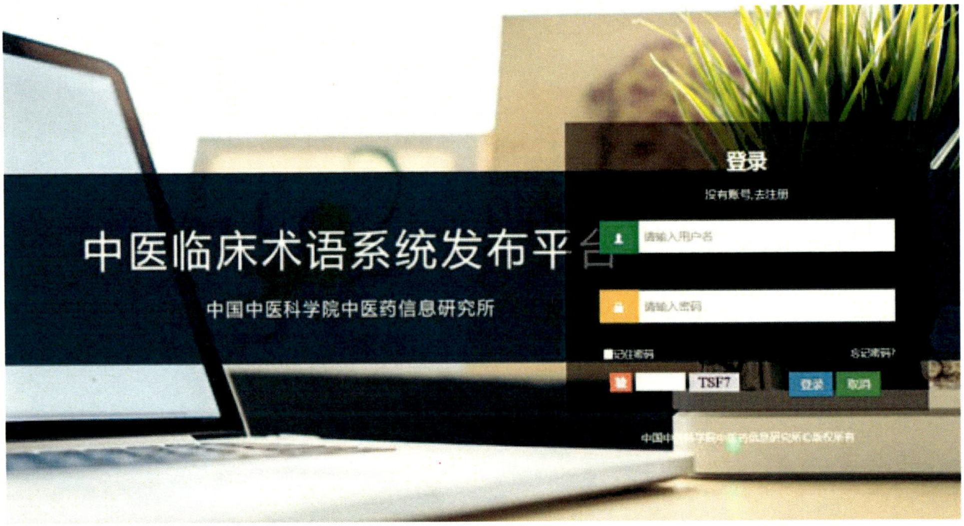

（三）中医药学语言系统

访问地址：http://tcmls.cintcm.ac.cn:8082

主要功能及特点

中医药学语言系统是中医药信息研究所自 2002 年起开始研制的大型中医药术语系统。

该系统是中医药学领域术语集成、语言翻译、自然语言处理及语言规范化的工具，是学科结构分类体系完整的、概念语义关联表达清晰的、可计算机化持续发展的、有着广泛应用前景的语言系统平台，也是实现跨数据库检索的词汇转换平台系统。

本系统可应用于中医药科研项目的数据规范，中医药数据库、知识库构建的术语规范，中医药知识、信息的语义关联检索，中医药知识体系构建及中医药知识图谱展现等。

（四）中医药数据挖掘系统——TCM Miner

访问地址：

http://tcmminer.cintcm.com:8023/tcm/index.jsp

主要功能及特点

TCM Miner 网站基于中医药术语词表，解决围绕中医药数据挖掘工作中的数据清洗、集成、变换、选择等需求，有效地解决了中医药数据挖掘过程中数据非标准化、个性化等问题，能够辅助科研人员进行数据清洗、数据挖掘及中医药文章翻译，节省了科研人员的时间精力。

数据清洗包括数据拆分与合并、正异名替换、文本内容抽取、矩阵转换、中医药文本 ETL 等功能模块。数据拆分与合并模块可以用于药方中中药名的提取与统计。正异名替换根据《中国药典》和中医本草将中药的异名换成正名。文本内容抽取，即 TCM Miner，通过自然语言处理技术和内置的中医药术语词表，可以提取处方数据，为进一步分析处方用药规律奠定基础。矩阵转换模块提供矩阵变化格式，辅助用户与 SPSS、RapidMiner 等软件联合使用。

数据挖掘包括关联关系挖掘、聚类挖掘、贝叶斯处理等功能模块。关联关系基于 Apriori 算法，通过设置最小支持度和最小置信度完成关联分析。聚类采用经典算法 K-means 算法，在使用时需要设置 K 值，即聚类个数。贝叶斯算法通过学习可以预测未知样本属于特定类的概率。

专业文章翻译模块针对目前常用的翻译软件如百度翻译、谷歌翻译、有道翻译等对中医药类型文本的翻译不够准确这一问题而设置。TCM Miner 内置 2016 年版《医学主题词表（中文）》，可以有效地进行中医药术语的英文翻译工作。

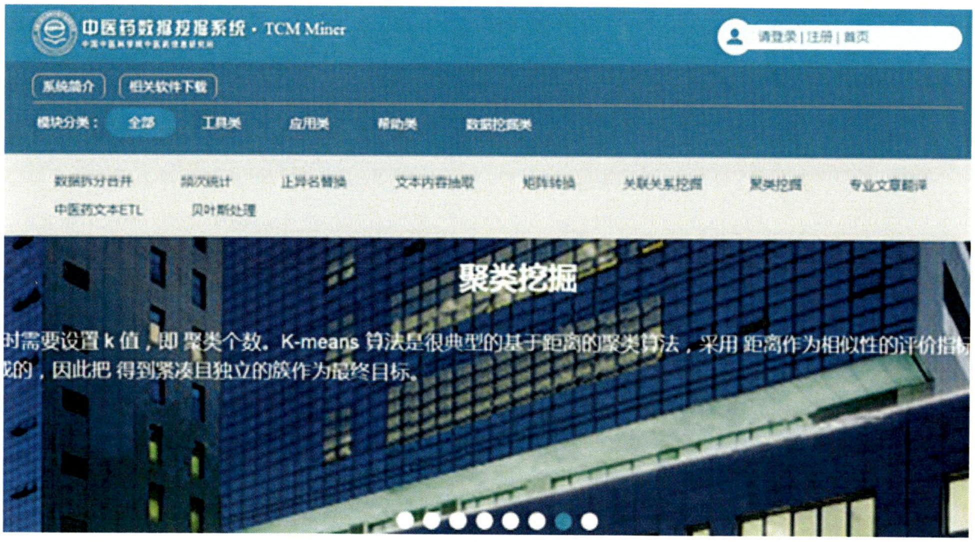
中医药数据挖掘系统 · TCM Miner
请登录 | 注册 | 首页
系统简介
相关软件下载
模块分类：
全部
工具类
应用类
帮助类
数据挖掘类
聚类挖掘
时需要设置 k 值，即聚类个数。K-means 算法是很典型的基于距离的聚类算法，采用距离作为相似性的评价指标
成的，因此把得到紧凑且独立的簇作为最终目标。

三、手机 APP

（一）找对药 APP

“找对药” APP 是一款非处方中成药智能推荐手机应用程序。

1. 主要功能

推荐用药：根据用户填写或勾选的症状，推荐相关系数高的药品。

检索用药：用户可以对输入的内容按照药名、厂家、主治、成分等分类检索和综合检索。

结果筛选：用户可针对检索结果进行筛选，筛选是否纳入医保、用药禁忌、生产厂家、病名等，选择合适药品。

用药禁忌：点击查看药品说明书，弹出提示，提醒患者用药禁忌。

用户反馈：登录时，系统会自动弹出上次药品推荐结果的点评页面。

2. 产品特点

药品收录完整度高，药店里能买到的中成药都能在该 APP 里查找到。

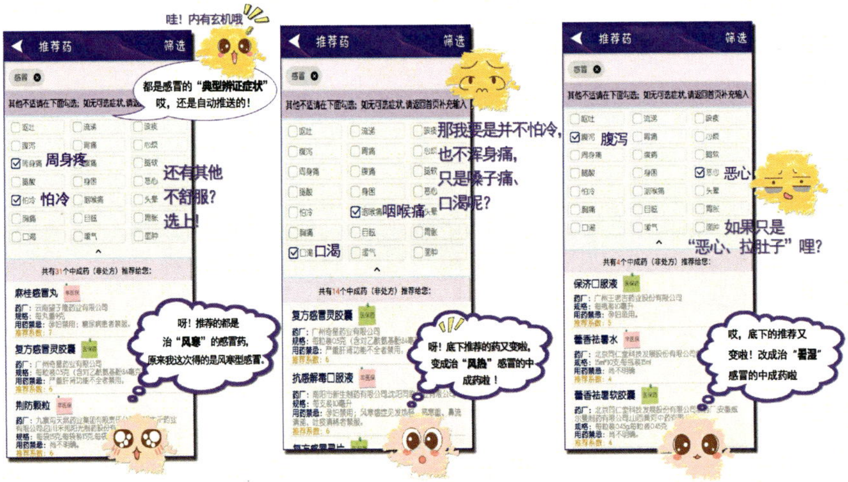

用药推荐智能化，只需要手工或语音输入症状或不适，就能自动推荐对症的中成药。

涵盖临床常见病，各种临床常见疾病都可推荐相应的治疗中成药。

设计人性化，充分考虑到用户的使用习惯，贴心提供筛选按键，使药品推荐能够一步到位，减少繁琐步骤。

检索功能强大，用户可从多种角度检索到满足需求的中成药。

（二）方剂识别助手 APP

“方剂识别助手”APP 是一款能识别中药组合中的经方的手机应用软件。

1. **主要功能**

可以识别图片、语音、文本中的中药名称。

计算一组中药包含的经典方剂。

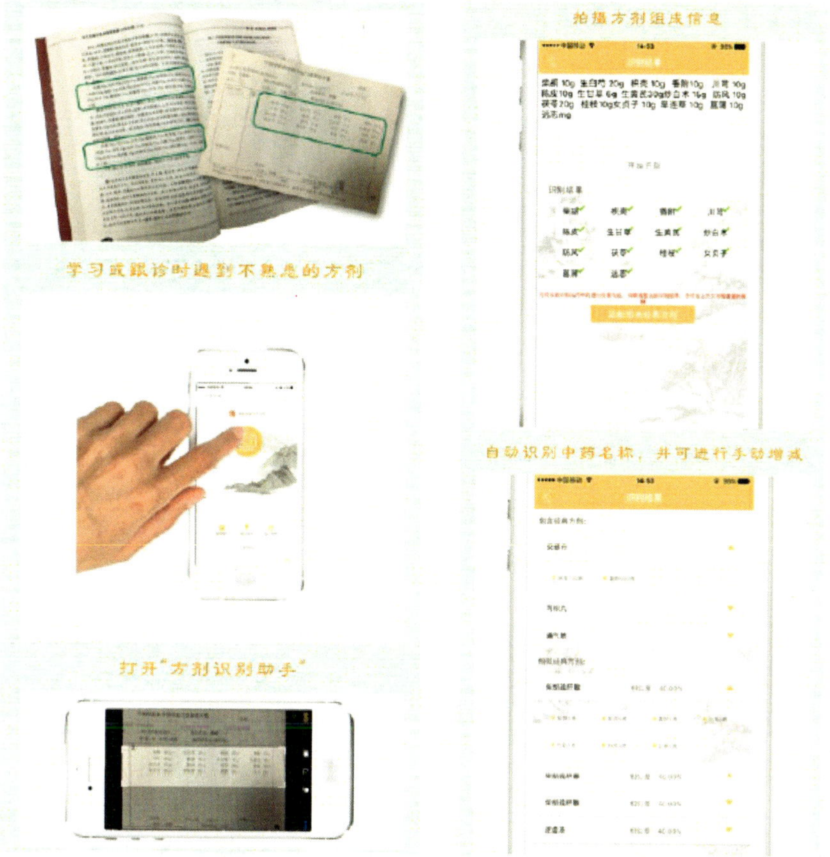

计算一组与经典方剂组成相似的中药，计算相似度并标注相同中药。

展示中药的饮片图和中药详细信息。

展示方剂详细信息。

2. **产品特点**

拍摄或选择图片，识别图片生成文本，再识别其中的中药名称。

通过语音输入，识别语音成文本，再识别其中的中药名称。

支持文字录入方剂内容，识别其中的中药名称。

支持对自定义的中药组成，进行包含经方识别，以及方剂相似度识别。

对输入的方剂进行相似的经典方剂识别，并按照相似度系数高低进行排序。

展示中药的饮片图片和中药性味归经、主治、用法用量等信息，其中饮片图片全部按照一定的标准规格在药房请专业摄影人员拍摄。

展示方剂的出处、分类、功用和组成等信息。

可以直接对中药名称或者方剂名称进行搜索，获取相关信息。

（三）抗菌中药检索助手 APP

“抗菌中药检索助手”APP 是一款提供精准便捷抗菌中药检索服务的手机应用软件。

1. 主要功能

可以通过输入方剂（中成药）名称、中药名称、成分名称、菌属名称、机制名称或实验方法名称等多个方式进行数据检索。

也可通过指定不同检索入口及起止时间，定制高级检索功能，并可提供精确、模糊、扩展同义词三种检索方式。

可对检索结果进行分类及统计，更直观地表现出不同中药对不同菌群的抑制作用，满足不同用户的对抗菌中药的数据需求。

2. 产品特点

数据来源于公开发表的期刊文献，经专业人员对数据进行结构化加工，保证了检索结果的准确性和科学性。

目前数据共涉及 300 余种中成药、单味药及其有效成分，60 余种临床常见的致病菌群。

用户可以通过输入方剂（中成药）名称、中药名称、成分名称、菌属名称、机制名称或实验方法名称等方式进行全字段数据检索。

可通过指定不同检索入口进行快速的定向检索。

定制的高级检索功能，可依照不同用户的实际需求，限定检索字段及起止时间，并可提供精确检索、模糊检索、扩展同义词检索三种不同范围的检索方式。

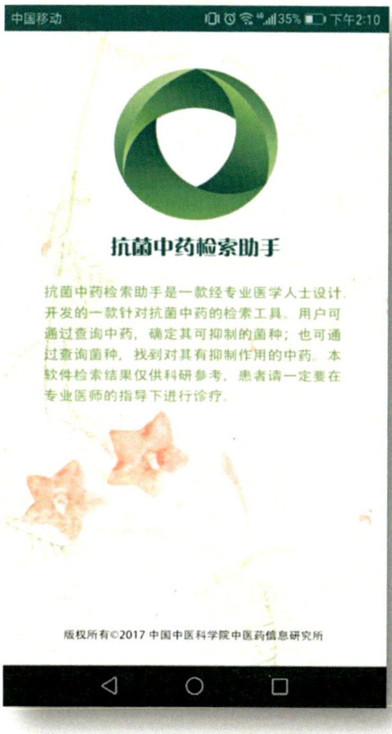
中国移动
35%
下午2:10
抗菌中药检索助手
抗菌中药检索助手是一款经专业医学人士设计、开发的一款针对抗菌中药的检索工具。用户可通过查询中药，确定其可抑制的菌种；也可通过查询菌种，找到对其有抑制作用的中药。本软件检索结果仅供科研参考，患者请一定要在专业医师的指导下进行诊疗。
版权所有©2017 中国中医科学院中医药信息研究所

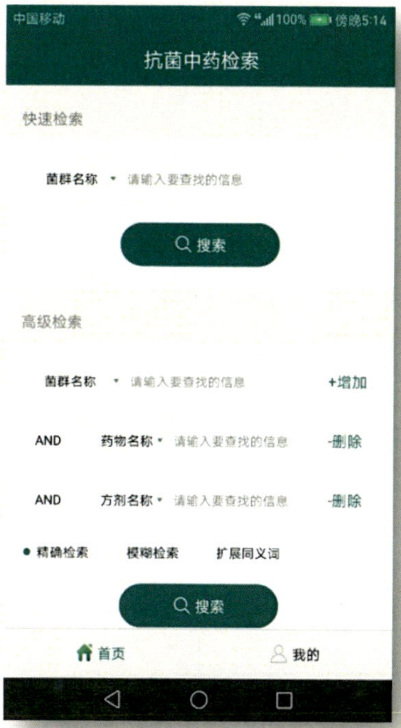
中国移动
100%
傍晚5:14
抗菌中药检索
快速检索
菌群名称
请输入要查找的信息
搜索
高级检索
菌群名称
请输入要查找的信息
+增加
AND
药物名称
请输入要查找的信息
-删除
AND
方剂名称
请输入要查找的信息
-删除
精确检索
模糊检索
扩展同义词
搜索
首页
我的

第八章

重点学科／研究室／实验室建设

Institute of Information on Traditional Chinese Medicine, CACMS

第一节 中医药信息学建设

建设单位名称：中国中医科学院中医药信息研究所

学科带头人：崔蒙研究员

自2009年被列入国家中医药管理局二级重点培育学科后，学科充分利用这一机遇，围绕“中医药信息学”学科的定义、内涵、外延及学科设置开展了广泛而深入的研讨和论证，不仅使中医药信息学理论建设和研究跃上了新的台阶，更为这个新兴学科的建立和发展奠定了良好的基础，扩大了学科的影响。经过深入研究和论证，在中医药信息学学科建设、内涵和外延研究方面取得了初步的进展，界定了中医药信息学的内涵和外延。

中医药信息学是一门新兴的交叉学科，它是由中医药学发展需求所驱动，先进方法与技术所引领，以处理信息为主要特征的新兴学科；是中医学与信息科学交叉产生的，以中医药信息为研究对象，以中医药系统信息运动规律及其作用为研究内容，以中医药信息学方法论为研究方法，以提高中医药信息获取、转化、传播与利用能力为目标的一门新兴学科。

中医药信息学拥有独特的研究对象——中医药信息，这是一组特殊的信息，是中医药实践过程中产生的体验信息，并形成特定的中医药信息术语集和中医药信息学原理及方法论这一基本的知识体系。中医药信息学学科基本框架包括中医药信息学的基础研究、中医药信息技术的研究、中医药信息标准化的研究、中医药信息有序化的研究、中医药信息获取方法的研究、中医药信息交流的研究、中医药学图像分析与处理技术的研究、中医药学信息系统的研究、中医药学决策支持的研究以及中医药学知识管理的研究。

学科多年来始终围绕中医药文献资源研究、中医药科学数据研究、中医药情报研究和中医药信息标准研究四个稳定的方向开展研究。

中医药文献资源研究是学科稳定持续的研究方向之一，尤其在中医药古籍资源的调研、保护和利用方面开展大量而深入的研究。

中医药科学数据研究也是学科近年的重点研究方向之一，在科技部基础性工作的持续支持下，从20世纪90年代开始开展中医药数据库的建设工作，目前已经建成了全国最大的集中中医药数据资源整合平台，数据总量达到260G，几乎涵盖了所有中医药文献资源，形成并完善了具有世界竞争力的、能够显示国家实力的中医药学整体信息资源体系。该研究方向具有数据挖掘的工作基础与研究能力，围绕临床与科研研究，利用国内最大型数据库群，进行数据挖掘与数据分析。开展多种数据挖掘的研究，为中医特色发现与优势病种证据发现等提供科学依据。

中医药情报研究方向是该学科历史悠久的研究，在 20 世纪 80 年代侯召棠等老一辈情报专家带领下开展了大量的中医药政策与战略研究以及专题情报研究，为国家中医药管理局等政府部门提供了大量的情报服务和决策支撑。近年来除了开展传统的情报研究之外，还开展了国外传统医药动态监测、中医药情报方法学、竞争情报分析研究等研究，以探索适合于中医的发展现状和特点的情报学研究方法和模式，从情报学角度为中医的现代化研究和发展提供思路和服务。

中医药信息标准研究是本学科根据中医药信息化发展的实际需要近年新确立的研究方向，先后编写了与美国国立医学图书馆 MeSH 词表对接的中国中医药学主题词表、主题词表分类框架与代码标准；构建了与美国国立医学图书馆 UMLS 对接的中医药学语言系统；与 SNOMED 对接的中医临床术语系统等；并在此基础上研制了中医药学术语标准编制规则等一系列相关标准。同时开展了中医药科学数据元标准、中医药信息分类框架、中医药信息标准体系表等一系列研究。在中医药信息标准研究方面一直保持领先地位，具有鲜明的特色，参与了国际标准化组织健康信息标准委员会（ISO/TC215、TC249），承担 ISO/TC 249 -ISO/TC 215 联合工作组（JWG1）的秘书工作，制定并发布了“中医药语言系统语义网络框架”“中医药文献元数据”“传统医学信息标准开发的归档框架 • 第 1 部分：中医学”等 8 项 ISO 标准。

中国中医科学院中医药信息研究所在中医药信息学学科建设研究方面始终处于领先地位，率先提出的学科内涵、学科原理、学科方法学、信息特征、数据特点，在领域内产生了广泛而深刻的影响，促进了学科建设的发展。

学科具有一支高素质、年龄结构合理和多学科专业人员组成的研究队伍，学科共有 68 人，其中拥有正高职称 10 人（15%），副高职称 21 人（31%），中级职称 29 人（43%），初级职称 8 人（12%）；具有博士学位 20 人（29%），硕士学位 31 人（46%），学士学位 10 人（15%），其他 7 人（10%）；年龄在 20~30 岁 10 人（15%），31~40 岁 33 人（49%），41~50 岁 16 人（24%），51~60 岁 10 人（15%）；45 岁以下高级职称人员 16 人（24%）。

第二节 国家中医药管理局重点研究室

一、国家中医药管理局中国中医药文献检索中心

中国中医药文献检索中心是国家中医药管理局的第一个重点研究室，1992年4月23日正式批准在中国中医研究院中医药信息研究所成立，1993年7月22日国家中医药管理局又正式批准中国中医研究院中医药信息研究所作为全国中医药行业科技查新单位。1994年11月20日中国中医药文献检索中心顺利通过验收。中国中医药文献检索中心的建设填补了我国中医药行业信息工作的一项空白。

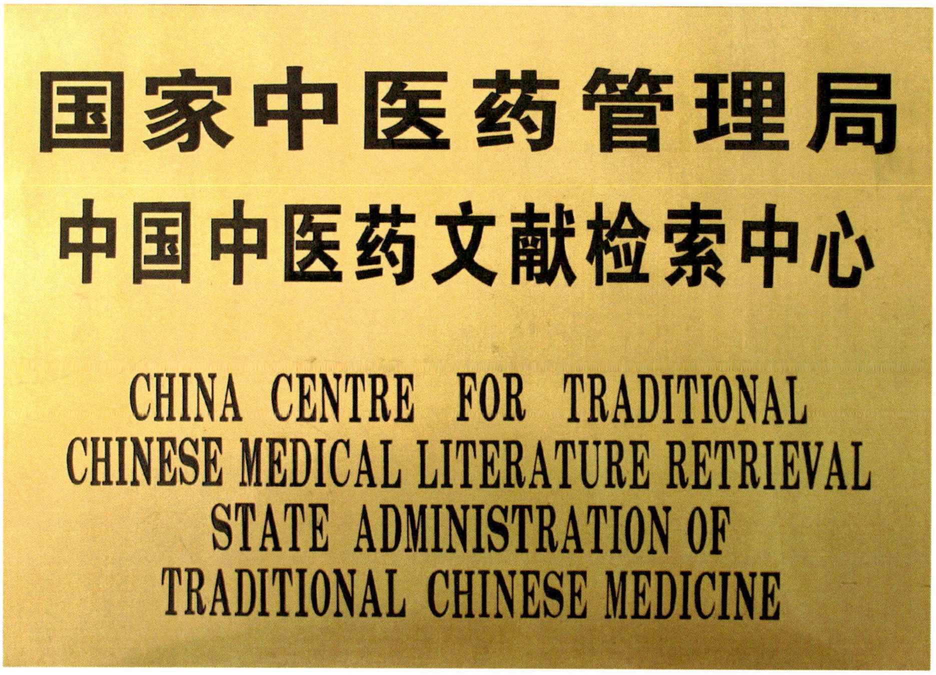

初建阶段，中国中医药文献检索中心在数据库建设、网络建设、软件开发研制、工具书编制、人才培养及机构建设、设备购置安装调试、机房装备以及对外检索、查新服务等方面均取得了较大成绩。1995年连通了美国国立医学图书馆 MEDLARS 联机检索系统，开始为用户提供国外文献信息检索服务。

为加强对全国中医药文献检索、科技查新工作的管理，促进中医药事业发展，国家中医药管理局科技教育司通过调查、考核、培训、评审等程序，于

1995 年、1999 年、2001 年分三批在全国选建了 20 个中医药文献检索分中心，为中医药科研立项、中医药杰出人才及科技成果评定、中医药课题评审，以及中医药相关企业的产品开发立项，提供高质量的科技文献评价服务，为科研项目管理提供客观依据，对企业的技术创新发挥着重要的参谋作用。

中国中医药文献检索中心依托中医药信息研究所丰富的文献信息资源，为中国中医科学院、北京市，乃至全国的中医药科研立项、成果评定、课题评审，以及相关企业的产品开发立项等提供检索查新服务，为各级各类课题立项、博士学位论文、博士后出站报告及科技奖励等出具查新报告，平均每年完成 300 多项。近几年，中国中医药文献检索中心积极拓展服务项目，除开展国内外中医药查新服务外，还提供论文收录、引用检索、专题情报检索及学术评价等服务项目。

另外，中国中医药文献检索中心还负责各中医药文献检索分中心的日常管理及业务指导工作，承担着中医药科技查新技术规范及中医药科技管理办法的制定、中医药科技查新人员业务能力培训等任务。

国家中医药管理局中国中医药文献检索中心分中心一览表

序号	分中心依托单位	认定时间	认定批次
1	辽宁中医药大学图书馆	1995 年	第一批
2	南京中医药大学图书馆	1995 年	第一批
3	湖北中医药大学图书馆	1995 年	第一批
4	湖南省中医药研究院文献信息研究所	1995 年	第一批
5	广州中医药大学图书馆	1995 年	第一批
6	浙江省中医药研究院文献信息研究所	1995 年	第一批
7	河南省中医药研究院文献信息研究所	1995 年	第一批
8	黑龙江中医药大学图书馆	1995 年	第一批
9	福建中医药大学图书馆	1996 年（增补）	第一批
10	上海市中医文献馆 / 上海市中医药科技情报研究所	1999 年	第二批
11	北京中医药大学图书馆	1999 年	第二批

序号	分中心依托单位	认定时间	认定批次
12	上海中医药大学科技信息中心	1999 年	第二批
13	成都中医药大学图书馆	1999 年	第二批
14	陕西省中医药研究院文献信息研究所	1999 年	第二批
15	江西省中医药研究所文献信息研究所	1999 年	第二批
16	吉林省中医药科学院	1999 年	第二批
17	重庆市中药研究院科技信息中心	1999 年	第二批
18	山东中医药大学图书馆	2001 年	第三批
19	重庆市中医研究院	2001 年	第三批
20	贵州中医药大学图书馆	2001 年	第三批

二、中医药信息应用方法学研究室

适用于整体功能状态信息采集、处理的四诊合参方法在过去几千年中发挥了巨大的作用，但近百年来在方法学上没有突破。几千年来，中医药学术传承的重要途径之一是文献研究，但进入信息社会后，中医药文献资源的采集、处理、共享方法未能取得突破，中医药信息应用方法学的突破对中医药的传承与创新发展具有重要的意义。

围绕行业传承与创新发展中急需解决的中医药信息应用方法学问题，中医药信息应用方法学研究室重点开展中医药文献信息资源建设与利用的方法学研究，通过相关方法学的引进、集成、创新，建立中医药文献信息资源建设与利用的方法学体系，以促进中医药文献信息在传承与创新发展中进一步发挥支撑与引领作用。

围绕关键问题开展的研究有：（1）文献资源积累方法研究。制定中医药文献资源建设规划，研制中医药文献资源分类标准，建立中医药文献资源积累的方法学体系，促进中医药文献资源的有序建设。（2）多模式数据存储方法研究。研究适用于不同文献资源类型，满足不同需求的中医药数据存储模式，建立适用于中医药文献数据存储的方法学体系。（3）智能处理方法研究。研究适用于支撑中药新药辅助开发和中医临床决策的中医药数据智能处理核心技术，解决文献数据支撑中医传承与创新发展的方法学问题。（4）中医药知识服务方法研究。研究中医药知识服务的模式，引进、集成包括文献计量学、情报学、信息学等学科的适用方法和技术，创新适用于中医药知识服务的方法学体系。

该研究室给出一个发展规划、一套信息标准、一个方法体系、一套服务方案、一个分析平台、一批支撑工具；研制中医药文献信息资源建设与利用的中长期发展规划，促进有序发展；建设一批中医药信息标准，支撑中医药信息应用方法学研究；通过引进、集成、创新，建立中医药文献信息资源应用的方法学体系；研发中医药知识服务方案，形成一批年度报告，促进信息应用的开展；研制适用的数据挖掘工具，建立文献信息资源应用平台，实现方法应用；研制一批实现信息应用方法的工具，促进信息应用方法体系的建立。

为了解决数据积累、数据存储、数据利用和数据共享方面的问题，研究室将研究方向确定为文献资源积累方法研究、多模式数据存储方法研究、智能处理方法研究、中医药知识服务方法研究。

第三节 国家中医药管理局三级实验室

中医药信息数字化实验室

中医药信息数字化实验室于2009年通过评估验收，达到国家中医药管理局中医药科研实验室（三级）标准，被列入国家中医药管理局中医药科研实验室（三级）。该实验室坚持“整合中医药信息服务临床与科研”的学术发展方向，承担20项国家级重点项目，在中医药信息学科领域中有较大的优势与影响。

研究队伍：

该实验室的负责人为崔蒙研究员。实验室共22人，其中高级职称7人，35岁以下青年科研人员13人。本学科培养博士研究生4名，硕士研究生2名，招收博士后2名。学术带头人为崔蒙研究员。

研究方向：

1. 中医药信息数据整合建设研究

调查中医药信息数据资源使用情况，进行数据共享资源的调整与精简，进行单独资源的下载浏览次数统计，进行数据资源需求调查，查看共享资源的利用情况，根据用户的数据利用情况进行资源建设方向的调整。使数据整合方向与用户的需求一致，推广中医药科学数据的利用。

2. 中医药信息数据专题服务研究

支持科研实验室对中医药数据的需求，以中医药科研人员需求为导向，以中医药基础知识与中医药科技文献为依据，运用先进的数据库与数据挖掘技术，建立结构型数据库整合中药与方剂知识，搭建了中药基础、中药药理、中药化学、中药组分配伍以及有毒中药、中药方剂辅助研发六个平台，形成了可实现数据查询与展示、数据分类与统计、数据导航与关联、数据分析与聚类、数据知识发现等五项功能的系统辅助平台，为科研提供一个完整的数据应用系统。

第九章 人才培养

第一节 教研室建设

一、中医药信息资源管理教研室

中医药信息资源管理教研室成立于2009年。在教研室成立之前，自2007年起即承担中国中医科学院历届统招和在职研究生的“信息检索与利用”方面课程的教学工作。多年来形成了一支由高级职称教师带领，优秀后备青年教师组成的高素质教师队伍。目前教研室主任为李海燕，教研室秘书为杨坤杰，任职时间是2009年。

教研室的教学目标是培养学生获取科研信息资源的能力和数据分析的方法；教学内容侧重于国内外各类信息资源、信息检索和分析利用的方法与技术、文献计量学基本理论、竞争情报学方法、软科学研究的方法与思路以及科技查新、国际医学科技发展趋势等。先后出版了《中医药信息学》《中医药信息标准》《中医药情报学》《医学信息搜集与利用》《药学信息检索与利用》《医学文献检索》六部教材，其中四部为“十二五”规划教材，一部为“十三五”规划教材。

教研室在教学过程中基于PBL理论，形成了理论与实践相结合的教学与考核方式；并通过课程教学与继续教育相结合、加强对入学新生宣讲等方式，给学生提供课堂教学与职业继续教育相结合的学习机会。

教研室编写和完善了各项规章制度，如《教师基本守则》《教师备课制度》《教师听课制度》《教研室教学试讲制度》《教学档案管理制度》《教研室主任职责》《教研室秘书职责》等。教研室为中国中医科学院第一批正式挂牌的教研室，并多次获“优秀教研室”表彰。

二、中医药信息基础教研室

中医药信息基础教研室成立于2009年，目前教研室主任为王映辉，任职时间2021年2月；教研室秘书为李鸿涛、陈广坤，任职时间2018年12月。

教学目的与任务是通过系统讲授中医药信息学概述、语言系统、信息标准、知识管理、数据挖掘及数据库相关知识、检索与利用、古籍版本与目录学，以及中医药大数据的前沿进展等，使学生能够较好地理解中医药信息学的基本概念和原理，掌握中医药信息学的相关基础知识和研究进展，为进一步运用中医药信息学方法和手段奠定基础。

教研室教学基本要求：（1）掌握中医药信息学的内涵与外延，以及中医药信息学的基本原理；了解科技情报信息学基本概念，了解国家医学信息科技发展战略与方向任务。（2）熟悉现有的中医药信息标准及知识管理的基本概念和研究进展；了解医学信息研究进展；了解检索语言的基本原理。（3）是掌握常用的数据挖掘方法及相关挖掘工具，并熟悉数据挖掘方法在中医药学中的应用。（4）熟悉相关知识的检索与利用。（5）了解中医古籍版本和目录学的基本内容及其应用。（6）了解多媒体工具对中医信息的展示与相关研究。

教学用书与参考资料有《信息科学原理》（第3版）、《信息管理基础》、《医学信息学》、《情报学概论》、《中医药信息学》、《中医药图书馆学》、《中医古典目录学概论》等。

第二节 研究生教育

一、学位授权点获批时间

情报学硕士学位授权点

中国中医研究院于 1986 年 7 月 28 日经国务院学位委员会批准（第三批）为情报学硕士学位授权点，是我国医学领域最早的情报学硕士学位授权点之一。2010 年，经国务院学位委员会审核，增列中国中医科学院图书馆、情报与档案管理一级学科硕士学位授权点，是中医药行业唯一的图书馆、情报与档案管理一级学科硕士学位授权点。目前，研究生培养和学位授予工作按照《学位授予和人才培养学科目录（2011 年）》和《学位授予和人才培养学科目录（2018 年）》进行，硕士学位授权点的学科门类为管理学，一级学科名称为图书情报与档案管理（1205）。

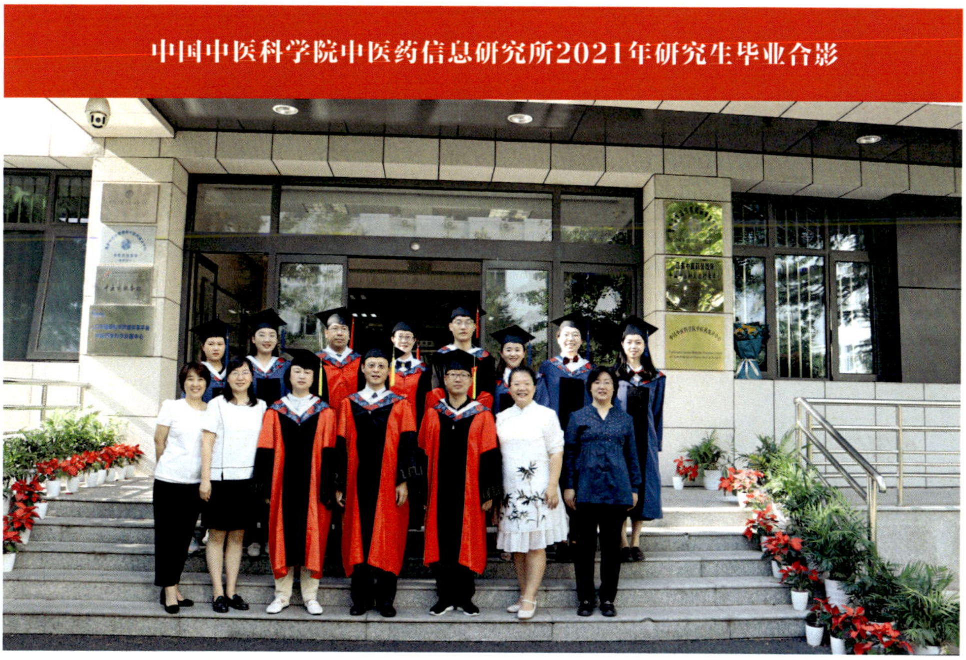

中国中医科学院中医药信息研究所 2021 年研究生毕业合影

中医信息学博士、硕士学位授权点

根据国务院学位委员会、教育部于 2009 年、2010 年印发的《学位授予和人才培养学科目录设置与管理办法》《授予博士、硕士学位和培养研究生的二级学科自主设置实施细则》相关规定，国家按照一级学科进行学位授权点审核和管理，二级学科由学位授予单位结合本单位学科建设目标和人才培养条件，按本单位一级学科学位授权权限进行自主设置与调整。中国中医科学院于2011年在中医学一级学科下设置中医信息学二级学科，增设中医信息学博士、硕士学位授权点。

二、研究生导师

1984年以来，中医药信息研究所共有研究生导师共有36位，其中博士研究生导师10位，硕士研究生导师26位。历届导师信息见下表。

博士、硕士研究生导师名单

序号	导师	类型	博导聘任时间	博导学科	硕导聘任时间	硕导学科	状态
1	林平青	硕导			1984	情报学	退休
2	薛清录	硕导			1984	中医古籍目录学	退休
3	刘兴华	硕导			1985	情报学	退休
4	侯召棠	硕导			1985	情报学	退休
5	吴伯平	硕导			1993	情报学	退休
6	吴兰成	硕导			1994	情报学	退休
7	周志宽	硕导			1995	情报学	退休
8	陈贵廷	硕导			1998	情报学	退休
9	崔　蒙	博导	1997	中医学	2004	中医学	退休
10	陈珞珈	博导	2002	情报学			调离
11	李国正	博导	2015.12	中医学			调离

序号	导师	类型	博导聘任时间	博导学科	硕导聘任时间	硕导学科	状态
12	牛亚华	博导	2015.12	中医学			调离
13	赵英凯	博导	2013.7	中医学			退休
14	李宗友	博导	2019.7	中医学	2015.12	图书馆、情报与档案管理	正常
15	张华敏	博导	2013.7	中医学	2007	中医学	调离
16	李海燕	博导	2017.12	中医学	2013.7	情报学	正常
17	李鸿涛	博导	2019.7	中医学	2017.12	中医学	正常
18	朱佳卿	硕导			2007	中医学	不招生
19	刘国正	硕导			2004	中医学	不招生
20	王映辉	硕导			2013.7	中医学	正常
21	苏大明	硕导			2013.7	情报学	调离
22	李敬华	硕导			2017.12	中医学	正常
23	杨　硕	硕导			2017.12	中医学	正常
24	郑格琳	硕导			2017.12	中医学	正常
25	于　琦	硕导			2019.7	中医学 / 图书情报与档案管理	正常
26	朱　玲	硕导	2021.7		2019.7	中医学 / 图书情报与档案管理	正常
27	王俊文	硕导			2019.7	中医学 / 图书情报与档案管理	调离
28	雷　蕾	硕导			2019.7	中医学 / 图书情报与档案管理	正常

序号	导师	类型	博导聘任时间	博导学科	硕导聘任时间	硕导学科	状态
29	张伟娜	硕导			2019.7	中医学 / 图书情报与档案管理	正常
30	潘艳丽	硕导			2021.7	中医学	正常
31	高宏杰	硕导			2021.7	中医学	正常
32	贾李蓉	硕导			2021.7	中医学	正常
33	刘丽红	硕导			2021.7	中医学	正常
34	朱　彦	硕导			2021.7	中医学	正常
35	于　彤	硕导			2021.7	中医学	正常
36	杨　乐	硕导			2021.7	中医学	正常

三、每年授予学位数

1984—2021 年，中医药信息研究所共授予学位人数 111 人，其中博士学位 16 人，硕士学位 95 人。

1984—2021 年授予博士、硕士学位人数

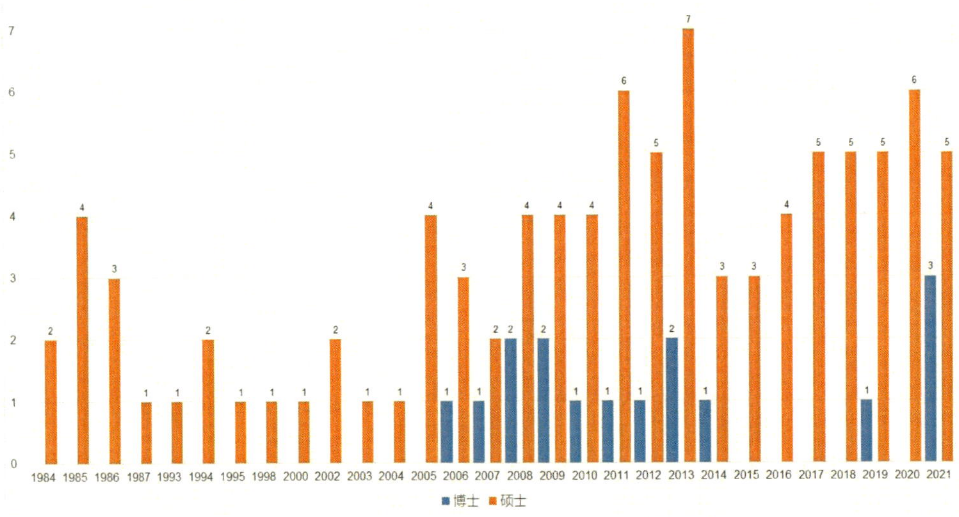

四、每年招生名单

1984—2021 年，中医药信息研究所共招收研究生 143 人，其中博士研究生 33 人，硕士研究生 110 人。以下为每年招生人数图表及研究生名单。

1984—2021 年招收博士、硕士研究生人数

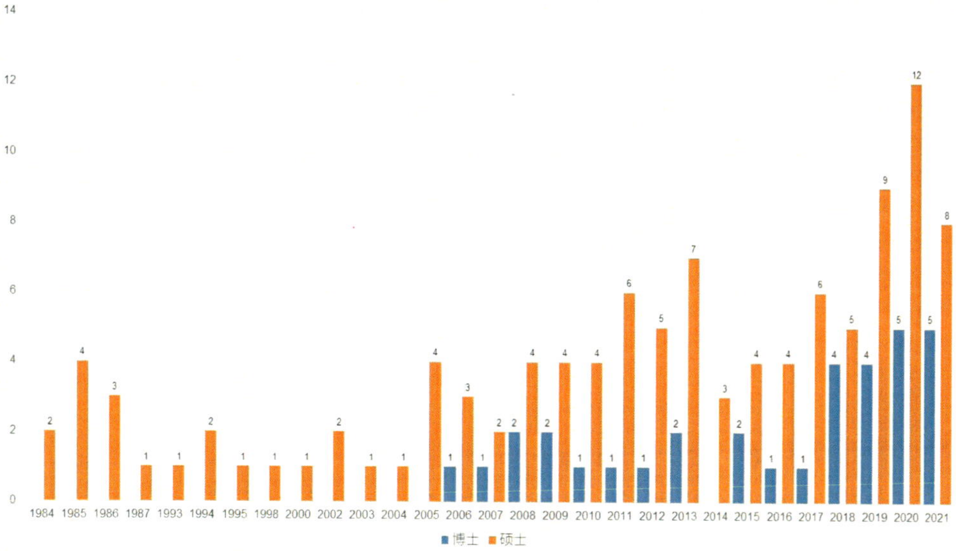

博士研究生名单

序号	姓名	性别	在校时间	导师	专业	学位
1	李敬华	男	2006—2009	崔　蒙	中医基础理论	博士
2	李园白	女	2007—2010	崔　蒙	中医基础理论	博士
3	谢　琪	女	2008—2011	崔　蒙	中医基础理论	博士（统招在职）
4	杨　阳	女	2008—2011	崔　蒙	中医基础理论	博士（统招在职）
5	李海燕	女	2009—2012	崔　蒙	中医基础理论	博士（统招在职）
6	王　静	女	2009—2012	崔　蒙	中医基础理论	博士（统招在职）
7	焦宏官	男	2010—2013	崔　蒙	中医基础理论	博士（统招在职）
8	胡艳敏	女	2011—2014	崔　蒙	中医基础理论	博士（统招在职）

序号	姓名	性别	在校时间	导师	专业	学位
9	董　燕	女	2012—2016	崔　蒙	中医基础理论	博士（统招在职）
10	高明月	女	2013—2016	崔　蒙	中医信息学（联合培养：北京中医药大学）	博士
11	朱　彦	男	2013—2016	崔　蒙	中医信息学	博士
12	连超杰	男	2015—2019	赵英凯	中医信息学	博士（统招在职）
13	佟　琳	女	2015—2019	张华敏	中医信息学	博士（统招在职）
14	高宏杰	女	2016—2020	张华敏	中医信息学	博士（统招在职）
15	王明强	男	2017—2020	李国正	中医信息学	博士
16	曾　毅	男	2018—2021	牛亚华	中医信息学	博士
17	石英杰	男	2018—2021	刘成源 李宗友	中医信息学（联合培养：中国中医科学院眼科医院）	博士
18	刘思鸿	女	2018—2022	张华敏	中医信息学	博士（统招在职）
19	夏秋芳	女	2018—2022	李国正	中医信息学	博士（统招在职）
20	曾子玲	女	2019—2022	张华敏	中医信息学	博士
21	熊　婕	女	2019—2022	李海燕	中医信息学	博士
22	杨佳楠	女	2019—2022	李宗友 宋　坪	中医信息学	博士
23	张　宇	女	2019—2022	李鸿涛 张华敏	中医信息学	博士
24	陈广坤	男	2020—2023	张华敏	中医信息学	博士（统招在职）
25	李　想	男	2020—2023	李鸿涛	中医信息学	博士
26	刘　晶	女	2020—2023	李宗友	中医信息学	博士
27	张益生	女	2020—2023	李宗友 宋　坪	中医信息学	博士
28	甄思圆	女	2020—2023	李海燕	中医信息学	博士

序号	姓名	性别	在校时间	导师	专业	学位
29	张艺然	女	2021—2024	李海燕	中医信息学	博士
30	聂　莹	女	2021—2025	李海燕	中医信息学	博士（统招在职）
31	孟虎彪	男	2021—2024	李鸿涛	中医信息学	博士
32	刘　爽	女	2021—2024	李宗友	中医信息学	博士
33	郑丹平	女	2021—2024	张华敏	中医信息学	博士

硕士研究生名单

序号	姓名	性别	在校时间	导师	专业	学位
1	高　竞	女	1984—1987	林平青	中医情报学	硕士
2	邵晓东	男	1984—1987	薛清录	中医古籍目录学	硕士
3	崔　蒙	男	1985—1988	刘兴华	中医情报学	硕士
4	卢亚丽	女	1985—1988	薛清录	中医古籍目录学	硕士
5	桑滨生	男	1985—1988	侯召棠	中医情报学	硕士
6	甄立学	男	1985—1988	侯召棠	中医情报学	硕士
7	梁　峻	男	1986—1989	林平青	中医情报学	硕士
8	刘国正	男	1986—1989	薛清录	中医古籍目录学	硕士
9	赵英凯	男	1986—1989	侯召棠	中医情报学	硕士
10	陈和亮	男	1987—1990	薛清录	中医古籍目录学	硕士
11	樊红雨	女	1993—1996	吴伯平	科技情报学	硕士
12	彭　莉	女	1994—1997	吴兰成	科技情报学	硕士
13	温　丽	女	1994—1997	吴伯平	科技情报学	硕士
14	胡艳敏	女	1995—1998	周志宽	科技情报学	硕士
15	汪少颖	女	1998—2001	陈贵廷	科技情报学	硕士
16	周琳琳	女	2000—2003	崔　蒙	情报学	硕士

序号	姓名	性别	在校时间	导师	专业	学位
17	贾李蓉	女	2002—2005	崔　蒙	情报学	硕士
18	李　强	男	2002—2005	陈珞珈	情报学	硕士
19	李园白	女	2003—2006	崔　蒙	情报学	硕士
20	杨　阳	女	2004—2007	崔　蒙	中医基础理论	硕士
21	王　静	女	2005—2008	崔　蒙	中医基础理论	硕士
22	张伟娜	女	2005—2008	刘国正	中医医史文献	硕士
23	焦宏官	男	2006—2009	崔　蒙	中医基础理论	硕士
24	李　兵	男	2006—2009	刘国正	中医医史文献	硕士
25	于　静	女	2006—2009	都占陶 崔　蒙	中医基础理论	硕士
26	董　燕	女	2007—2010	崔　蒙	中医基础理论	硕士
27	尹仁芳	女	2007—2010	崔　蒙	中医基础理论	硕士
28	蔡顺利	男	2008—2011	都占陶 崔　蒙	中医基础理论	硕士
29	樊春晓	女	2008—2011	崔　蒙	情报学	硕士
30	李莎莎	女	2008—2011	崔　蒙	情报学	硕士
31	朱晓博	男	2008—2011	崔　蒙	情报学	硕士
32	何光虹	女	2009—2012	赵英凯	情报学	硕士
33	李　明	男	2009—2012	牛亚华	情报学	硕士
34	佟　琳	女	2009—2012	张华敏	情报学	硕士
35	张修研	男	2009—2013	崔　蒙	情报学	同等学力硕士
36	陆　聪	男	2010—2013	赵英凯	情报学	硕士
37	王梓宁	女	2010—2013	张华敏	情报学	硕士
38	赵　阳	女	2010—2013	崔　蒙	情报学	硕士
39	李钰蛟	女	2011—2014	张华敏	情报学	硕士

序号	姓名	性别	在校时间	导师	专业	学位
40	姚媛媛	女	2011—2014	崔　蒙	情报学	硕士
41	车玉霞	女	2012—2015	朱佳卿	情报学	硕士
42	付书文	女	2012—2015	牛亚华	情报学	硕士
43	刘思鸿	女	2012—2015	张华敏	情报学	硕士
44	邢　鹏	男	2012—2015	赵英凯	情报学	硕士
45	安　欢	女	2013—2016	张华敏	情报学	硕士
46	张红艳	女	2013—2016	刘国正	中医信息学	硕士
47	张一鸣	女	2013—2016	牛亚华	情报学	硕士
48	陈旖旎	女	2014—2017	赵英凯	情报学	硕士
49	黄满婷	女	2014—2017	李海燕	中医信息学	硕士
50	李　芹	女	2014—2017	苏大明	中医信息学	硕士
51	聂　莹	女	2015—2018	李海燕	情报学	硕士
52	王亚楠	女	2015—2018	牛亚华	情报学	硕士
53	张艺然	女	2015—2018	朱佳卿	情报学	硕士
54	李　婕	女	2016—2019	牛亚华	情报学	硕士
55	王　松	女	2016—2019	朱佳卿	情报学	硕士
56	王伟斌	男	2016—2019	王映辉	中医信息学	硕士
57	张　磊	女	2016—2019	张华敏	中医信息学	硕士
58	崔一迪	女	2017—2020	李国正	中医信息学	硕士
59	贾思琦	女	2017—2020	张华敏	中医信息学	硕士
60	李　想	男	2017—2020	张华敏	中药学（联合培养：云南中医药大学）	硕士
61	乔幸潮	女	2017—2020	李宗友	中药学	硕士
62	田少磊	男	2017—2020	王映辉	中医信息学	硕士
63	甄思圆	女	2017—2020	李海燕	中医信息学	硕士

序号	姓名	性别	在校时间	导师	专业	学位
64	胡雪原	女	2018—2021	李鸿涛	中医信息学	硕士
65	黄　燕	女	2018—2021	王映辉	中医信息学	硕士
66	姜　芬	女	2018—2021	张华敏	情报学	硕士
67	孙华君	女	2018—2021	李海燕	中医信息学	硕士
68	张雨琪	女	2018—2021	李宗友	中医信息学	硕士
69	邓景鹏	男	2019—2022	李鸿涛	情报学	硕士
70	李慧芸	女	2019—2022	李宗友	情报学	硕士
71	刘欣源	女	2019—2022	王映辉	中医信息学	硕士
72	刘昱含	女	2019—2022	郑格琳	情报学	硕士
73	陆沈羿	女	2019—2022	李海燕	情报学	硕士
74	吴　恙	女	2019—2022	李敬华	中医信息学	硕士
75	杨湘藩	女	2019—2022	张华敏	院外	硕士
76	殷亚婷	女	2019—2022	李国正	中医信息学	硕士
77	张君冬	男	2019—2022	杨　硕	情报学	硕士
78	陈　琦	女	2020—2023	杨　硕	情报学	硕士
79	贾紫涵	女	2020—2023	张华敏	中医信息学	硕士
80	孔静静	女	2020—2023	于　琦	情报学	硕士
81	廖　翠	女	2020—2023	郑格琳	情报学	硕士
82	林东飞	男	2020—2023	李宗友	中医信息学	硕士
83	邵乐萱	女	2020—2023	李宗友	情报学	硕士
84	宋　源	女	2020—2023	李敬华	中医信息学	硕士
85	王　程	男	2020—2023	李鸿涛	中医信息学	硕士
86	王腾飞	女	2020—2023	张伟娜	情报学	硕士
87	王　晰	女	2020—2023	雷　蕾	情报学	硕士

序号	姓名	性别	在校时间	导师	专业	学位
88	郑婉婷	女	2020—2023	朱　玲	情报学	硕士
89	高　曼	女	2020—2023	李海燕	情报学	硕士（统招在职）
90	孟凡红	女	2006—2009	崔　蒙	情报学	同等学力硕士
91	魏　民	女	2006—2010	崔　蒙	情报学	同等学力硕士
92	杨宇洋	女	2010—2017	李宗友	中医信息学	同等学力硕士
93	陆烨鑫	男	2011—2014	李海燕	中医信息学	同等学力硕士
94	徐工学	男	2011—2014	张华敏	中医信息学	同等学力硕士
95	朱海东	男	2011—2014	张华敏	中医信息学	同等学力硕士
96	刘　扬	女	2011—2018	李海燕	情报学	同等学力硕士
97	刘　洋	女	2012—2015	李海燕	中医学	同等学力硕士
98	夏秋芳	女	2013—2017	王映辉	中医药管理	同等学力硕士
99	齐国田	男	2013—2018	李鸿涛	中医信息学	同等学力硕士
100	吴墨政	男	2015—2021	王映辉	中医信息学	同等学力硕士
101	李　恒	男	2013—2020	李宗友	中医管理学	同等学力硕士
102	杨　健	女	2013—2019	张华敏	中医管理学	同等学力硕士
103	李筱颖	女	2021—2024	李鸿涛	情报学	硕士
104	柳　迪	女	2021—2024	李敬华	情报学	硕士
105	石文艳	女	2021—2024	于　琦	情报学	硕士
106	张樱子	女	2021—2024	李宗友	情报学	硕士
107	赵芳华	女	2021—2024	李海燕	情报学	硕士
108	黄珊蓉	女	2021—2024	朱　玲	中医信息学	硕士
109	李　芹	女	2021—2024	杨　硕	中医信息学	硕士
110	刘雪宁	女	2021—2024	郑格琳	中医信息学	硕士

五、研究生获奖情况

自2006年以来，中医药信息研究所共有14名研究生获中国中医科学院优秀毕业生论文奖项，16人次获北京市和院级优秀毕业生奖项，多人次获院级评定的各类奖学金，不断涌现德才兼备的优秀研究生，体现了中医药信息研究所人才培养工作指导有方、管理有度，激励学生奋发向上、施展才华。

以下为获奖名单：

历年研究生获奖名单

获奖年度	学位	研究生姓名	导师	奖项	获奖等级
2006	硕士	李园白	崔　蒙	中国中医科学院裘元植优秀硕士论文奖	三等奖
2007	硕士	杨　阳	崔　蒙	中国中医科学院裘元植优秀硕士论文奖	三等奖
2009	博士	李敬华	崔　蒙	中国中医科学院“中健行”中医药传承创新优秀博士学位论文奖	三等奖
	硕士	于　静	崔　蒙	中国中医科学院裘元植优秀硕士学位论文奖	三等奖
2010	博士	李园白	崔　蒙	中国中医科学院“中健行”中医药传承创新优秀博士论文	二等奖
	硕士	董　燕	崔　蒙	中国中医科学院裘元值优秀硕士论文奖	三等奖
	博士	谢　琪	崔　蒙	中国中医科学院完美（中国）奖学金	三等奖
2011	博士	谢　琪	崔　蒙	中国中医科学院“中健行”中医药传承创新优秀博士论文奖	二等奖

获奖年度	学位	研究生姓名	导师	奖项	获奖等级
2012	博士	李海燕	崔　蒙	中国中医科学院“中健行”中医药传承创新优秀博士论文奖	二等奖
2013	博士	焦宏官	崔　蒙	中国中医科学院“中健行”中医药传承创新优秀博士学位论文奖	三等奖
	硕士	王梓宁	张华敏	北京市普通高等学校优秀毕业生	不区分等级
	硕士	王梓宁	张华敏	中国中医科学院优秀毕业生	不区分等级
	硕士	王梓宁	张华敏	中国中医科学院优秀硕士奖	三等奖
2014	硕士	张一鸣	牛亚华	中国中医科学院完美（中国）奖学金	不区分等级
	硕士	李钰蛟	张华敏	北京市普通高等学校优秀毕业生	不区分等级
2014	硕士	李钰蛟	张华敏	中国中医科学院优秀毕业生	不区分等级
2015	博士	朱　彦	崔　蒙	国家奖学金	不区分等级
	博士	朱　彦	崔　蒙	博士研究生创新人才培养基金资助项目	不区分等级
	博士	朱　彦	崔　蒙	中国中医科学院完美（中国）奖学金	三等奖
	博士	董　燕	崔　蒙	中国中医科学院一方优秀研究生奖学金	三等奖

获奖年度	学位	研究生姓名	导师	奖项	获奖等级
2016	博士	朱　彦	崔　蒙	中国中医科学院“中健行”中医药传承创新优秀博士学位论文奖	三等奖
	博士	朱　彦	崔　蒙	北京市普通高等学校优秀毕业生	不区分等级
	博士	朱　彦	崔　蒙	中国中医科学院优秀毕业生	不区分等级
2017	硕士	杨宇洋	李宗友 张文彭	中国中医科学院裴元植优秀硕士学位论文奖	二等奖
	硕士	黄满婷	李海燕	北京市优秀毕业生	不区分等级
	硕士	黄满婷	李海燕	中国中医科学院优秀毕业生	不区分等级
	硕士	黄满婷	李海燕	中国中医科学院社会实践和志愿服务奖	不区分等级
	硕士	李　芹	苏大明	中国中医科学院优秀硕士生奖学金	三等奖
2018	硕士	聂　莹	李海燕	北京市优秀毕业生	不区分等级
	硕士	聂　莹	李海燕	中国中医科学院优秀毕业生	不区分等级
	硕士	王亚楠	牛亚华	中国中医科学院优秀硕士生奖	不区分等级
	硕士	张艺然	朱佳卿	中国中医科学院志愿服务奖	不区分等级

获奖年度	学位	研究生姓名	导师	奖项	获奖等级
2019	硕士	王伟斌	王映辉	北京市普通高等学校优秀毕业生	不区分等级
	硕士	王伟斌	王映辉	中国中医科学院优秀毕业生	不区分等级
	硕士	张　磊	张华敏	中国中医科学院优秀硕士生（学术学位）	三等奖
	博士	佟　琳	张华敏	中国中医科学院“中健行”中医药传承创新优秀博士学位论文奖	二等奖
	硕士	田少磊等	王映辉	第七届“远志杯”全国高等中医药院校大学生课外学术科技作品竞赛科技大明制作奖	三等奖
2020	博士	杨佳楠	李宗友	岐黄杯第十一届全国中医药博士生优秀论文评选活动优秀论文奖	三等奖
	硕士	姜　芬	张华敏	中国中医科学院志愿服务奖	不区分等级
	博士	熊　婕	李海燕	中国中医科学院志愿服务奖	不区分等级
2020	硕士	贾思琦	张华敏	中国中医科学优秀硕士学位论文奖	三等奖
	硕士	甄思圆	李海燕	北京市优秀毕业生	不区分等级
	硕士	甄思圆	李海燕	中国中医科学院优秀毕业生	不区分等级
	硕士	邵乐萱	李宗友	第二届全球大学生中医药国际化征文大赛	二等奖

第三节 博士后工作

一、博士后进站情况

中医药信息研究所重视对高层次人才的引进，采取有效措施，吸引海内外各学科的优秀博士来从事中医药信息研究，逐步形成学科交叉、相互交流的良好学术氛围。自2010年中医药信息研究所申请成立第一个中医药信息学博士后工作站，至今进站博士后人员24人。

博士后进站情况

进站年份	序号	姓名	合作导师	招收类型
2006	1	潘艳丽	崔　蒙、刘保延、范为宇、柳长华	工作站联合招收
	2	雷　蕾	崔　蒙、曹洪欣、尹爱宁	工作站联合招收
2007	3	徐　慧	崔　蒙、张早华、尹爱宁	工作站联合招收
	4	杨　硕	崔　蒙	工作站联合招收
2008	5	朱　玲	崔　蒙	工作站联合招收
	6	李彦文	崔　蒙	工作站联合招收
	7	于　琦	崔　蒙	工作站联合招收
	8	胡雪琴	崔　蒙	工作站联合招收
2009	9	高　博	崔　蒙	工作站联合招收
	10	游能鴻	崔　蒙	工作站联合招收
	11	姜开运	崔　蒙	工作站联合招收
	12	杨继红	崔　蒙	工作站联合招收
2010	13	王俊文	崔　蒙	工作站联合招收
2012	14	于　彤	崔　蒙	工作站联合招收
2014	15	彭　菲	崔　蒙	工作站联合招收
	16	王大禹	崔　蒙	工作站联合招收

进站年份	序号	姓名	合作导师	招收类型
2015	17	张会文	崔　蒙	工作站联合招收
	18	杨　寅	崔　蒙	工作站联合招收
2015	19	孙　敏	张华敏	工作站联合招收
2016	20	陈雪梅	张华敏	工作站联合招收
2018	21	陈欣然	李国正	工作站联合招收
2019	22	马春霞	黄璐琦、张华敏	工作站联合招收
2021	23	牛琪锴	张华敏、李鸿涛	工作站联合招收
	24	熊　丰	郭兰萍、李海燕	工作站联合招收

二、中国博士后科学基金等资助情况

中医药信息研究所有三位博士后获得中国博士后科学基金资助，分别是：朱玲，受资助项目“传统针灸知识体系的语义网络构建研究”；胡雪琴，受资助项目“基于运气学理论的流感预警模型的构建”；于彤，受资助项目“面向中医药复杂语义网络的方法学研究”。

序号	项目名称	负责人	批次	编号	研究周期	到位经费（万元）
1	传统针灸知识体系的语义网络构建研究	朱　玲	第 45 批	20090450440	2009.3—2010.7	3
2	基于运气学理论的流感预警模型的构建	胡雪琴	第 47 批	20100470113	2010.3—2011.10	3
3	面向中医药复杂语义网络的方法学研究	于　彤	第 53 批	2012M520559	2012.8—2014.5	5

第四节 继续教育培训

中医药信息研究所积极承担国家中医药管理局的继续教育项目，自2011年起每年承担国家级继续教育项目，至今共计28个。培训内容主要围绕中医药情报、中医药信息学等相关学科领域开展，是中医药领域专业人员毕业后提升中医药信息能力、中医药情报能力的重要学习渠道。

2011年以来继续教育培训情况

年度	序号	名 称	负责人
2011	1	中医药科技查新研讨培训会	李凤玲
	2	中医古籍普查与保护培训	李鸿涛
	3	基于文献数据的中药新药有效组分筛选方法培训班	雷 蕾
	4	中医药个案数据库的加工与利用	李敬华
2012	5	基于数据的中药新药筛选方法培训班	雷 蕾
	6	全国古籍普查管理人员与中医古籍整理	李鸿涛
	7	中医药科技查新培训班	杨坤杰
	8	方剂数据汇交与检索分析平台数据库的加工培训	李园白
	9	中医药信息处理技术的研究与应用	胡雪琴
2013	10	本体论方法在中医药研究中的应用培训班	贾李蓉
	11	中医药信息标准申报方法培训班	杨 硕
	12	方剂数据汇交与检索分析平台加工及数据挖掘培训班	李园白
	13	中医药科技查新与信息分析培训班	崔 蒙
2014	14	医学统计学及数据挖掘方法研讨班	亢 力
2016	15	中医医案的学与用——理论、技术与方法学习班	于 琦
2017	16	中医药科技查新与文献检索培训班	李海燕 孟凡红

年度	序号	名 称	负责人
2018	17	中医药知识检索及数据挖掘方法培训班	雷 蕾 亢 力
2018	18	中医药知识图谱与人工智能技术培训班	于 彤 李宗友
	19	中医药知识产权信息检索与利用	李海燕
2019	20	深度学习技术与中医临床辅助决策应用学习班	李敬华
2020	21	《中华医藏》古籍资源保护与利用培训班	李鸿涛
	22	信息技术与中医药融合发展创新培训班	王 琳
	23	名医传承信息化技术与智能采集方法培训班	于 琦
2021	24	中医药情报评价及知识产权保护培训班	李海燕
	25	信息技术与中医药融合发展创新培训班	王映辉
	26	中医医案大数据分析挖掘与智能采集方法培训班	于 琦
	27	自然语言处理技术在中医药中的应用研究学习班	朱 玲
	28	中医运动养生保健技术公众服务平台及其适宜病种技术应用培训班	王映辉

第十章 交流与合作

Institute of Information on Traditional Chinese Medicine, CACMS

第一节 世界卫生组织传统医学合作中心相关活动

1983年，世界卫生组织（WHO）在中国中医研究院先后建立了中药、针灸和中医信息三个传统医学合作中心。中国中医研究院图书情报中心成为世界卫生组织传统医学临床与信息合作中心单位之后，担负起为WHO及其传统医学合作中心提供文献服务和信息咨询的任务，并与日本、韩国、新加坡、美国、英国、德国等许多国家及中国香港、台湾地区建立了学术合作关系。中医药信息研究所作为WHO传统医学临床与信息合作中心成员单位和中医学文献图书馆，承担了中医药信息数据库建设和信息服务的任务，促进信息交流。近年来开展的主要工作包括：

2005—2008年

一、第一届传统医学信息标准化非正式咨询研讨会

2005年，世界卫生组织西太平洋地区办事处在中国中医科学院举办了第一届传统医学信息标准化非正式咨询研讨会，中医药信息研究所负责会议组织工作，并有多名专家分别作为世界卫生组织临床顾问或观察员参会，在会上对相关信息标准化工作提出中方的建议和意见，积极参与了传统医学期刊纳入“西太平洋地区医学索引”、传统医学临床术语标准研制、传统医学主题词表标准研制、传统医学国际疾病分类代码研制的规划探讨。

二、第二届传统医学信息标准化非正式咨询研讨会

2006年，中医药信息研究所专家参加了世界卫生组织西太平洋地区办事处在日本筑波举办的第二届传统医学信息标准化非正式咨询研讨会，主持、参与了中日韩传统医学临床术语标准研制、传统医学主题词表标准研制、传统医学国际疾病分类代码的研制工作，促进了世界卫生组织西太平洋地区传统医学标准研制工作的开展。

三、中日韩三国传统医学临床术语集研讨会

2006年2月，在中医药信息研究所召开了中日韩三国传统医学临床术语集研讨会，共有7名中国代表、5名韩国代表和2名日本代表参加了会议。会

议就中日韩三国传统医学临床术语集的研究进行了讨论，并初步确定了传统医学临床术语集的框架。

四、第三届东亚传统医学国际分类非正式咨询研讨会

2006 年，中医药信息研究所专家参加由世界卫生组织西太平洋地区办事处与韩国庆熙大学东西方医学研究所共同发起的第三届东亚传统医学国际分类非正式咨询研讨会，会议决定合作国共同努力将传统医学分类作为 ICD-11 第 24 章节，纳入国际标准，促进了传统医学临床术语进入国际疾病分类代码。

五、将传统医学杂志纳入“西太平洋地区医学索引”

世界卫生组织（WHO）全球卫生图书馆（Global Health Library，GHL）项目拟建立基于互联网的卫生虚拟图书馆，旨在便捷地向全世界提供卫生相关信息。全球卫生图书馆由非洲区、美洲区、中东区、欧洲区、东南亚区及西太平洋地区共同组成，其中一项主要内容就是建立全球医学索引，提供全世界的医学文献题录及文摘。其中，《西太平洋地区医学索引》（Western Pacific Region Index Medicus, WPRIM）主要收录 WHO 西太平洋地区成员国出版的覆盖卫生、生物医学领域的期刊及灰色文献的题录（包括文摘）信息。WPRIM 第一批收录中国期刊为 64 种，第二批收录期刊为 58 种，第三批收录期刊为 81 种，三批累计收录中国期刊 203 种。中医药信息研究所参加 2006、2007、2008 年度世界卫生组织西太平洋地区“研制西太平洋地区医学索引的非正式咨询会”，将我国 16 种传统医学杂志推荐进入世界卫生组织“西太平洋地区医学索引”。

2010 年

通过多种中医学数据库为临床、科研和教育提供中医药信息

2010 年 6 月，全国人口与健康科学数据共享平台理事会建成。中国中医科学院设立的中医科学数据中心是国家人口和健康科学数据共享平台的六大子平台之一，将继续获得科技部的支持，成为内部最权威，最有影响力的技术支撑平台。该数据中心中医药数据不断增加，服务水平更加完善，同时，方案及时更新，提高数据采集的效率和质量。

到 2015 年底，中医药文献数据总量达到 132.3 万余条，针灸诊所数据 9525 条，TCM 语言系统数据达 143.3 万余条，TCM 专家词典数据量至 19.6

万余条，中国药理学试验数据达 5.1 万余条，中药化验试数据量 3 万余条，中医诊所研究资料达 31.5 万余条。新增中药制造数据达到 6500 条。2015 年新增 TCM 数据达到 2.3 万余条，总数达到 139.4 万余条，总容量达到 160.5G。

2011 年

一、承办世界卫生组织传统医学国际疾病分类项目研讨会

2011 年 2 月 28 日到 3 月 1 日，中医药信息研究所承办世界卫生组织传统医学国际疾病分类项目研讨会，与会代表听取了我国传统医学加入世界卫生组织国际疾病分类工作的进展报告，并就其机遇与挑战等问题进行了广泛的讨论。会议还就相关技术模块的填写进行了现场演练，并就其中的一些问题进行了讨论，提出了问题的处理原则，并部署了下一步工作进展。传统医学加入 ICD-11，在世界卫生组织国际疾病分类工作中尚属首次，这为中医药发展提供了难得的机遇，同时也对国内中医药标准化工作提出了更高的要求。

二、接待 WHO 专家来访

2011 年 6 月 24 日，中医药信息研究所接待 WHO 专家 Dr Bedirhan Ustun，Mr Peter Smed，Dr Agnes Tsoi，Ms Molly Robinson，Ms.Zhang Xiaorui 等专家来访，就中医药信息标准合作研究问题进行了洽谈。

2012 年

一、参加 WHO ICTM（国际疾病分类传统医学部分）研制工作

中医药信息研究所专家于 2012 年 3 月 26—30 日与 5 月 1—4 日，分别参加了 WHO ICTM 术语工作组会议和 2012 年度 ICTM 工作会议，在会议上分别介绍了构建 ICTM 术语池的设想以及构建策略与步骤，为促进 ICTM 的研制工作做出了贡献，特别是在支撑 ICTM 的术语池建设工作中，发挥了积极的作用。

二、承办“加强世界卫生组织中医药合作专家座谈会”

2012 年 11 月 15 日在北京召开了由国家中医药管理局国际合作司主办、

中医药信息研究所承办的“加强世界卫生组织中医药合作专家座谈会”，来自卫生部国际合作司、国家中医药管理局国际合作司、科技司、规划财务司、医政司、中国医学科学院药用植物研究所、中国中医科学院国际合作处、世界针灸学会联合会、南京中医药大学、天津中医药大学、上海中医药大学、广州中医药大学等单位的共计28位领导和专家参加了会议。

三、参与“中国2013—2015年国家合作战略”（《WHO Country Cooperation Strategy China 2013-2015》）中医部分的修改工作

2013年

一、承担世界卫生组织（WHO）西部卫生行动合作项目——“广西、重庆、陕西基层中医医疗资源与服务现状分析”

项目时间：2013年9月30日—2013年12月20日。

主要研究内容包括4个部分，分别为：

（1）广西、重庆和陕西的基层中医医疗资源及配置情况，主要包括提供中医医疗的医疗机构、中医床位、中医药人员等；

（2）广西、重庆和陕西的基层中医医疗服务与利用现状，及其在基层医疗卫生保健中发挥的作用，主要包括中医门诊服务、中医住院服务、基层医疗卫生机构中医药预防保健、治疗与康复服务等；

（3）广西、重庆和陕西基层中医医疗服务费用情况，主要包括中医医疗机构次均门诊费用、中医医疗机构人均住院费用、中医诊疗费用、中成药及中药饮片费用等；

（4）广西、重庆和陕西基层医疗保障相关政策落实情况，主要包括城镇职工基本医疗保险、新型农村合作医疗制度、城镇居民医疗保险等情况。

该项目旨在分析中医药在西部三省基层医疗卫生体系中发挥的作用，找出差异与不足，为提升中医药在西部三省初级卫生保健中的作用、提高西部三省基层整体健康状况、提高人民生活质量、促进西部地区医疗卫生事业发展起到积极的推动作用。

二、出席首届“WHO 西太平洋地区传统医学数据促进技术咨询会”

2013 年 10 月 2—4 日，WHO 西太平洋地区于菲律宾马尼拉召开“西太平洋地区传统医学数据促进技术咨询会”，讨论目前有哪些可以获得的传统医学数据，涉及数据范围定义、采集、管理、分析和利用。通过各国情况比较，确定与传统医学健康服务、服务提供者以及产品相关的数据和元数据的范围定义以及可得的数据资源，形成共识，制定西太平洋地区传统医学数据促进计划。中医药信息研究所专家按国家中医管理局国际合作司指示，受邀参加了会议，并做了题为“中国中医药数据资源管理与监测”的会议报告。

2014 年

参加第二届“WHO 西太平洋地区传统医学数据促进技术咨询会”

WHO 西太平洋地区于 2014 年 9 月 15—18 日在湖南长沙举办第二届“WHO 西太平洋地区传统医学数据促进技术咨询会”，来自中国、中国香港、日本、蒙古、马来西亚、韩国、越南的代表以及世界卫生组织西太平洋地区办事处技术官员参加了会议，WHO 西太平洋地区办事处技术官员介绍了 WHO 西太平洋地区各国国家卫生信息系统及传统医学数据现状，各个国家就本国数据的收集、发布及使用情况进行了汇报。WHO 西太平洋地区办事处就全球传统医学数据监测进展研究进行了报告，各国分组讨论了将传统医学指标及元数据纳入主流，并对指标和元数据提出了修改意见，对下一步工作提出了建议。

会议达成如下共识：

1. 制定加强传统医药卫生信息系统的路线图。

2. 加强系统收集和使用可靠、及时的传统医学数据，进行知情的公共卫生行动。

3. 通过应用各种工具，开发不同的信息产品，增加传统医药数据和信息的获取。

2015 年

参加世界卫生组织传统医学合作中心主任第七次会议

中医药信息研究所李海燕研究员于 2015 年 6 月 7—11 日赴意大利萨尔索马焦参加“世卫组织传统医学合作中心主任第七次会议”，并代表世界卫生组织（WHO）传统医学临床与情报合作中心汇报近2年在WHO活动中本中心的主要工作。

中国自1987年以来开始对传统中医学数据进行综合分析，并进行年报。有两家机构处理卫生数据。

目前有38项数据采集指标，并自2013年6月起每月发布中医药数据，包括13项中医资源类指标；13项中医医疗服务类指标；6项中医服务效率指标；4项中医医疗费用类指标；2项其他指标。

2016—2020年

一、参加WHO西太平洋地区“传统医学基线数据”视频会议

2016年6月，中医药信息研究所中医药统计中心在科教处及中医药知识组织与标准研究室共同协助下，代表“WHO传统医学临床与信息合作中心”参加了WHO西太平洋地区“传统医学基线数据”视频会议。基于“传统医学基线数据”指标，介绍了我国传统医学统计数据来源、数据采集途径、存在问题，并对基线数据指标提出了建议：（1）加强与政府部门合作，获取医疗保险相关指标；（2）加强WHO成员国之间数据分享。

二、WHO再续任活动：传统医药机构、人员、技术及产品等准入相关法律法规数据库建设及研究项目

负责人：李宗友

主要内容：

1. 建立定期跟踪、收集世界各国政府、协会及相关机构有关传统医药网站信息的长效机制，建立传统医药数据库；

2. 整理新出台有关传统医药相关的法律和法规，编制传统医药发展动态简报《中医药国际参考》；

3. 成立研究队伍，组织落实。

预期成果：

1. 数据库；

2. 传统医药发展动态简报《中医药国际参考》。

工作进展：共建WHO网站，重点负责中医药临床研究、信息和标准

部分。

近期目标：构建国际中医药临床知识服务平台。对中医药临床知识进行分类梳理，研制基于“关联数据”的知识关联框架，挖掘并建立各类知识点之间的关联关系，将中医药临床“知识碎片”拼接组合起来；对中医药临床知识重新组织、分层，形成包含语义关联的知识体系，建立一个较为完整的中英文国际中医药临床知识服务平台，并提供一站式知识服务，这将扩充 WHO 传统医学网站的信息量，提升网站的知识性和服务性，推动中医药临床知识在国际上的传播、利用与共享。

远期目标：在建设国际中医药临床知识服务平台的技术和底层架构的基础上，设计并研发“国际传统医药知识平台”，建立国际传统医药信息分享、知识交流的平台，在 WHO 公开、平等的理念下，构建集知识服务、知识产生、知识学习等为一体的高层次综合平台，服务政策制定者、管理者、从业者和社会公众；传统医学与现代医学整合；共享、开放的全球性知识平台，支持完成 WHO 传统医学战略（2014—2023 年）。这也是落实习近平总书记访问世界卫生组织并会见陈冯富珍总干事提出的“中国期待世界卫生组织为推动传统医学振兴发展发挥更大作用，为促进人类健康、改善全球卫生治理作出更大贡献，实现人人享有健康的美好愿景”的重要举措。

主要成果：

搜集整理有关中医药法律地位与管理、研究与学术水平的全球数据，针对不同利益相关群体（如决策者、研究人员、消费者和监管者）提供信息服务。中医药国际交流合作信息平台，收录中医药国际交流合作信息 5000 余条，主要内容包括国家中医药管理局国际合作司、中国中医科学院国际合作处提供的各类国际会议、交流、合作、出访等活动信息、报告；从互联网、报刊、杂志上收集并翻译的各类中医药国际交流与海外发展信息；中医药企业、高校、医院、研究所与世界各国政府、机构进行中医药合作交流以及贸易往来的信息等。区域覆盖亚洲、欧洲、大洋洲、北美洲、南美洲、非洲等地区的主要国家，以及我国的香港、台湾、澳门地区。

编辑出版《常用中医药法律法规汇编》一书，收录现行有效的常用中医药相关法律 11 部、行政法规 16 部、部门规章及规范性文件 50 部。全书共 78.7 万余字，于 2020 年 11 月由中国中医药出版社出版。

三、WHO 再续任活动：建立中医药规范数据库和中医药信息学标准知识库

负责人：李宗友、李海燕

主要内容：收集 TCM/TM 战略、法律和法规。建立 TCM/TM 法律数据库。建立 TCM 标准知识库，包括术语系统，支持信息学标准制定。

预期成果：TCM/TM 法规数据库、中医信息学标准知识库。

工作进展：中医临床术语系统简介及支持 WHO 传统术语规范的计划。

1.TCMCTS 系统概况

中医临床术语系统（TCMCTS）是经过系统编排的描述健康状况和中医医疗活动所需的术语的集合。这些术语涵盖中医临床文档记录的内容及表达。该系统通过概念、术语和关系来客观准确表达中医临床范围的信息。

目标是为了解决中医临床数据的采集以及信息传递中遇到的交流障碍，可提高中医药临床实践与科学研究中产生的大量信息快速准确地利用和知识转化；通过提高中医临床用语的规范化，促进中医临床经验的交流和共享，提高中医的临床疗效，促进中医临床事业的发展。该系统可应用于中医临床信息的编码、检索、分析等。

2. 支持 WHO 的传统医学术语发展计划

利用中医临床术语系统（TCMCTS），可为 WHO 的传统医学术语规范提供多方面的参考和支持。

从 2019 年初至 2019 年 11 月，国际版中医临床知识库的构建以需求为导向，全面整合了承建单位长达几十年的中医药领域资源，进行了资源的增量建设；利用主题标引、分类、知识抽取等技术进行了资源的结构化加工；利用机器翻译与人工审校相结合的技术分层级地进行了知识翻译；利用本体、语义网、关联关系等信息技术设计并开发、升级了服务平台。知识库将面向全球中医药从业者及普通民众提供知识服务，促进中医药国际传播。该知识库从中医药国际推广需求出发，继续完善中英双语的中医药国际交流平台，在 2020 年度进行了国际版英文专题开发国际版新闻栏目开发，并实现了慢性胃炎、功能性胃肠病、哮喘和中医养生健康专题的中英文双语界面。

继续开发并更新包括基于实际临床应用的中医术语库（包括同义词），以支持 ICD-11 中传统医学章节的实施和 WHO 中医药术语的出版。制定新的中医药学术语工具开发计划，该工具基于临床实际应用的术语，涵盖各种同义

词，以支持 ICD-11 中的传统医学章节的实施以及 WHO 中医药术语的出版。2020 年 1 月份组织召开了中医药临床术语主题研讨会，邀请国内外 ICD 相关专家参会，讨论确定了中医药术语工具开发任务。初步设计了术语工具的需求和 4 年的路线图，并提交中国中医科学院争取经费支持。此外，收集整理了 ICD-11 中传统医学章节的所有英汉双语术语，并整合到中医药信息研究所开发和维护的中医药学语言系统中。

第二节 国际标准化组织（ISO）项目

中国中医科学院中医药信息研究所是ISO/TC249 JWG1（中医药信息联合工作组）的国内技术依托单位，主要职责是ISO/TC249中医药领域中信息相关标准的制定、协助完成联合工作组的专家注册工作等。

在中医药信息领域，标准可以使中医药信息和数据达到兼容和一致，减少信息和数据的重复和冗余，促进各个独立信息系统间的“互操作”，以及与其他健康信息系统之间的兼容与协调。

自2014年以来，在国家中医药管理局、国家标准化管理委员会和中国中医科学院的大力支持下，由中医药信息研究所牵头发布的ISO国际组织标准已达8项，目前尚有研制过程中的ISO国际组织标准2项。

已发布的国际标准

1.ISO/TS 17938:2014 健康信息学：中医药语言系统语义网络框架；

2.ISO/TS 17948:2014 健康信息学：中医药文献元数据；

3.ISO/TS 18790-1:2015 健康信息学：中医药信息标准体系框架与分类第一部分：中医药

4.ISO/TS 16843-2:2015 健康信息学：针刺表达的语义结构—第二部分：进针

5.ISO/TS 16843-4:2017 健康信息学：针刺表达的语义结构—第四部分：经络

6.ISO 19465:2017 中医药：中医药临床术语系统的分类

7.ISO/TS 22558:2019 健康信息学：中医药数据集分类

8.ISO/TS 23030:2020 中医药：中药饮片处方临床规范

研制中的国际标准

1. SO 16843-6：健康信息学：针刺表达的语义结构 第6部分：针刺效应

2. 健康信息学：针灸临床研究系统评价的概念数据模型

第三节 国际合作项目

一、中德联合实验室项目

中德中医药本体联合实验室

中德中医药本体联合实验室（China Deutschland Onto-TCM Joint Laboratory, CDOTJL）由中国中医科学院中医药信息研究所和德国莱比锡大学医学信息统计学暨流行病学研究所（Institut für Medizinische Informatik, Statistik und Epidemiologie, IMISE）共同成立建设。实验室筹建始于2015年，于2019年2月22日正式挂牌，是中医药信息研究所与国外科研院所成立的第一个研究型联合实验室。

建设目的：基于本体理论和中医药学语言系统（UTCMLS）开展中西医知识表达融合研究，促进中国和德国相关团队在中医药本体研究等方面的交流合作。

目前拟定的任务：

任务1：UTCMLS/UMLS研究。通过对UTCMLS/UMLS语义网络进行分析和重构，来满足中医药学现代化的需要，为构建面向未来的完整的中医药知识图谱提供坚实的基础。

任务2：推动基于GFO框架的中医药领域本体应用研究。引入基于GFO框架的搜索本体SO技术，实现能对海量中医药文献进行信息检索和知识获取的高效技术和方法，尤其注重提高检索词的召回率和准确率。

重要事件：

2013年11月12日第一次研讨会，Prof. Heinrich Herre带领团队初次来访，双方对未来合作研究方向拟定初步计划。

2015年11月16日第二次学术研讨会，双方首次提出成立联合实验室构想，李海燕副所长代表中医药信息研究所对双方成立联合实验室表示支持。

2017年3月17日第三次学术研讨会，李宗友所长和德方代表Prof. Heinrich Herre审核通过“组建中德中医药本体联合实验室合作协议备忘录”草案。

2017年6月，双方正式签订“组建中德中医药本体联合实验室合作协议备忘录”草案。

2019 年 2 月 19—21 日，本体理论与技术基础培训。

2019 年 2 月 22 日，双方签订“中德中医药本体联合实验室合作协议”，中德中医药本体联合实验室正式成立。

二、与世界卫生组织（WHO）乌普萨拉监测中心合作项目

自 2017 年 7 月国家食品和药品监管总局（CFDA，现已更名为国家药品监管局，NMPA）成为人用药品技术要求国际协调理事会（The International Council for Harmonisation of Technical Requirements for Pharmaceuticals for Human Use, ICH）的成员国以来，国家食品和药品监管总局决定引入和采用国际医药行业通用的五个最高标准和国际接轨，以确保医药产品的安全性和有效性。药物信息标准化在 ICH 指南中起着重要和不可取代的作用，对中国医疗保健行业长期持续发展也会起着非常重要作用。这方面的工作过去长期以来一直被忽视，现在随着政府的监管越来越严格和规范，并与国际接轨，这方面的研究和开发工作越来越重要。

中医药信息研究所与乌普萨拉监测中心（Uppsala Monitoring Center, UMC）于 2018 年 5 月开始进行了多次深度沟通和交流，双方对各自的工作、业务和需求都有深刻的了解，在此基础上双方在共同合作意向上达成了一致，一起合作推进中国医用产品信息的标准化，以符合 ICH 的相关要求，同时也满足中国制药行业在开展临床试验中能够达到国际标准和要求的水平，以最大可能性确保临床试验中新药的安全性和有效性。

乌普萨拉监测中心（Uppsala Monitoring Center, UMC）成立于 1978 年，位于瑞典乌普萨拉市，它是独立的、自筹资金的非盈利性组织。作为 WHO 国际药物监测合作中心，它向世界卫生组织国际药物监测方案提供科学指导和业务支持，主要工作包括探测潜在风险信号和开发药物警戒方面的科学方法。UMC 负责收集整理 WHO 成员国的药物不良反应数据，并运维管理药物不良反应数据库 WHO VigiBase。迄今为止 WHO VigiBase 已经收集了来自 130 多个国家递交的总数达 1800 万个药物不良反应报告，是全球最大的药物不良反应数据库。该数据库对 WHO 成员国政府机构免费开放，国家食品和药品监管总局是 UMC 在国内的对口合作单位，已送交了近 100 万份严重和新的药物不良反应报告。

世界卫生组织药物词典（WHODrug 词典）是全球医药产品方面最全面和

综合性的电子词典，收集了全球 130 多个国家已经上市销售的药物信息，为 WHO 国际药物监测项目 WHO VigiBase 的重要组成部分。乌普萨拉监测中心（UMC）为 WHO 合作中心成员，负责此药物词典的维护及更新。此药物词典已经是美国食品药品监督管理局（Food and Drug Administration, FDA）和日本医药品医疗器械综合机构（Pharmaceuticals and Medical Devices Agency, PMDA）指定使用的药物词典。

第十一章 光荣榜

Institute of Information on Traditional Chinese Medicine, CACMS

第一节 个人荣誉

一、国务院及各部委（含国家中医药管理局）个人荣誉

享受国务院政府特殊津贴专家

- 1992 年：吴兰成、林平青
- 1993 年：薛清录、吴伯平
- 2001 年：周继贤
- 2006 年：崔蒙
- 2010 年：彭春龙
- 2019 年：王映辉

文化部

- 2012 年度“中国图书馆榜样人物”称号：薛清录

国家卫生健康委员会

- 2021 年度“第九届国家卫生健康突出贡献中青年专家”称号：王映辉

国家中医药管理局

- 2007 年度“国家中医药管理局优秀女科技工作者”称号：范为宇

二、党建工作个人荣誉

- 2001—2004 年度，卫生部直属机关优秀党务工作者：关文凯
- 2006 年度，国家中医药管理局直属机关优秀共产党员：裘俭
- 2012 年度，国家中医药管理局直属机关优秀共产党员：崔蒙、张华敏
- 2012 年度，国家中医药管理局直属机关优秀党务工作者：彭春龙、储戟农
- 2013—2015 年度，国家卫生计生委直属机关优秀共产党员：张华敏
- 2013—2015 年度，国家卫生计生委直属机关优秀党务工作者：高宏杰

- 2016 年度，国家中医药管理局直属机关优秀共产党员：亢力、符永驰
- 2016 年度，国家中医药管理局直属机关优秀党务工作者：高宏杰
- 2017 年度，国家卫生计生委直属机关优秀共产党员：亢力
- 2017 年度，国家卫生计生委直属机关优秀党务工作者：高宏杰
- 2019 年度，国家卫生健康委直属机关优秀共产党员：孙宏
- 2019 年度，国家卫生健康委直属机关优秀党务工作者：高宏杰
- 2020—2021 年度，国家卫生健康委直属机关优秀共产党员：李鸿涛、刘扬
- 2020—2021 年度，国家卫生健康委直属机关优秀党务工作者：王映辉
- 2020—2021 年度，国家中医药管理局直属机关优秀共产党员：王蕊、张晓晢、张盼
- 2020—2021 年度，国家中医药管理局直属机关优秀党务工作者：李海燕、高宏杰

团委个人荣誉

- 2017—2019 年度，国家卫生健康委直属机关优秀共青团员：邱润苓
- 2019—2021 年度，国家卫生健康委直属机关优秀共青团员：李菲

三、工会、妇工委个人荣誉

全国总工会 1991 年度

- 首都劳动奖章：吴兰成

全国妇联 2008 年度

- “全国三八红旗手”称号：范为宇

国家卫生计生委 2013—2014 年度

- 优秀工会干部：李海燕
- 优秀工会积极分子：储戟农、郭迎春

国家卫生计生委 2015—2016 年度

- 优秀工会干部：储戟农

- 优秀工会积极分子：张晶、王映辉、李敬华、孙晓峰

国家卫生健康委直属机关工会、妇工委 2017—2018 年度

- 优秀工会干部：储戟农
- 优秀工会积极分子：王映辉、张盼、李敬华、孙晓峰
- 优秀妇女工作积极分子：张晶、潘艳丽

国家卫生健康委直属机关工会、妇工委 2019—2020 年度

- 优秀工会干部：李海燕、储戟农
- 优秀工会积极分子：王映辉、李敬华、孙晓峰
- 优秀妇女干部：潘艳丽

四、文体类个人荣誉

• 1997 年度，国家中医药管理局“家庭美德建设”征文三等奖（关文凯）。

• 2002 年度，国家中医药管理局纪检监察室征文一等奖（《反腐败要重视“官德”建设》）（关文凯）。

• 2006 年，卫生部在京单位第五届职工运动会，30 米钓鱼比赛第一名（毛嘉维）、铅球第三名（孟凡红）。

• 2010 年，国家中医药管理局第五届职工保龄球比赛，个人总分第三名（奚怀平）。

• 2010 年，卫生部第六届职工运动会，跳远第三名（李明）、第四名（焦宏官）。

• 2013 年，中央国家机关工会联合会“学习党的十八大精神主题赛诗会”，三等奖（朱玲）；

• 2014 年，中央国家机关职工廉政文化建设“清风”主题书画扇面展，中央国家机关干部职工“最喜爱的书画作品”（李敬华、董燕、朱玲）。

• 2015 年，卫生部公文写作大赛二等奖（高宏杰）。

• 2015 年，国家中医药管理局直属机关工会公文写作大赛一等奖（高宏杰）。

• 2015 年，中央国家机关离退休干部纪念中国人民抗日战争暨世界反法

西斯战争胜利 70 周年书画及诗辞赋作品征集活动，中央国家机关工委一等奖（关文凯）、优秀奖（周杰）。

• 2016 年，国家中医药管理局“最美家风故事”优秀作品奖（张琪、张盼、张伟娜、王静、刘扬、何巍、胡艳敏）。

• 2016 年，中央国家机关第三届公文写作技能大赛，学习体会类优秀奖（张晶、储戟农）。

• 2016 年，国家卫生计生委太极拳协会举办的第二届太极拳比赛，女子传统太极拳第 5 名（高博），男子 42 式太极拳、陈式太极拳竞赛套路第 4 名（亢力），男子传统太极剑第 2 名（孙晓峰）。

• 2016 年，国家中医药管理局直属机关五好文明家庭（季巍巍家庭）；

• 2017 年，参加中央国家机关代表队出战全国“市长杯”武术太极拳比赛，获男子陈氏太极剑第一名（金牌）、陈氏太极拳第三名（铜牌）、集体 24 式太极拳第二名奖杯，及“武德风尚奖”运动员（王映辉）。

• 2017 年，国家中医药管理局直属机关工会职工摄影比赛一等奖（侯西娟、李斌、刘思鸿）、二等奖（苏大明、李兵、李辰）、三等奖（张晶、徐丽丽、董燕）。

• 2017 年，国家中医药管理局直属机关工会“网聚职工正能量争做中国好网民”主题活动，三等奖（刘扬、王静）、参与奖（徐俊、徐丽丽、田野、张晶）。

• 2018 年，国家卫生健康委员会“最美家庭”（王静家庭），家风故事作品一等奖（王静）、三等奖（刘扬、张盼）、纪念奖（徐丽丽）。

• 2018 年，国家中医药管理局“广播操 养身操”比赛，女子乙组 24 式太极拳第六名（高博）；男子乙组 24 式太极拳第二名（亢力）；男子甲组 24 式太极拳、32 式太极剑第一名（孙晓峰）；男子太极八法五步、男子甲组其他传统太极器械第一名（王映辉）；男子甲组 24 式太极拳第五名（邢雁辉）。

• 2019 年，国家中医药管理局“呦呦杯”职工游泳比赛，男子丙组 50 米第二名（杜昱）；女子丙组 50 米自由泳第四名、100 米蛙泳第七名（覃晋）；男子甲组 50 米蛙泳第六名（徐俊）。

• 2019 年，国家中医药管理局“庆祝中国共产党成立 98 周年暨中华人民共和国成立 70 年周年”硬笔书法和摄影比赛奖，硬笔书法类一等奖（徐俊、张黎、朱玲、李兵）、二等奖（亢力）；摄影类一等奖（包蕾）、二等奖（张伟娜、卢鹤、王蕊）、三等奖（陈广坤）。

• 2021年，国家卫生健康委直属机关党委“学习新思想奋进新时代”线上答题活动中获荣誉证书：第三党支部（张一颖，三等奖）、第四党支部（陈超，三等奖）、第二党支部（刘扬，鼓励奖）、第六党支部（郎朗，鼓励奖）。

五、其他个人荣誉

• 2008年，（中华人民共和国卫生部、国家食品药品监督管理局、国家中医药管理局、中国人民解放军总后勤部卫生部）抗震救灾医药卫生先进个人：张兴平。

• 2009年，（北京市）首都国庆60周年群众游行优秀工作者：张兴平

• 2019年，全国优秀科普微视频三等奖：张华敏、张伟娜、佟琳、王蕊、李鸿涛、卢鹤、包蕾。

第二节 集体荣誉

一、党建工作集体荣誉

- 2012 年度，国家中医药管理局直属机关创先争优活动先进基层党组织：中共中国中医科学院中医药信息研究所委员会、中共中国中医科学院中医药信息研究所古籍文献支部委员会
- 2013—2015 年度，国家卫生计生委直属机关先进基层党组织：中共中国中医科学院中医药信息研究所委员会
- 2016 年度，国家中医药管理局直属机关先进基层党组织：中共中国中医科学院中医药信息研究所文献临床党支部
- 2017 年度，国家卫生健康委直属机关先进基层党组织：中共中国中医科学院中医药信息研究所文献临床党支部
- 2019 年度，国家卫生计生委先进基层党组织：中共中国中医科学院中医药信息研究所委员会
- 2020—2021 年度，国家卫生健康委直属机关先进基层党组织：中共中国中医科学院中医药信息研究所第二支部委员会
- 2020—2021 年度，国家中医药管理局直属机关先进基层党组织：中共中国中医科学院中医药信息研究所委员会

二、工会、妇工委集体荣誉

- 2009 年，荣获全国妇女“巾帼建功”活动领导小组授予的“全国巾帼文明岗”称号（文献资源中心）。
- 2015 年，荣获“国家中医药管理局巾帼建功先进集体”（科学数据室）。
- 2015 年，荣获国家卫生计生委 2013—2014 年度先进集体（中医药信息研究所工会）。
- 2019 年，荣获国家卫生健康委直属机关工会、妇工委 2017—2018 年度先进基层妇女组织（中医药信息研究所妇工委）。
- 2021 年，荣获国家卫生健康委直属机关工会、妇工委 2019—2020 年度巾帼建功先进集体（科学数据室）。

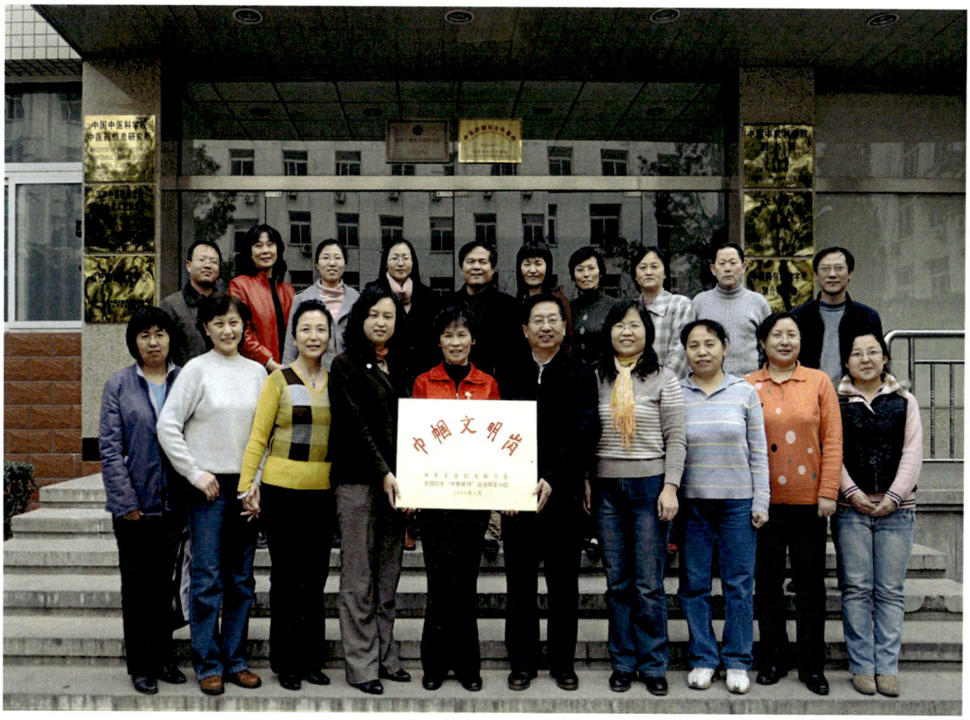

文献资源中心被授予“全国巾帼文明岗”称号

三、文体类集体荣誉

- 2008 年，获国家中医药管理局机关工会广播操健身操比赛二等奖。
- 2009 年，获国家中医药管理局局直属机关职工歌咏比赛三等奖。
- 2009 年，参加国家中医药管理局第三届职工保龄球比赛，取得团体总分第五名，并获三等奖。
- 2011 年，参加国家中医药管理局第六届职工保龄球比赛，取得团队总分第三，并获二等奖。
- 2014 年，参加国家中医药管理局首届健步走比赛，团体第七名。
- 2015 年，参加国家中医药管理局举办的“展幸福瞬间，秀女性风采”模特大赛，获三等奖。
- 2016 年，荣获国家中医药管理局“最美家风故事”优秀组织奖。
- 2016 年，参加国家卫生计生委太极拳协会举办的第二届太极拳比赛，获团体一等奖。
- 2019 年，参加国家中医药管理局“呦呦杯”职工游泳比赛，团体总分第六名。

四、其他集体荣誉

- 2007 年，中国中医科学院中医药信息研究所荣获中华中医药学会“全国中医药科普先进集体”称号。
- 2014 年，中国中医科学院中医药信息研究所 / 中国中医科学院图书馆被文化部评为“全国古籍保护工作先进单位”。

第十二章 大事记

Institute of Information on Traditional Chinese Medicine, CACMS

第一节 1955—1980 年

1955 年 12 月	中医研究院成立时设立的学术秘书处下设图书馆。聘任李约瑟、希文、矢数道明等 10 位世界知名学者为中医研究院图书馆学术顾问。
1958 年	中医研究院图书馆被国家科委确定为全国中医药中心图书馆。
1958 年	中医研究院图书馆接受国家科委的委托，与北京图书馆协作，开展《中医图书联合目录》的编写工作。
1959 年 5 月	国家科学技术委员会批复同意中医研究院图书馆成为全国第一中心图书馆委员会会员。
1959 年	中医研究院学术秘书处下设科学情报资料组，具体负责中医药信息的搜集、整理、交换等工作。
1960 年	科学情报资料组更名为中医研究院情报室。
1960 年 2 月	中医研究院与中国科学技术情报研究所合编的《中医文摘》创刊。
1960 年 12 月	著名中药专家赵燏黄的亲属根据他生前的嘱托，将其毕生珍藏的古籍藏书 5600 余册全部无偿捐献给中医研究院。
1962 年 9 月	萧龙友同志的亲属根据他生前嘱托，将其珍藏的 179 种、上千册宝贵医书及贵重文物无偿捐献给中医研究院。
1976 年 1 月	中医研究院成立课题组，承担国家汉字信息处理系统工程（“748”工程）“汉语主题词表”项目部分研究工作，中医研究院图书馆参与了相关工作。
1978 年	中医研究院创办《国外医学·参考资料》，这是国内唯一报道国外中医药信息的出版刊物。
1980 年	《国外医学参考资料·中医中药分册》更名为《国外医学·中医中药分册》。

第二节 1981—1985年

1981年5月	卫生部批准当时的中医研究院将图书馆、情报室合并成立“中医研究院图书情报中心”。
1982年	《中国医学文摘·中医》获全国检索性刊物评比一等奖。
1982年	在卫生部的大力支持下，图书情报中心组建了中医药电子计算机应用研究组，编写《中医药学主题词表》，探讨中医药文献检索现代化建设。
1983年8月19日	经卫生部与世界卫生组织商定，在中国成立7个传统医学合作中心。其中在中医研究院建立“临床研究与信息合作中心”（西苑医院、广安门医院、基础理论研究所、骨伤科研究所、医史文献研究所、图书情报研究中心）、“中药合作中心”（中药研究所）、“针灸合作中心”（针灸研究所）三个合作中心。
1984年4月	中医古籍出版社划归图书情报中心管理。
1984年9月10日	著名老中医何时希先生将家传珍藏文献、文物300余件无偿捐献给我院。尊重何时希先生的意愿，中医研究院将献书的奖金作为研究生论文奖金，设立“何时希奖学金”。
1985年3月	著名老中医专家范行准将其个人收藏的《栖芬室架书目录》中所载全部图书763种、7183册捐献给中医研究院。
1985年5月3—8日	图书情报中心受卫生部委托，召开了第一届“全国中医药图书情报工作会议”。这是新中国成立以来第一次全国性的中医药图书情报工作会议，有62个省级以上中医药图书信息单位参加会议。

1985年8月	中国中医研究院吴兰成应美国国立医学图书馆的邀请，参加美国国立医学图书馆的图书联机索引培训班。
1985年	《中国医学文摘·中医》获国家科委检索性刊物一等奖。
1985年	图书情报中心完成卫生部中医司委托编印的《中医工作文件汇编》（1949—1983）。
1985年	王雪苔等参与编写的“汉语主题词表”获国家科技进步奖二等奖，中国中医研究院图书情报中心参与了相关工作。

第三节 1986—1990年

1986年6月	图书情报中心更名为图书情报研究所。
1986年9月	卫生部批准成立“全国中医药图书情报工作协作委员会”，确定中国中医研究院中医图书情报中心为主任委员单位。
1986年10月24日	《全国中医图书联合书目》专家定稿会闭幕。
1986年10月25日	图书情报研究所召开表彰大会，向被国家科委授予国家科技和全国科技情报系统先进工作者称号的同志颁发了证书、奖章。院领导陈绍武、高德到会讲话。
1986年	《中国医学文摘·中医》获国家科委科技情报成果二等奖。
1986年	《国外医学·中医中药分册》获国家科委科技情报成果三等奖。
1986年	“中医药国际情报分析研究”获1986年全国科学技术情报成果奖三等奖。
1987年6月2日	全国中医药图书情报协作委员会扩大会议在北京举行，会议由协作委员会主任、中国中医研究院图书情报研究所薛清录所长主持。
1988年4—7日	由图书情报研究所主持的第二届全国中医药图书情报工作会议在北京召开，来自全国27个省市的80余名代表出席了会议。在这次大会上，“全国中医药图书情报工作协作委员会”更名为“全国中医药图书情报工作委员会”。
1988年9月22日	中国中医研究院图书馆新馆落成并举行开馆典礼。

1988 年 10 月 24—26 日	国际文献工作联合会亚太地区委员会在北京召开了以“新情报技术在发展中国家的应用”为题的国际会议。中国中医研究院图书情报研究所刘兴华研究员代表“针灸文献数据库”发言，题目“ACULARS 及针灸文献计量分析”。
1988 年	中国中医研究院图书情报研究所助理研究员肖淑春主编的大型文摘式针灸检索工具书——《现代针灸文献精萃》由中医古籍出版社出版发行。
1988 年	《中国中医研究院图书馆馆藏中医线装书目》由中医古籍出版社出版。
1988 年	《中国医学文摘·中医》获国家科委检索性刊物一等奖。
1988 年	图书情报研究所完成国家中医药管理局委托的全国中医药机构调查工作，承担《建国四十周年中医药科技成就》论文集汇编，研制的“针灸文献分析检索系统”已经初步建成。
1989 年 4 月 1 日	全国著名老中医施今墨先生医方墨迹捐献仪式在中国中医研究院图书馆举行。院党委书记郝文明、院长陈绍武和图书情报研究所所长薛清录及施今墨先生的亲属等参加了捐献仪式。
1989 年	熊琦先生向中国中医研究院图书馆捐赠“施今墨先生医方墨迹”等珍贵文献。
1989 年	图书情报研究所摄制的《中医药大师——叶橘泉》专题片，获全国爱国卫生工作委员会和北京电视台等单位主办的 1990 年首都卫生电视片优秀奖。
1990 年 11 月 4 日	由中国中医研究院图书情报研究所研制和建立的“针灸文献分析和检索系统”通过专家委员会的鉴定。
1990 年	中国中医研究院图书馆增添善本图书，何时希捐献珍贵图书与读者见面。
1990 年	由图书情报研究所研制的“针灸文献分析和检索系统”（ACULARS）、“中医药学文献分析检索系统”（TCMLARS）建成，是中国当时第一个大型综合性中医药学文献资料库。

第四节 1991—1995 年

1991 年	“针灸针麻文献分析和检索系统（中英文版）”获国家中医药管理局中医药科学技术进步三等奖。
1992 年 3 月 25 日	中医古籍出版社从图书情报研究所分出，单独管理。
1992 年 5 月	江泽民主席为图书情报研究所编撰出版的《中医古籍孤本大全》题写书名。
1992 年 7 月 4 日	国家中医药管理局第一个重点研究室——中国中医药文献检索中心成立大会在中国中医研究院隆重举行。国家中医药管理局副局长朱杰、中国中医研究院院长傅世垣为中国中医药文献检索中心揭幕。
1992 年 10 月 4 日	经中国中医研究院党委会议决定，图书情报研究所、中医基础理论研究所成立党委。
1992 年	“针灸针麻文献分析和检索系统（中英文版）”获 1992 年国家科委全国科技情报优秀成果三等奖。
1992 年	图书情报研究所初步启动网络建设，当年实现了与中国医学科学院医学信息研究所联网，并通过网络使用美国 MEDLARS 数据库。
1993 年 5 月 8 日	图书情报研究所更名为中医药信息研究所。
1993 年 7 月 23 日	经国家中医药管理局批准，中国中医研究院中医药信息研究所成为全国中医药行业科技查重查新单位。
1993 年 11 月 2—5 日	组织召开了“全国首届中医药信息研讨会”。
1994 年 1 月 20 日	举行马继兴教授献书仪式。马继兴教授将中医古籍珍善本图书 14 部 96 册、微缩胶卷 4 盘捐赠给中国中医研究院图书馆。
1994 年 2 月	《中国中医药信息杂志》创刊。

1994 年 9 月 21 日	国家中医药管理局重点实验室——中医药文献检索中心小型计算机启用仪式在中医药信息研究所举行，国家中医药管理局副局长于生龙、科技司司长李振吉、中国中医研究院院长傅世垣以及院直有关职能处室领导等 30 余人参加了仪式。
1994 年	国家“七五”攻关重点课题“情报分析与预测研究”获国家中医药管理局中医药科学技术进步三等奖。
1995 年 4 月 12 日	《中国医学文摘·中医》举行创刊 35 周年纪念会。
1995 年 9 月 25 日	中医药信息研究所举行“促进中医药出口创汇战略政策研究”课题汇报会。卫生部副部长兼国家中医药管理局局长张文康等领导到会听取了报告。
1995 年 11 月 1 日	由国家中医药管理局组织的首届全国中医药优秀期刊评选揭晓，《国外医学·中医中药分册》获二等奖；《中国中医药信息杂志》获三等奖。
1995 年 11 月 20 日	国家中医药管理局重点研究室——中国中医药文献检索中心通过验收，正式投入使用。
1995 年 12 月 14—18 日	中国中医研究院中医药信息研究所承办了“全国中医药市场信息交流会”（国家中医药管理局生产流通司主办）。
1995 年	协助国家中医药管理局外事司承办了“全国首届医药卫生图书展销会”，扩大了院图书馆的影响。
1995 年	中医药信息研究所参加完成的“促进中医药出口创汇战略与政策研究”获 1995 年度科技部科技成果一等奖。
1995 年	中医药信息研究所通过微波通路与中国医学科学院医学信息研究所连通，建立了中国中医研究院科技信息网和全国中医药信息网，在全国范围实现联机检索和电子邮件传输。

第五节 1996—2000 年

1996 年 2 月 14 日	中医药信息研究所建设完成的“中成药产品库和企业库”通过部局级鉴定。
1996 年	《中医药国际参考》创刊，由国家中医药管理局外事司、中医药信息研究所、长城医院共同创办。
1996 年	中医药信息研究所参加完成的“促进中医药出口创汇战略与政策研究”，获 1996 年度全国科技信息成果一等奖和国家科委科学技术进步二等奖。
1996 年	“建立中国中医药文献分析与检索系统的研究”获 1996 年度全国科技信息系统优秀成果二等奖。
1996 年	《全国中医图书联合目录》、“全国中医古籍资源普查与研究”获 1996 年全国科技信息系统优秀成果二等奖。
1997 年 5 月 23 日	斯里兰卡共和国总书记拉甲·科鲁尔、斯里兰卡医部副部长钱德拉西里·加贾代尔拉在傅世垣院长陪同下参观中医药信息研究所。
1997 年 11 月 30 日—12 月 1 日	中医药信息研究所组织召开了第三届全国中医药科技信息工作会议。在此次会议上，“全国中医药图书情报工作委员会”更名为“全国中医药科技信息工作委员会”。
1997 年	中医药信息研究所与日本电讯电话株式会社（NTT）合作开展了“中医远隔会诊教学项目”，主要利用 NTT 的 PHOENIX 系统开展国际间的中医药学术交流、远隔会诊及教学的实用性实验。
1997 年	中医药信息研究所与香港共同开展“建立中国中医药信息网络及数据库”项目。

1998 年	中国中医研究院中医药信息研究所参加完成的“促进中医药出口创汇战略与政策研究”，荣获 1998 年度国家科学技术进步奖三等奖。
1998 年	中医药信息研究所参加的“中药现代化发展战略研究”项目获科技部科技成果二等奖。
1999 年 7 月 7 日	中国中医研究院中医药信息研究所召开由国家中医药管理局医教司主持的“循证医学——21 世纪临床医学新研究学术报告会”。
1999 年 7 月 27 日	中国中医研究院与香港中医在线控股有限公司就合作创办中医药网络公司签订了合作协议，院长王永炎及港方公司董事长钱果夫先生分别在协议书上签字。卫生部副部长兼国家中医药管理局局长朱庆生应邀出席签字仪式。
1999 年 9 月 6 日	中医药信息研究所与香港中国医药投资有限公司签订了成立中医药科技合作公司的意向书。
1999 年	中医药信息研究所参加的“中药现代化发展战略研究”项目获国家科技进步奖二等奖。
1999 年	中医药信息研究所受国家中医药管理局委托，建立国家中医药管理局政府网站。
1999 年	中医药信息研究所获得科技部基础性工作项目——中药基本数据库立项，经费 100 万。
2000 年 4 月 22 日	中国中医研究院与香港 TCM-ONLINE 公司共同建立的国内外规模最大的中医药网站——中国中医药网 SionMD 正式开通。
2000 年	《中国中医药信息杂志》获第二届全国中医药优秀期刊评选三等奖。

第六节 2001—2005年

2002年	科技部基础性工作专项“中医药科技信息数据库”“1100种中医药珍籍秘典的整理抢救”均取得阶段性成果。
2003年 2月26日	科技部基础性工作专项“中医药科技信息数据库”项目工作会议在中国中医研究院召开。
2003年9月	王永炎院士、曹洪欣院长、于友华主任、崔蒙副所长（人口与健康综合组副组长）等参加了国家中长期科学与技术发展规划研究工作。
2003年 9月22—23日	中国中医研究院与中国中医药信息研究会、中国生物医药工程学会联合举办第二届数字中医药与中医药跨越式发展论坛，国家中医药管理局副局长李振吉到会并讲话。
2003年	中国中医研究院承担的“公共卫生突发事件救治方案辅助决策技术平台研究”“中药材标准”“医药卫生科学数据管理和共享系统”（中医药信息研究所牵头中医部分工作）三个项目获科技部首次设立的国家科技基础条件平台重点项目资助。
2004年7月	中医药信息研究所承担的科技部基础性工作专项“1100种中医药珍籍秘典的整理抢救”通过验收。
2004年	“1100种中医药珍籍秘典的整理抢救”建立了全国中医药珍善本古籍档案管理系统，研制完成了中医药珍善本古籍多媒体数据库，利用现代多媒体信息技术对珍善本典籍进行了全面的抢救整理。
2004年	《中国中医药学主题词表》荣获中华中医药学会科学技术奖学术著作一等奖。

2005 年 7 月 18 日	中国中医研究院召开招聘部分研究所所长供职答辩会，在全国范围内公开招聘针灸研究所、中医药信息研究所、中国医史文献研究所所长。7 位竞聘者在会上进行了陈述和答辩，考核评议组和三个研究所的职工代表分别对其进行了投票和民主测评。20 日，经院常委会议研究，决定聘任崔蒙为中医药信息研究所所长。
2005 年 8 月 18 日	举行针灸研究所、中医药信息研究所、中国医史文献研究所副所长招聘答辩会，11 人分别进行了竞聘陈述和答辩，接受了民主测评。
2005 年 9 月 16 日	批复同意针灸研究所、中医药信息研究所、中国医史文献研究所科技体制改革实施方案。
2005 年 10 月	中国中医科学院中医药信息研究所主编的《中国中医药学主题词表》第三版工作完成。

第七节 2006—2010年

一、2006年大事记

2006年2月28日	组织召开中、日、韩三国临床术语集国际研讨会。来自三个国家的20位代表出席了会议。
2006年4月21—23日	中医药信息研究所成立25周年庆典大会暨首届全国中医药信息发展论坛在北京青蓝大厦召开。国家中医药管理局副局长于文明到会并讲话，院领导和中医药行业28家信息所或图书馆的领导、专家学者300余人出席了会议。
2006年4月	郑金生研究员主持的科技基础性工作社会公益研究专项——“海外回归中医善本古籍的整理与电子版保存”召开课题结题会，郑金生研究员将课题成果从海外复制回归的中医散佚珍善本古籍电子版和前期海外回归的中医善本古籍电子图书（共计书种440余种），移交给中国中医科学院信息研究所张华敏副所长，供中国中医科学院图书馆保存并提供读者阅览研究利用。
2006年6月20日	中国中医科学院正式成立图书情报工作委员会，主任委员为张奇副院长。通过了“中国中医科学院图书情报工作委员会章程”。
2006年	《国外医学·中医中药分册》更名为《国际中医中药杂志》。
2006年	“基于本体论体系的中医药一体化语言系统”荣获中华医学科技三等奖。
2006年	“面向Internet的中医药异地、远程、同步数据共建平台”荣获北京市科学技术三等奖。

二、2007年大事记

2007年3月30日	中国传统医药文献申报“中国档案文献遗产名录”专家评审会在北京举行。《本草纲目》（明·金陵版）、《补遗雷公炮炙便览》（明·内府彩绘本）、《履巉岩本草》（明·彩绘本）、《尊生图要》（明·稿本）、《重修政和经史证类备用本草》（蒙古定宗·晦明轩刻本）作为第一批中国传统医药档案文献申报《中国档案文献遗产名录》。
2007年8月28日	全国中医药院校图书馆馆长会议暨全国中医古籍保护培训班在北京举行。全国中医药图书情报工作委员会主任委员李振吉、中国中医科学院院长曹洪欣、文化部社会文化图书馆司图书馆处处长陈胜利、中医药信息研究所所长崔蒙、党委书记朱冬生以及来自全国中医药院校及科研单位的图书馆馆长和中医古籍工作人员60余人出席了会议。
2007年10月19日	“第四届数字中医药与中医药跨越式发展研讨会”在北京召开，这次会议是由中国中医科学院中医药信息研究所和中国中医药信息学会中医药信息数字化专业委员会共同主办的。会议由中国中医科学院副院长刘保延主持，来自全国30多家单位的50多位临床、科研、教学方面的专家参加了研讨会。

三、2008年大事记

2008年11月	中医药信息研究所的中医药信息数字化实验室通过国家中医药管理局中医药三级实验室的认证评估。
2008年	中国中医科学院图书馆被国务院批准为第一批“全国古籍重点保护单位”。
2008年	由中医药信息研究所组织编撰的大型中医文献检索工具书《中国中医古籍总目》由上海辞书出版社出版。

四、2009 年大事记

2009 年 3 月 10 日	中医药信息研究所文献资源中心荣获全国妇女“巾帼建功”活动领导小组授予的“全国巾帼文明岗”称号。
2009 年 5 月	中医药信息研究所中医药信息应用方法学研究室获批国家中医药管理局第一批重点研究室建设计划项目。
2009 年 7 月 1 日	由中国医史文献研究所、中医药信息研究所等单位承担的科技部基础性工作专项“350 种传统医籍整理与深度加工”于北京召开课题启动会。
2009 年	“1100 种中医药珍籍秘典的整理抢救”荣获中华中医药学会科学技术二等奖。

五、2010 年大事记

2010 年 1 月	中医药信息研究所编纂的大型文献检索工具书《新中国六十年中医图书总目》由人民卫生出版社出版。
2010 年 7 月 26 日	由中国医史文献研究所、中医药信息研究所等单位承担的科技部基础性工作专项“350 种传统医籍整理与深度加工”，召开课题年度工作汇报会。
2010 年 8 月 4 日	由中医药信息研究所主持，中医基础理论研究所、中国民族医药学会等 8 家单位参与的科技部科技基础性工作专项“中医药古籍与方志的文献整理”项目启动会在北京召开。
2010 年 10 月 31 日—11 月 2 日	首届全国中西医结合信息学术交流会议暨中国中西医结合学会信息专业委员会成立大会在云南隆重召开。（挂靠单位为中医药信息研究所）
2010 年	中国中医科学院图书馆被文化部确定为首批“国家级古籍修复中心”。
2010 年	《本草纲目》和《黄帝内经》入选《中国档案文献遗产名录》和《世界记忆亚太地区名录》。
2010 年	“中医药科学数据的共建与共享”荣获中华中医药学会科学技术二等奖。

第八节 2011—2015年

一、2011年大事记

2011年 2月12日	"国家中医药管理局关于中国中医科学院中医药信息研究所图书馆楼加层工程项目建议书（代可行性研究报告）的批复（国中医药规财函〔2011〕11号）"同意图书馆楼加层工程项目开展。
2011年 2月28日—3月1日	中医药信息研究所与上海市中医药发展办公室共同承办召开了"世界卫生组织传统医学国际疾病分类项目研讨会"，进一步推动我国传统医学纳入世界卫生组织国际疾病分类（ICD-11）工作进程。
2011年 3月3日	中华人民共和国教育部《关于下达2010年审核增列的博士和硕士学位授权一级学科名单的通知》（学位〔2011〕8号）授予中国中医科学院为"图书馆、情报与档案管理"硕士学位一级学科授权单位。
2011年 5月18日	与国家古籍保护中心共同成立《中华医藏》编纂筹备组，启动《中华医藏》项目。
2011年 5月18日—6月30日	与国家图书馆共同承办"中华珍贵医药典籍展"。展览共展陈90余种中医药善本古籍、60余件药具实物及多种药物标本，分为中医古籍保护成果、珍贵中医典籍展示、中医典籍的传承与国际影响、药具及药物标本等实物展示四部分。
2011年 5月23—26日	在联合国教科文组织世界记忆工程国际咨询委员会（IAC）第十次会议上，中国中医科学院图书馆馆藏《本草纲目》和国家图书馆馆藏《黄帝内经》成功入选《世界记忆名录》。
2011年 6月11日	与国家古籍保护中心开展"国家级非物质文化遗产传统医药项目代表性传承人技能展示暨现场咨询活动"；并邀请中医药学领域专家在国家图书馆新馆文津堂举办了12场关于中医养生及经典解读的讲座，积极宣传和普及中医文化和中医典籍。

2011 年 7 月 1 日	图书馆改扩建项目顺利获得北京市规划委员会建设项目规划条件批文。
2011 年 9 月 8—10 日	在安徽亳州召开世界中医药学会联合会信息专业委员会成立大会暨首届国际中医药信息学术交流会议，中国中医科学院中医药信息研究所 / 中国中医科学院图书馆为该专业委员会的挂靠单位。
2011 年 9 月 14 日	成立中医药信息原理与标准研究室，编制 8 人。
2011 年 11 月 20 日	由中国中医科学院中医药信息研究所 / 中国中医科学院图书馆研制的《中医药文献元数据》与《中医药语言系统语义网络框架和代码》两项技术规范进入为期两个月的网上投票期。
2011 年 12 月 9 日	北京市中医药管理局和北京市旅游发展委员会联合发文——《关于确定首批“北京市中医药文化旅游示范基地”的通知》（京中医科字〔2011〕285 号），中国中医科学院古籍特藏部获批成为首批“北京市中医药文化旅游示范基地”。
2011 年	“辅助中药新药研发的文献分析系统的建立与应用”荣获中华中医药学会二等奖。

二、2012 年大事记

2012 年 1 月 20 日	图书馆改扩建项目获得北京市规划委员颁发的建设工程规划许可证。
2012 年 2 月 2 日	中医药信息研究所组织专家讨论《中华医藏》编纂选目工作方案，并确定选目审定专家与选目工作组。
2012 年 7 月 8—13 日	国家图书馆（国家古籍保护中心）、中医药信息研究所（全国中医药古籍保护中心）、长春中医药大学在长春共同举办“第十二期全国古籍普查管理人员与中医古籍整理高级培训班”，来自全国 32 家单位的 62 名学员参加培训。

2012 年 8 月 24 日	由文化部、国家中医药管理局主办的《中华医藏》编纂工作会议在京召开，文化部党组副书记、副部长赵少华，卫生部副部长、国家中医药管理局局长王国强，国家图书馆馆长、国家古籍保护中心主任周和平等领导出席会议并讲话，会议由文化部公共文化司司长于群和文化部公共文化司巡视员刘小琴主持，全国古籍保护工作部际联席会议成员单位负责同志、《中华医藏》规划指导委员会、编纂委员会、专家委员会的委员，各省（自治区、直辖市）文化厅（局）长、公共文化处处长，省级图书馆馆长及中医药行业的专家等近 200 人参加了会议。
2012 年 10 月 19—26 日	在西班牙与意大利两地举办了“世界中医药学会联合会信息专业委员会第二届学术年会暨中欧中医药信息论坛（2012）”。
2012 年 11 月 22 日	在广东省东莞市召开的 2012 年中国图书馆年会上，薛清录研究员荣获“2012 中国图书馆榜样人物”称号。
2012 年	“中医药语言系统语义网络框架”与“中医药文献元数据标准”通过国际标准化组织 ISO/TC215 立项评审。

三、2013 年大事记

2013 年 1 月 10 日	根据中共国家中医药管理局党组任免通知，李宗友任中国中医科学院中医药信息研究所党委书记。
2013 年 6 月 13 日	根据中共国家中医药管理局党组任免通知，中国中医科学院中医药信息研究所崔蒙所长退出领导岗位。
2013 年 6 月 19—21 日	组织召开了全国中医药信息学重点学科带头人会议，对当前学科存在的问题及未来发展趋势进行了深入的交流与探讨，为中医药信息学全面健康地快速发展起到了积极的推进作用。
2013 年	经中华人民共和国新闻出版总署批准，《中国医学文摘·中医》从 2013 年第 37 卷第 2 期开始更名为《中国中医药图书情报杂志》，由二次文献变为一次文献。

2013 年	“中医药密集型数据利用模式及应用”荣获中国中西医结合学会科学技术三等奖。

四、2014 年大事记

2014 年 2 月 13 日	根据中国中医科学院中医药信息研究所《关于成立信息统计研究室、临床应用信息研究室的通知》（中科信人字〔2014〕1 号）成立信息统计研究室、临床应用信息研究室。
2014 年 5 月	《中国中医科学院图书馆馆藏古籍目录》出版。
2014 年 6 月 13 日	《中医药学语言系统语义网络框架》由 ISO 正式发布。
2014 年 7 月 11 日	《中医药文献元数据》由 ISO 正式发布。
2014 年 9 月 25 日	根据文化部办公厅文件《文化部办公厅关于表扬全国古籍保护工作先进单位和先进个人的通知》（办公共发〔2014〕21 号）中国中医科学院中医药信息研究所 / 图书馆获“全国古籍保护工作先进单位”。
2014 年 11 月 15 日	根据中共国家中医药管理局党组任免通知，李宗友任中国中医科学院中医药信息研究所所长，免去其中国中医科学院中医药信息研究所党委书记职务。
2014 年 12 月 4 日	根据中共国家中医药管理局党组任免通知，王映辉任中国中医科学院中医药信息研究所党委书记。
2014 年 12 月 18 日	中国中医科学院图书馆楼加层改造工程竣工。

五、2015 年大事记

2015 年 4 月 27 日	根据中国中医科学院文件《关于成立中国中医科学院中医药统计中心的批复》（中科办〔2015〕67 号）同意中国中医科学院中医药信息研究所成立中国中医科学院中医药统计中心；6 月 5 日，根据中国中医科学院中医药信息研究所《关于成立“中国中医科学院统计中心”的通知》（中科信人字〔2015〕17 号）成立中国中医科学院中医药统计中心，编制 10 人。
2015 年 5 月 1 日	ISO 发布了由中国中医科学院中医药信息研究所牵头研制的《ISO/TS18790—1：中医药信息标准体系框架与分类》国际标准规范。
2015 年 5 月 8 日	《ISO/TS 18790—1 中医药信息标准体系框架与分类》由 ISO 正式发布。
2015 年 5 月	中国中医科学院中医药信息研究所图书馆楼加层工程峻工后，完成职工回迁。
2015 年 12 月 15 日	《Health Informatics — Categorial structures for representation of acupuncture—Part2: Needling》（《ISO/TS 16843—2:2015 针刺操作的语义分类框架标准》）正式出版。
2015 年	“语义网环境下中医药信息标准化方法”荣获中华中医药学会科学技术二等奖。

第九节 2016—2021 年

一、2016 年大事记

2016 年 4 月 7 日	中共中国中医科学院中医药信息研究所第二次党员大会在中国中医科学院图书馆二层报告厅胜利召开。中国中医科学院常务副院长黄璐琦出席了大会。所党委委员、纪委委员及 6 个在职党支部、3 个离退休党支部共计 84 名党员参会。大会选举产生了第二届所党委委员、第一届所纪委委员。中医药信息研究所第二届党委会第一次全体会议和第一届纪委会第一次全体会议上，经投票选举，王映辉当选为党委书记、李海燕当选为纪委书记。
2016 年 4 月 22—24 日	中华中医药学会中医药信息学分会成立会议暨第一次学术年会在广州顺利召开，崔蒙任主任委员，中国中医科学院中医药信息研究所为主任委员单位。
2016 年 6 月 30 日	成立纪检监察办公室，主要职责：在所党委、纪委领导下，履行党的纪律检查和行政监察职能。编制 2 人，设办公室副主任 1 人。
2016 年 12 月 21 日	印发《中国中医科学院中医药信息研究所“十三五”发展规划》。
2016 年	《中华医藏》编纂作为一项国家重点文化工程，文化部、国家古籍保护中心和国家中医药管理局均将其列入“十三五规划”重点工作。《中华医藏》是由文化和旅游部牵头，国家中医药管理局具体推进实施，《中华医藏》项目办公室由全国中医行业古籍保护中心和国家古籍保护中心组成，为《中华医藏》工作的具体实施机构，设在全国中医行业古籍保护中心（中国中医科学院中医药信息研究所）。

二、2017 年大事记

2017 年 2 月 15 日	原纪检监察室增设审计职能，并更名为纪监审办公室（与党委办公室合署办公）。编制 2 人。

2017 年 3 月 24 日	在所长办公室内设“财务部”与“行保部”。
2017 年 4 月 26 日	“中医药信息原理与标准研究室”更名为“中医药信息组织与标准研究室”。
2017 年 6 月 6 日	成立特藏资源研发部，主要职责：开展图书馆特色馆藏资源用户需求调查，编制特藏资源研发计划，组织特藏资源系列知识库的研发，加强图书馆特藏资源服务平台建设与推广等。编制 8 人。
2017 年 12 月	财政部通过文化部批复，《中华医藏》项目立项，第一年资助 1000 万元，计划连续资助 6 年。

三、2018 年大事记

2018 年 4 月 12 日	成立中医药养生保健技术研究室，主要职责为：挖掘、整理、再现、提炼、创编、开发中医典籍的中医养生保健技术，运用现代技术，开发相关产品，予以展现，为相关医疗、养生保健机构和人民群众服务，努力实现中医药养生文化的创造性转化、创新性发展。编制 4 人。
2018 年 4 月 12—15 日	中国中西医结合学会第三届信息专业委员会换届改选暨第九次全国中西医结合信息学术交流会议在江西南昌召开。李海燕当选为中国中西医结合学会第三届信息专业委员会主任委员，中国中医科学院中医药信息研究所为主任委员单位。
2018 年 8 月 24 日	中共中央政治局委员、国务院副总理孙春兰在国家中医药管理局、中国中医科学院调研时，到中国中医科学院图书馆古籍善本库、中药资源中心、青蒿素研究中心，详细了解中医古籍和中药资源保护利用、中医药科研情况。她指出，中医药是中华文化的瑰宝和中华文明的结晶，党的十八大以来，中医药法规政策不断完善，在防病治病、人才建设、科技创新、特色产业等方面取得显著成绩，迎来了振兴发展的大好时机。并强调从以治病为中心转变到以人民健康为中心，体现了大卫生、大健康的理念，中医药在保障人民健康中大有可为。

2018 年 9 月 25 日	“临床应用与健康管理研究室”更名为“大健康智能研发中心”，主要职责：研究名医临床大数据的采集、处理、挖掘技术与设备；加强对中医临床应用信息的继承开发，尤其是知识图谱、机器学习等关键性智能技术的研发；探索大健康知识服务的模式和途径，开发临床需求的知识产品。编制 15 人。
2018 年 9 月 27 日	单设纪监审办公室，编制 2 人。

四、2019 年大事记

2019 年 1 月 23 日	中医药信息研究所获中国中医科学院 2018 年度二级单位领导班子进步奖。
2019 年 7 月 17—21 日	世界中医药学会联合会信息专业委员会换届改选暨第九届学术年会在山东济南召开，中国中医科学院中医药信息研究所为会长单位。
2019 年 8 月 2 日	在所长办公室内成立“成果推广部”，编制 3 人。
2019 年 12 月	根据中共国家中医药管理局党组任免通知，张华敏副所长调任中药研究所党委书记。

五、2020 年大事记

2020 年 1 月 14 日	成立“纪检监察办公室”，负责原“纪监审办公室”纪检、监察职能，编制 1 人。撤销“纪监审办公室”，原“纪监审办公室”审计职能调整由所长办公室承担。
2020 年 1 月 14 日	所长办公室增加审计职能，负责中医药信息研究所内部审计工作。

2020 年 3 月 23 日	根据中国中医科学院党委文件，免去张华敏中国中医科学院中医药信息研究所副所长职务。
2020 年 4 月 10 日	“中医药知识组织与标准研究室”更名为“中医药知识组织与标准研究中心”，主要职责为：中医药信息标准制定；医药信息术语资源建设和应用开发研究；探索术语系统的应用，满足行业需求；开展中医药本体研究等。编制 12 人。
2020 年 4 月 10 日	成立“数字中医药应用方法学研究室”（简称“应用方法学研究室”），以中医药信息方法学为支撑，针对中医药研究中的一些关键问题，应用“数据挖掘”“化学信息学”“生物信息学”等技术，开展中医药作用机制研究；建立具有鲜明学科服务特色的实验方法知识库、药理动物模型知识库、活性成分提取方法知识库等，架起中医药、现代医学、化学和生物技术链接的桥梁，为多学科交叉研究工作提供服务。编制 5 人。
2020 年 7 月 15 日	《中华医藏》项目管理办公室设在中国中医科学院中医药信息研究所。
2020 年 9 月 30 日	根据中共国家中医药管理局党组任免通知，李宗友任国家中医药管理局监测统计中心主任，免去其中国中医科学院中医药信息研究所所长职务。
2020 年 11 月 16—20 日	中医药信息研究所以现场讲座 + 线上直播形式举办以“大数据时代中医药信息学领域的前沿与热点”为主题的第一届学术周。
2020 年 12 月 3 日	中国中医科学院中医药信息研究所 / 中国中医科学院图书馆获批成为国家科技图书文献中心（NSTL）中医药服务站，正式进入国家科技资源保障的核心区域。
2020 年	“名医传承信息化关键技术与中医医案知识服务”荣获中华中医药学会科学技术三等奖。
2020 年	《民国名中医临证教学讲义选粹丛书》荣获中华中医药学会科学技术奖学术著作三等奖。

六、2021 年大事记

2021 年 2 月 2 日	根据中共国家中医药管理局党组任免通知，李海燕任中国中医科学院中医药信息研究所所长。
2021 年 2 月 26 日	根据中国中医科学院党委文件，刘睦任中国中医科学院中医药信息研究所党委委员、纪委书记，免去其中国中医科学院审计处处长职务。
2021 年 4 月 2 日	根据中国中医科学院党委文件，储戟农任中国中医科学院中医药信息研究所党委委员、副所长，免去其中国中医科学院中医药信息研究所人事处处长职务；张兴平任中国中医科学院中医药信息研究所党委委员、副所长、中医药数据中心主任，免去其中国中医科学院望京医院信息中心主任职务。
2021 年 4 月 12 日	国家科技图书文献中心（National Science and Technology Library，NSTL）中医药服务站揭牌仪式在中国中医科学院中医药信息研究所举行，中国工程院院士、中国中医科学院黄璐琦院长和国家科技图书文献中心彭以祺主任为服务站揭牌。
2021 年 4 月 26 日	根据中国中医科学院党委文件，李海燕任中国中医科学院中医药信息研究所党委副书记。
2021 年 5 月 18 日	成立“查新检索研究室”，编制 5 人。
2021 年 5 月 26 日	启动“中医药信息学”科技创新工程重点攻关项目招标立项的组织工作，建立了来自中国中医科学院 5 家机构人员组成的联合工作组，以及来自全国 12 家机构的专家委员会。经过形审、函审、会审三轮评审以及定性和定量综合评估后，2021 年 7 月立项课题 13 项。
2021 年 8 月 9—13 日	召开主题为“中医药古代医籍挖掘利用与现代情报评价研究趋势与热点”的第二届学术周，全程网上直播，直播访问量累计 1.6 万余人次。

2021年 8月30日	撤销“中医养生保健技术研究室”，原“中医养生保健技术研究室”工作任务归入“多媒体资源研究室”。
2021年 10月15日	由国家中医药管理局科技司主办，中国中医科学院中医药信息研究所（全国中医行业古籍保护中心）承办的《中华医藏》编纂出版项目推进会议在中国中医科学院图书馆召开。会议采用线下、线上相结合的形式，国家中医药管理局科技司中医处处长邱岳、中医处李雨欣，《中华医藏》编纂项目管理办公室全体人员，在京的医经、养生等7个类目组负责人，北京大学、清华大学、国家图书馆、国家图书馆出版社等相关领域学术及出版专家等40余人参加了线下会议。《中华医藏》编纂项目学术办公室全体人员、京外各类目组负责人、各类目承担单位科技主管部门相关负责同志和各省级中医药管理局相关负责同志70余人在线参加了本次会议。
2021年 11月8日	中共中国中医科学院中医药信息研究所第三次党员大会在中国中医科学院东区会议中心胜利召开。中国中医科学院党委委员、常委、副院长唐旭东，院组织部副部长胡琳出席大会。所党委委员、纪委委员及7个在职党支部、6个离退休党支部共计83名党员参会。大会选举产生了第三届所党委委员、第二届所纪委委员和出席中共中国中医科学院第二次代表大会的代表。中医药信息研究所第三届党委会第一次全体会议和第二届纪委会第一次全体会议上，经投票选举，王映辉当选为党委书记、李海燕当选为党委副书记，刘睦当选为纪委书记。
2021年12月	“大数据智能环境下中医药科技知识组织体系构建与应用”荣获2021年度中国中西医结合学会科学技术二等奖。
2021年	“中医药文献传承创新体系构建与应用”荣获2021年度中华中医药学会科学技术二等奖。